당신에게 드리는

김수현의
식생활백서

100문
100답

힐링과 희망 메시지 1

당신에게 드리는
김수현의 **식생활백서**
100문100답

1판 1쇄 인쇄	2012년 5월 10일
1판 1쇄 발행	2012년 5월 20일

지은이	김수현
펴낸이	김성훈
펴낸곳	달뜸 [Rising Moon]

편집/기획	(주)큐비디앤씨
디자인	김민경
주소	서울특별시 용산구 새창로 213-12(한강로2가 2-36 현대하이엘) 1201호
전화/팩스	02_795_7577 / 02_795_7578
e-Mail	shkim@cubidnc.com

도서 공급처	중앙생활사
주소	서울특별시 중구 다산로20길 5(신당4동 340-128) 중앙빌딩 4층
전화/팩스	02_2253_4463 / 02_2253_7988
e-Mail	japub@naver.com	japub21@empas.com
홈페이지	www.japub.co.kr

출판등록	2012년 4월 13일 제2012-000037호
ISBN	978-89-968889-0-1 13510

© 김수현, 2012

* 이 책은 (주)큐비디앤씨가 저작권자와의 계약에 따라 발행한 것이므로
  본사의 서면 동의 없이는 책의 내용을 어떠한 형태나 수단으로 이용하지 못합니다.
* 달뜸은 (주)큐비디앤씨의 출판 브랜드입니다.
* 정가는 뒤표지에 있습니다.
* 잘못된 책은 바꾸어 드립니다.

이 도서의 국립중앙도서관 출판시도서목록(CIP)은 e-CIP홈페이지(http://www.nl.go.kr/ecip)와
국가자료공동목록시스템(http://www.nl.go.kr/kolisnet)에서 이용하실 수 있습니다. (CIP제어번호: CIP2012002065)

힐/링/과 희/망 메/시/지 ❶

당신에게 드리는
김수현의
식생활백서
100문 100답

김수현 지음

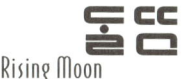

Prologue

세상은 하루가 다르게 변화하고 있습니다.
기성세대들은 스마트폰이 터치 스크린을 밀어서
전화를 받는다는 것을 아는 데까지 많은 시간이 필요했지만,
젊은 세대들이 변화를 받아들이는 속도는 빠르기만 합니다.
기저귀를 차고 있는 어린 아이들조차도
태블릿 PC로 글자 공부를 하며 스마트 러닝 시대를 꿈꿉니다.

아직은 10대의 스마트폰은 게임기로,
50대의 스마트폰은 알람시계 정도밖에 안 된다는 시기에
아날로그와 디지털 세상이 공존하면서
개인이 느끼는 혼돈은 갈수록 커지고
세대 간의 소통은 어려운 과제처럼 다가옵니다.

전 세계적으로 자본과 학벌 중심의 체계가 흔들리고
젊은이들은 권위와 억압과 차별을
더 이상 참을 수 없다고 하고 있습니다.
거짓을 꾸며내는 사람들은
양심이 스스로를 심판하기도 전에
누리꾼들에 의해서 벌거벗어집니다.

고학력과 화려한 스펙을 가지고도 취업을 하기가 쉽지 않고
돈을 벌려고 해도 마땅히 시작할 곳을 찾지 못하며
노력을 해도 그만큼의 대가를 받을 수 없는 세상의 벼랑 끝에서,
삶이라고 하는 것이 단지 물질적인 것들만 좇기 위해
존재했던 것이 아니라는 것을 알게 될 것이고
다시 사랑하고 연민하고 나누고 함께하는 인심은 살아나
새로운 미래 세대의 디딤돌을 놓을 수 있게 되겠지요.

경제적으로 삶이 각박해지고 정신적으로 황폐해지고 있는 것은
동이 트기 전 새벽의 어둠이 더 캄캄하게 느껴지는 것처럼
세상이 좀 더 투명하고 밝아지기 위해
거듭날 수 있는 기회를 찾기 위한 시간이 분명합니다.

사회의 모든 영역에서
새로운 패러다임으로의 전환을 강하게 원하는 시대만큼이나
두려움과 혼란을 가중시키는 각종 정보들이 난무하는 시대에
정보를 어떻게 해석하고 선별해서 받아들일 것인가 하는 문제는
때론 심각하고 커다란 숙제가 아닐 수 없습니다.

이번에 출간하게 된 『김수현의 식생활 백서 100문 100답』은
15년 동안 강연장과 카페와 독자들로부터 반복해서 받았던
질문에 대한 답변을 정리하는 형식으로 엮었습니다.
자연식, 현미식, 채식, 이유식을 시작하고자 하는 분들이
궁금해하는 것 대부분을 싣고 있습니다.

음식과 식생활에 대해 궁금한 것들과
건강과 행복에 관한 많은 의구심들을
한 가지씩 해결해 나가는 길목에서
독자 여러분에게 조금이라도 도움이 될 수 있다면
저의 소명에 감히 기뻐할 수 있을 것 같습니다.
오랜 시간 동안 저의 목소리에
귀를 기울여주신 독자 여러분들에게 드리는
저의 사랑과 감사의 인사이기도 합니다.

많은 관심과 사랑과 격려를 아낌없이 보내주셨던
독자 여러분들과 〈밥상머리 행복찾기〉 다음 카페 식구들에게도
깊은 감사의 인사를 드립니다.

2012년 5월
김 수 현

Table of Contents

Prologue 4

Part_1 밥과 주식에 관한 모든 것

- 01 현미를 꼭 먹어야 하냐고 묻는 당신에게 20
- 02 현미를 먹으면 소화가 안 되는 것 같다는 당신에게 24
- 03 현미를 먹어서 변비가 생겼다는 당신에게 28
- 04 현미를 먹으며 농약 걱정을 하고 있는 당신에게 31
- 05 현미를 먹으면 철분과 칼슘이 결핍된다고 생각하는 당신에게 34
- 06 현미를 먹으면 알레르기가 더 심해진다고 생각하는 당신에게 38
- 07 현미를 씹어 먹지 않으면 효과가 없다고 생각하는 당신에게 43
- 08 현미가 똥으로 그냥 나오는 것 같아 걱정된다는 당신에게 46
- 09 현미를 먹어서 살이 더 빠질까 봐 걱정하는 당신에게 49
- 10 꼭 100% 현미로 먹어야 하는지, 잡곡은 안 되는지 묻는 당신에게 52

힐/링/과 희/망 메/시/지 1

김수현의 식생활 백서
100문100답

11 현미 찹쌀로 먹으면 안 되냐고 묻는 당신에게 55

12 현미밥을 잘 짓는 방법이 궁금한 당신에게 59

13 발아 현미와 배아미도 좋은지 묻는 당신에게 62

14 현미떡이나 현미가 들어간 빵도 괜찮냐고 묻는 당신에게 66

15 서양인들은 빵을 먹는데 왜 우리는 안 되냐고 묻는 당신에게 69

16 켈로그와 포스트가 왜 씨리얼을 만들었는지 모르는 당신에게 72

17 껍질은 필요 없으니까 벗겨 버리라고 하는 당신에게 75

18 보이지 않는 설탕과 음료로 칼로리를 섭취하는 당신에게 79

19 꿀이나 과당이 설탕보다 더 좋다고 믿는 당신에게 83

20 설탕 대신 쓸 수 있는 대체 감미료를 찾고 있는 당신에게 86

Part_2 육식과 부식에 관한 모든 것

21 반찬이 이게 뭐냐고 타박하는 당신에게 92
22 아직도 채식이냐, 육식이냐를 고민하는 당신에게 96
23 아직도 칼로리를 따지는 당신에게 101
24 영양소가 부족할까 봐 늘 걱정하는 당신에게 106
25 비타민 중에 비타민 C만 알고 있는 당신에게 111
26 고기 먹으면 힘이 난다고 믿는 당신에게 115
27 고기를 먹어야 속이 든든하다고 생각하는 당신에게 120
28 성장과 회복에는 반드시 육류가 필요하다고 믿는 당신에게 123
29 고기를 먹어야 철분도 섭취할 수 있다고 믿는 당신에게 126
30 예전의 고기가 지금의 고기와 같다고 믿는 당신에게 129

김수현의 식생활 백서
100문100답

31 육식으로 췌장과 대장이 나빠질 수 있다는 것을 모르는 당신에게 132

32 항생제 내성은 육식으로도 생길 수 있다는 것을 모르는 당신에게 135

33 밀고기, 콩고기로 대신한다는 당신에게 138

34 발효식품도 동물성이라고 안 먹는 당신에게 142

35 채식을 하면 단백질이 결핍되지 않냐고 묻는 당신에게 145

36 채식을 하는 아이들이 키가 크지 않을까 봐 걱정하는 당신에게 149

37 채식을 하면서 빈혈이 될까 봐 걱정하는 당신에게 152

38 고기를 먹으면 가스가 차고 트림 나는 당신에게 155

39 우유를 완전 식품이라고 믿고 있는 당신에게 157

40 계란과 우유와 밀가루가 문제가 되는 알레르기 당신에게 160

Part_3 지방과 가공식품에 관한 모든 것

41 지방이 체질을 바꾼다는 것을 모르는 당신에게 166

42 기름에 볶거나 지진 것을 좋아하는 당신에게 169

43 튀긴 음식들이 너무 좋은 당신에게 172

44 들깨, 들기름이 싫은 당신에게 175

45 생선 기름이 들기름보다 좋다고 생각하는 당신에게 178

46 연어와 참치가 너무 좋은 당신에게 181

47 순식물성 마가린이 버터보다 좋다고 생각하는 당신에게 184

48 바삭한 과자의 유혹에서 벗어나지 못하는 당신에게 187

49 트랜스 지방만 없다면 모두 좋다고 믿는 당신에게 190

50 과메기는 좋은 음식이라고 믿고 있는 당신에게 192

51 오메가-3 한 알을 삼키며 위로 받고 있는 당신에게 195

52 오징어와 새우는 콜레스테롤이 많아 안 좋다고 믿는 당신에게 198

53 입에 묻은 도넛 가루와 우유 거품이 낭만적으로 보이는 당신에게 201

54 기름에 지진 것을 전자레인지에 돌리고 있는 당신에게 204

55 전기오븐레인지가 편하고 폼난다고 생각하는 당신에게 208

김수현의 식생활 백서
100문100답

56 활성산소가 무엇이냐고 묻는 당신에게 211

57 활성산소의 피해를 묻는 당신에게 213

58 항산화제를 먹어도 병이 낫지 않는 당신에게 216

59 하우스 과일과 채소가 더 맛있고 좋다고 믿는 당신에게 219

60 겨울에 딸기와 수박을 먹는 것이 이상하지 않은 당신에게 222

61 과일을 많이 먹으면 좋다고 생각하는 당신에게 224

62 수입 과일이라도 다양하게 먹는 것이 중요하다고 믿는 당신에게 226

63 채소를 생으로 먹는 것이 좋다고 생각하는 당신에게 229

64 음식의 식감과 맛과 향을 유난히 즐기고 있는 당신에게 232

65 식품 첨가물은 허가된 것으로 먹어도 된다고 생각하는 당신에게 235

66 라면, 자장면 먹고도 병원에 실려 가지 않는 당신에게 239

67 유전자 조작 식품의 위력이 파악이 안 되는 당신에게 241

68 유전자 조작 식품이 기아를 해결한다고 믿는 당신에게 244

69 유전자 조작된 콩의 콩기름은 괜찮다고 생각하는 당신에게 246

70 새 제품들로 불임이 될 수 있다는 것을 모르는 당신에게 248

Part_4 수유와 이유와 간식과 편식에 관한 모든 것

71 임신 중에 좋은 음식을 더 먹어야 한다고 생각하는 당신에게 254

72 산후 비만과 산후 우울증을 걱정하는 당신에게 258

73 출산 후 모유 수유를 고민하는 당신에게 261

74 모유는 영양이 없을 것같이 느끼는 당신에게 264

75 분유 먹고 하루 한번 똥 누는 아이를 부러워하는 당신에게 267

76 단유의 시기를 걱정하는 당신에게 270

77 자연식 이유식으로 영양이 부족할까 봐 걱정하는 당신에게 273

78 현미 이유식을 먹이며 소화를 걱정하는 당신에게 277

79 모유 수유를 해서 아이가 작다고 생각하는 당신에게 280

80 현미 채식으로 키워서 아이가 안 큰다고 걱정하는 당신에게 283

81 간식이 꼭 필요하다고 믿는 당신에게 288

82 밥 안 먹는 아이에게 우유라도 주고 싶은 당신에게 291

83 생과일 주스는 매일 먹어도 좋다고 믿는 당신에게 294

84 우유를 대신해서 발효 유제품과 두유를 주고 싶은 당신에게 297

85 효소 음료, 발효 음료가 아이들에게 좋은지 묻는 당신에게 300

김수현의 식생활 백서
100문100답

Part_5 식생활을 바꾸며 궁금해지는 모든 것

86 어지러우면 일단 빈혈을 걱정하는 당신에게 304
87 칼슘을 먹으면 키가 큰다고 믿는 당신에게 307
88 우유 마시며 골다공증을 예방하려고 하는 당신에게 310
89 씹는 것이 치아 건강에 나쁘다고 생각하는 당신에게 313
90 미네랄 흡수에 마음이 관련되어 있다는 것을 모르는 당신에게 316
91 늘 소화가 안 된다고 생각하는 당신에게 320
92 배고픈 것을 못 참고 먹어도 먹어도 배고픈 당신에게 323
93 건강이 안 좋을 때 안 좋은 음식이 더 먹고 싶은 당신에게 326
94 단것을 좋아하지 않는데도 혈당과 혈압이 오르는 당신에게 328
95 육식을 안 하는데도 콜레스테롤이 오르는 당신에게 331
96 식생활을 바꾸었는데도 알레르기가 좋아지지 않는 당신에게 334
97 좋은 것만 골라 먹는데도 몸이 좋아지지 않는다는 당신에게 339
98 식생활을 바꾸면서 더 나빠지는 것처럼 느끼고 있는 당신에게 342
99 몸이 좋아졌다 나빠졌다 하는 것을 반복하는 당신에게 345
100 자연식, 자연요법을 하며 자연주의로 살고 싶은 당신에게 348

" 더 많이 사랑하고

더 많이 감사하며

마음의 빛들을 비추어

함께 나눌 수 있다면

우리 모두가 희망의 미래를

꿈꿀 수 있지 않을까 생각합니다. "

Part_ 1
밥과 주식에 관한 모든 것

현미와 밥 문화에 대한 많은 논란이 있습니다.

현미와 밥 문화에 대한 궁금증을 모두 해결하

고, 잘못된 당분 섭취에 의해서 발생할 수 있는

대사질환을 예방하여 삶의 질을 높이는 데 도움

이 되었으면 합니다. 또한 음식이 가지는 고유

의 커뮤니케이션 기능이 되살아나 행복한 밥상

차림이 될 수 있기를 바랍니다.

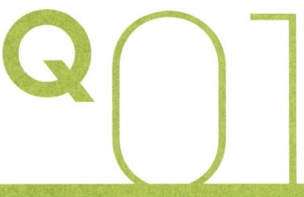
현미를 꼭 먹어야 하냐고 묻는 당신에게

A 이밥에 고깃국을 최고의 밥상으로 여겨왔던 전후 세대들과 고실고실한 흰 쌀밥 한 그릇을 최고로 맛있다고 생각했던 분들에게 현미는 낯설기만 합니다. 현미의 거무튀튀한 색깔과 껄끄럽게 느껴지는 식감, 거칠고 단단해서 소화가 안 될 것 같은 거부감, 가난의 상징처럼 느껴지는 통곡식은 현미를 받아들이는 데 있어서 가장 큰 장애가 되곤 합니다. 밥이 하얗게 도정한 백미가 아니라 왜 도정하지 않은 현미여야 하는지 선뜻 이해가 되질 않는 분들이 많이 계신 것이 현실입니다. 못 먹고 없이 살았던 시절, 흰 쌀밥은 부와 여유의 상징이기도 했고, 오늘날 우리나라 쌀의 자급률이 충분하다 보니까 굳이 껍질을 깎아버리는 것에 대한 문제의식을 심각하게 갖지 못했기 때문입니다.

하지만 아이들이나 젊은 친구들은 건강식을 한다며 권장되었던 다양한 잡곡 문화의 경험으로 어른들처럼 흰 밥 색깔과 부드러운 식감만을 고집하지는 않습니다. 오히려 아이들이 밥에 대한 편견이 없는 셈입니다. 아이들도 몸에 현미가 좋다는 것을 알고 있고, 몸에 좋은 것을 밥으로 지어 먹는 것도 당연하다고 생각합니다. 그렇게 먹는 것에 대한 기호라는 것 또한 시대와 문화의 산물이라, 시대와 문화상의 변화를 적극적으로 받아들이고 수용하지 않으면 식생활도 바꾸기 어려운 측면이 있습니다.

우리 인류가 가장 고도의 정신문명을 꽃피웠을 때 인류는 통곡식과 채식 위주의 식사를 했다고 합니다. 물질세계를 발전시켜온 과학 문명은 우리의 식문화에도 많은 변화를 가져왔습니다. 곡식의 도정률과 가공도를 높여 껍질과 씨눈의 자연적인 영양소를 잃어버렸고, 저장기간과 유통과정을 늘리면서 인위적인 화학물질을 많이 사용하게 된 것이지요. 이제 다양한 음식문화의 경험을 뒤로 하고 우리 몸이 원하고 정신세계를 발달시킬 수 있는, 전 세계가 가장 알레르기를 일으키지 않는 안전한 곡식이라고 평가하고 있는 통곡식, 현미, 밥 먹는 문화에 주목할 때가 되었습니다.

자연 상태의 곡식에는 씨눈과 껍질에 95% 이상의 영양소와 현대인들에게 절대적으로 필요한 섬유질이 들어 있습니다. 곡식의 씨눈과 껍질을 먹지 않으면 자율신경을 안정시켜주는 감마 오리자놀과 체력을 보강하고 유지시켜주는 옥타코사놀과 같은 자연 상태의 영양을 섭취할 수 없고, 티아민, 마그네슘의 결핍은 현대인에게 각기병이라는 비타민 결핍증을 일으키게 됩니다. 몸 안의 영양 창고가 완전히 바닥났을 때 나타나는 비타민 결핍증을 '진성 비타민 결핍증'이라고 한다면, 현대인들에게 칼로리 과잉과 함께 나타나는 영양의 불균형으로 인한 잠재적 각기, 잠재적 괴혈, 잠재적 야맹증과 같은 '준 비타민 결핍증'은 흔하게 발견됩니다.

밥을 바꾸지 않으면 하루에 필요한 섬유질을 섭취할 방법이 따로 없습니다. 수분이 대부분인 채소와 과일만으로는 충분하지 않다는 이야기입니다. 빵이나 우유, 씨리얼과 같은 음식으로도 불가능합니다. 씨눈과 껍질을 모두 깎아버린 흰쌀을 먹는 것은 꼭 필요한 미량의 영양분이 모두 사라진 전분, 녹말가루만 먹는 결과가 되어버립니다. 현미 잡곡밥은 입에서 씹고 위에서 소화되고 소장에서 흡수되고 대장으로 배설되는 전 과정에서, 신체의 기능을 완벽하게 배려하여 유지시켜주고 영양의 흡수 속도를 몸이 처리할 수 있는 생리적 수준으로 조절해 줍니다.

모든 질병의 치료는 밥을 바꾸고 제때에 먹음으로써 신체의 소화, 흡수, 배설, 대사의 과정을 먼저 회복하고 안정화시키는 데서부터 출발합니다. ❣

모든 영양소는 혈관 안으로 들어오기 전에 소화, 흡수, 배설 과정을 거치게 되는데 이 과정에서 장애가 생기면 위장질환, 췌장질환, 대장질환을 일으킬 뿐만 아니라 질병이 생겼을 때 그것을 바로잡아 치료할 수 없게 됩니다. 우리 몸의 구조와 기능을 유지하는 데 있어 가장 중요한, 에너지를 제공하는 당분의 대사가 무너지면 단백질과 지방 대사, 모든 신체의 대사 과정이 무너지기 때문입니다. 모든 질병의 치료는 밥을 바꾸고 제때에 먹음으로써 신체의 소화, 흡수, 배설, 대사의 과정을 먼저 회복하고 안정화시키는 데서부터 출발합니다.

전 세계적으로 에너지 부족과 식량난이 가속화되고 있는 시점에 곡식의 도정률은 다시 낮아져야 합니다. 지구 저편에서 10억의 인구가 굶어 죽어가고 있는 마당에 깎아버리는 곡식의 양이 너무도 많습니다. 다시 밥 먹는 문화, 통곡식을 먹는 문화를 꽃피우는 일은 식량난을 비롯한 사회적 위기를 슬기롭게 넘길 수 있는 아름다운 대안이기도 합니다. 역사적으로 전쟁이나 재난과 같은 사회적 위기 속에 곡식의 도정률이 낮아지고, 동물의 사료로 사용될 수 있는 곡식이 줄어들었을 때 많은 질병이 줄어들었습니다. 밥 먹는 개인은 건강하고, 식량의 자급이 이루어지는 사회는 안정됩니다. 밥을 최고의 보약으로, 밥상머리에서 이루어지는 감사 교육을 최고의 교육으로 삼는 세상을 당신과 함께 꿈꾸고 싶습니다.

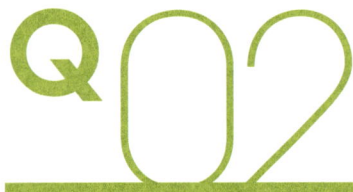

현미를 먹으면 소화가 안 되는 것 같다는 당신에게

🅐 우리가 음식을 입 안에서 부드럽게 먹을 수 있어야 된다고 생각하는 것은 하얗게 도정하고 정제된 식품들, 밀가루와 전분가루가 보여주고 있는 것과 같이 한 가지 성분과 한 가지 색깔, 한 가지 맛이어도 당장 먹기 좋으면 어떤 것도 상관없다고 말하는 것과 같습니다. 하지만 자연 상태의 음식에는 우리 몸에 필요한 다양한 영양소들이 함께 어우러져서 서로 맛과 영양을 상승시켜주면서 생명의 사슬을 이어주고 생명의 하모니를 연출합니다.

대부분의 사람들은 씨눈이 살아 있고 곡식의 껍질이 그대로인 현미를 거칠 것이라 생각하고 있습니다. 또 거친 곡식을 먹으면 위벽을 깎아 상처를 주거나 소화가 안 될 것이라고 믿고 있습니다. 거칠다고 느끼는 것은 눈으로 보아 그것이 매끈하지 않고 입에서 씹었을 때 상대적으로 촉감이 좋지 않다고 느끼는 것이지, 위가 거친 느낌을 느끼거나 소화가 안 된다는 것을 의미하는 것은 아닙니다. 오히려 거친 음식, 자연 상태의 음식에 대한 선입견은 개인의 취향과 심리상태를 반영합니다.

평소에 자연적인 것은 위생적이지 않다고 느끼거나 위험하다고 생각하는 사람이 많습니다. 또, 스스로 만들어낸 삶의 긴장감 속에서 입안의 침샘이 마르면 입에 들어오는 것들이 모두 껄끄럽게 느껴져서 부드러운 식감을 선호하게 됩니다. 하얗고 깨끗한 것이 위생적이거나 건강에 좋을 것이라고 느끼는 것은 환상에 가깝고, 매끄러운 위 점막처럼 위가 부드러운 음식을 원한다고 생각하는 것도 착각입니다. 밀가루와 물엿같이 하얗게 표백한 것을 우리는 깨끗하고 좋은 것이라고 생각합니다. 위가 부드럽게 가공된 음식을 좋아할 거라고 생각합니다.

입안에서 침샘이 원활히 분비되고 위에서 소화샘이 잘 분비되는 사람들에게 음식의 식감은 자연 상태 그대로가 최고로 느껴집니다. 부드러운 것을 찾는 것은 먹는 것이 싫을 때, 입맛이 떨어지거나 삶이 무료하게 느껴질 때입니다. 의욕이 있는 사람에게는 식욕이 있고, 식욕은 음식을 먹을 때 식감을 탓하지 않습니다. 삶이 기쁘고 즐거운 사람에게 모든 음식은 감사하고 맛이 있습니다. 스트레스를 받으면 입이 마르고 소화가 안 되는 것을 경험합니다. 교감신경이 흥분해 몸이 긴장되면 당연히 침샘, 소화샘의 분비가 저하되어 식욕도 떨어지고 소화기능도 약해집니다. 만약 부드러운 음식만을 먹고 싶다면 내 몸의 긴장도를 살펴야 하는 것이지, 자연 상태의 음식이나 거칠어 보이는 음식 자체에 문제가 있는 것은 아니라는 뜻입니다.

흰 쌀밥을 먹던 사람에게 현미와 잡곡이 거칠게 느껴지거나 거부감이 생기는 것은 자신의 취향이나 심리상태를 반영해 주고 있는 것이지, 현미와 잡곡 그 자체에 문제가 있는 것은 아닙니다. 대부분의 영양소가 집약되어 있는 곡식의 씨눈과 껍질을 먹지 말아야 할

> 이가 씹고 으깨는 동안 미각 세포들이 깨어나서 음식의 참맛을 느끼게 되고, 침샘의 분비도 자극되고 위장의 운동 또한 자극되어 소화액을 충분히 분비하기 시작합니다.

이유가 없습니다. 우리의 어금니는 맷돌같이 넓적해서 곡식을 갈고 으깨고 씹어 먹게 되어 있습니다. 이가 씹고 으깨는 동안 미각 세포들이 깨어나서 음식의 참맛을 느끼게 되고, 침샘의 분비도 자극되고 위장의 운동 또한 자극되어 소화액을 충분히 분비하기 시작합니다.

곱게 씹은 음식은 위장관의 부담을 덜어주고 소화액을 잘 접촉하게 해주어서 소화가 더 잘 되도록 도와줍니다. 부드러운 음식을 그냥 삼키면 혀와 이는 자신의 역할을 못하게 되어 미각이나 침샘의 발달이 갈수록 둔화되고 위장관의 운동은 느려지며, 덩어리진 음식이 소화기능을 더욱 방해하게 됩니다. 만약 현미나 거친 곡식을 먹어서 소화가 안 된다고 느끼는 분들이 있다면 그것은 심리상태의 문제이지, 음식의 문제가 아니라는 것을 꼭 기억해야 합니다. 저것 먹으면 체하지~ 하는 사람은 위장관이 움직이지 않아 반드시 체하게 되어 있습니다. 하지만 기쁘고 감사한 마음으로 꼭꼭 씹어서 천천히 먹는다면 입에서 침이 나오고 위장관의 운동이 원활해지기 때문에 체증이나 소화불량으로 고생하는 일은 생기지 않습니다.

현미와 같이 섬유질이 많은 식품은 보수성保水性이라고 하여 물을 빨아들이는 성질이 있기 때문에 일정 시간 물에 불리거나 물을 많이 넣고 밥을 지어야 하므로 흰밥 짓듯이 밥을 지으면 낭패를 보게 됩니다. 또 꼭꼭 씹어가며 즐겁고 감사하게 식사하는 사람들에게 위장관의 부담은 사라집니다. 입안에 고인 침과 위장관의 소화액은 소화효소와 함께 충분한 수분을 가지고 있기 때문에 식품 속의 섬유질 속에 스며들어가 오히려 위장관을 자극해서 배변 운동까지 촉진시켜줍니다.

음식을 먹는 기쁨과 삶의 감사를 잊고 심리적으로 예민하게 긴장되어 있는 사람들은 분비샘의 기능이 떨어져 있습니다. 이런 분들이 현미와 같이 섬유질이 많은 식품을 불리지 않은 채 된밥을 지어 먹으면 당연히 위에 부담이 생길 수가 있습니다. 현미 껍질의 섬유질이 위장 점막의 수분을 빨아들이기 때문에 일시적으로 자극을 느낄 수 있습니다. 이런 경우 더 많이 만족하고 기뻐하고 감사하는 마음으로 몸과 마음을 이완하고 너그러운 삶의 방식을 배우는 것이 무엇보다 중요합니다. 입에서 침이 나와야 합니다. 그래야 장도 움직여서 음식을 소화하고 영양을 흡수하려고 합니다. 그러려면 더 기쁘고 더 많이 감사해야 합니다. 현미 잡곡밥은 쌀을 오래 불리거나 물을 넉넉히 넣어서 밥을 짓고 감사한 마음으로 꼭꼭 씹어서 즐겁게 먹으면 오히려 저하되어 있던 위장관의 기능을 회복시킵니다. 위가 약하다고 해서 자꾸 부드러운 음식만 골라 먹으면 어떤 음식을 먹어도 위장병이 치료되지 않습니다. 그 병의 원인은 음식이 아니라 마음에 있기 때문입니다. 속이 편해야 만사가 편안합니다. 위장이 편해지면 마음도 더 빨리 너그러워집니다.

Q03
현미를 먹어서 변비가 생겼다는 당신에게

A 나이가 들수록, 스트레스를 많이 받을수록 입이 쓰고 입안이 마른다는 이야기를 많이 합니다. 그러다 보니 더 달콤한 음식을 찾고, 수분이 많은 음식이나 음료를 즐겨 먹게 됩니다. 또 어른들 중에는 국이나 찌개, 물이나 숭늉이 없으면 식사를 못하겠다는 분들도 있습니다. 신체의 긴장도가 높아지면 점막이 위축되고 점막의 회복 속도가 느려지면서 점막에서 분비되는 점액과 소화액의 분비가 줄어들기 때문에 나타나는 현상입니다.

> **현미밥을 먹고 나서 변비가 생길 수도 있습니다. 하지만 이건 음식의 문제가 아니라 음식을 먹은 사람의 문제입니다.**

현미밥을 먹고 나서 변비가 생길 수도 있습니다. 하지만 이건 음식의 문제가 아니라 음식을 먹은 사람의 문제입니다. 섬유질이라는 놈은 물을 빨아들이는 능력이 대단합니다. 쌀을 끓이면 부피가 늘고, 고기를 익히면 부피가 줄어듭니다. 밥을 지으면 쌀이 물을 빨아들여 부피가 늘어나고, 고기를 익히면 단백질이 익으면서 물이 빠져나와 부피가 줄어드는 것은 탄수화물과 단백질 고유의 특성입니다.

지금까지 섬유질이 결핍된 식사를 했던 분들이 되게 지은 현미밥을 씹지도 않고 빨리 먹거나, 평상시에 국이나 찌개를 별로 먹지 않고, 물과 차 등으로 수분을 충분하게 섭취하지 않은 분들은 변비가 생길 수 있습니다. 또한 고도의 긴장감 속에서 생활하는 교감신경 항진의 자율신경 실조증 환자들은 점막의 분비 세포들이 분비물, 점액, 소화액 등을 충분히 분비하지 못하기 때문에 소화가 안 된다고 느끼거나, 섬유질이 장의 연동운동을 자극하지 못해서 문제가 생겼다고 느낄 수 있습니다.

위장관 운동은 삶의 의욕과 깊은 관련이 있습니다. 삶에 대한 만족과 기쁨, 그리고 의욕은 위장관의 활발한 운동으로 나타나곤 합니다. 그래서 식욕은 의욕이기도 합니다. 밥을 먹기 싫고 입맛을 잃은 것은 삶의 의욕을 잃은 것이지요. 의욕을 잃은 것이 아니라 그와 반대로 의욕이 지나치게 넘쳐도 문제가 생깁니다. 의욕이 너무 넘치면 몸이 긴장하게 되고 몸이 긴장하면 위장관의 점액 분비가 줄어들고 대장의 수분 흡수가 증가하게 되어 결과적으로 변이 더 굳어집니다. 지나친 것은 부족한 것만 못하다고도 하지만 지나친 것과 부족한 것, 의욕이 넘치는 것과 의욕을 잃은 것은 모두 똑같습니다.

> 위장관 운동은 삶의 의욕과 깊은 관련이 있습니다. 삶에 대한 만족과 기쁨, 그리고 의욕은 위장관의 활발한 운동으로 나타나곤 합니다. 그래서 식욕은 의욕이기도 합니다. ❣

장의 운동은 물을 빨아들여 팽창한 섬유질이 장의 점막을 자극하면서 촉진됩니다. 섬유질이 많은 식사를 할 때는 구강과 위장 점막의 점액 분비 정도를 감안해서 수분 섭취를 늘릴 필요가 있습니다. 식사를 할 때는 식품 속의 수분을 이용해 충분히 씹어 먹고, 식사 전후를 피한 공복 시에 별도로 수분을 충분히 섭취하는 것이 좋습니다. 밥을 먹는 도중에 수분을 많이 섭취하면 소화액이 희석되어 오히려 소화기능이 떨어집니다.

현미식을 하면 누구나 배변량이 많아지는 것을 느낍니다. 그것은 아주 상쾌하고 시원한 경험입니다. 그 결과 변비나 치질과 같은 일상의 작은 불편한 증상에서부터 대장암, 직장암과 같이 현대인에게 급증하고 있는 대장질환의 대부분을 예방할 수 있습니다.

Soft in hard out! Hard in soft out!

부드러운 것을 먹으면 변이 나오기 어렵고, 거친 것을 먹으면 변이 부드럽게 나온다는 뜻입니다. 하지만 더 중요한 것은 이완입니다!

Relax & Relax!

근심과 걱정으로 마음이 위축되어 있거나, 아니면 지나치게 넘치는 의욕으로 몸이 긴장되면 위장의 자율신경의 균형이 깨지면서 변비가 치료되지 않습니다. 변비는 자율신경 실조증이라 해도 과언이 아닙니다. 자율신경의 리듬을 회복하여 균형과 조화를 잘 이룰 때 장도 제 역할을 잘 해내게 됩니다.

Q04

현미를 먹으며 농약 걱정을 하고 있는 당신에게

A 껍질째 먹는 식품에 농약이 묻어 있을 거라고 생각하는 것은 당연합니다. 1960년대 이후 개발도상국들에서 비약적인 식량증대를 불러왔던 녹색혁명은 화학비료와 농약의 사용을 늘리면서 화학농법을 정당화시켰습니다. 아울러 시간이 지날수록 더 강력한 농약, 빗물에도 씻기지 않는 농약, 성장 속도를 조절하는 호르몬과 같은 농약의 사용도 급증했습니다. 농약은 곡식의 껍질에만 묻어 있지 않고 안으로 스며들기도 합니다. 또 요즘에는 농약이 빗물에 씻겨나가는 것을 방지하기 위해 접착제와 같은 것을 쓰기도 합니다. 껍질만 벗기거나 깨끗이 씻어낸다고 해서 무조건 안전하다고도 할 수 없습니다.

현미의 표면에 묻어 있을지도 모를 농약을 더 공포스럽게 느끼는 것은, 과일과 채소 표면의 농약은 소금물이나 식초, 소다 등으로 씻어낼 수 있지만 조그마한 현미 한 톨에 묻은 농약에 대해서는 대안이 없다고 생각하기 때문인 것 같습니다. 농약을 사용하지 않은 식품을 먹는 것이 제일 좋겠지만, 통곡식과 채소에 들어 있는 풍부한 엽록소와 섬유질은 농약 성분을 분해하거나 흡착해서 배설하게 만듭니다. 섬유질에는 양이온 교환수지 능력이 있어서 납과 수은, 카드뮴과 같은 중금속이나 환경 호르몬, 화학 첨가물을 흡착해서 배설합니다. 오염물질을 흡착한 섬유질이 대장의 연동운동을 자극하며 대변으로 빠져나가는 것입니다.

섬유질에는 양이온 교환수지 능력이 있어서 납과 수은, 카드뮴과 같은 중금속이나 환경 호르몬, 화학 첨가물을 흡착해서 배설합니다. 오염물질을 흡착한 섬유질이 대장의 연동운동을 자극하며 대변으로 빠져나가는 것입니다.

요즘에는 친환경 쌀이 일반 현미와 비슷한 가격으로 유통되고 있습니다. 조금만 신경을 쓴다면 생협이나 직거래를 통해 유기농 쌀을 무리 없이 구입할 수도 있습니다. 어차피 농약 친 쌀을 먹어야 한다면, 농약의 체내 잔존율을 따져볼 때 백미보다 현미를 먹는 것이 더 안전하다고 할 수 있습니다. 현미 껍질 속에 풍부하게 들어 있는 섬유질이 우리 몸을 오염물질로부터 보호하기 때문입니다. 어떤 현미를 먹든지 일단 현미식을 시작하는 것이 무엇보다 중요합니다. 이것이 환경오염의 시대, 식량과 에너지 위기의 시대를 살아가는 우리가 최고의 방어벽을 갖게 되는 것이라고도 할 수 있습니다.

농약은 발암물질, 또는 환경 호르몬으로 작용함으로써 개인의 건강과 자연 생태계를 모두 위협하고 있습니다. 농약을 치지 않은 무농약이나 유기농 식품의 생산이 독려되고 더 많이 권장되어야 하지만 현실적으로는 가격과 공급량의 벽에 부딪히고 있습니다. 하지만 쌀은 현재 100% 자급률을 유지하고 있기 때문에 다른 작물에 비해 공급량이 충분합니다. 게다가 쌀은 생장기간이 길어서 비바람에 많이 씻기므로 다른 작물에 비하면 상대적으로 농약으로부터 안전하다고도 합니다. 보통 일반 가정에서 식재료 구입비 중 쌀이 차지하는 비중이 가장 적기 때문에 안전한 유기농 현미를 구입할 수 있는 여지도 충분하다고 생각합니다. 현대인들이 밥을 안 먹는 것이 더 문제가 되고 있는 것을 고려하면 밥을 먹기 싫어하는 요즘 사람들에게 현미의 농약 걱정은 기우에 불과하다 하겠습니다.

Q05

현미를 먹으면
철분과 칼슘이 결핍된다고 생각하는 당신에게

A 현미가 자연식, 건강식 논쟁의 중심에 서면서 백미를 즐기는 사람들이나 논쟁을 즐기는 사람들에게 바람 잘 날 없는 화제를 만들어내고 있습니다. 일부에서는 현미의 섬유질이 중금속과 같은 독성 미네랄을 흡착해 몸 밖으로 배출시키는 과정에서 칼슘, 철분과 같은 영양 미네랄도 같이 흡착해서 결핍을 일으키게 된다고 지적하고 있습니다. 이런 주장은 실험실이나 머릿속에서 끌어낸 가설이긴 하지만 그런 추측이나 가능성을 충분히 생각할 수 있을 것 같습니다. 하지만 그렇다고 해서 현미식으로 인해 특정 영양소가 결핍되기 때문에 먹으면 안 된다는 것은 섣부른 결론입니다.

백미와 현미를 비교해 보면 현미에 월등히 많은 칼슘과 철분이 들어 있습니다. 설령 섬유질이 미네랄을 흡착해 배출시킨다 하더라도 영양분을 모두 깎아버린 백미보다 더 많은 이점이 있기 때문에 현미를 선택하는 것이 백 배 낫습니다. 모든 음식을 분석적으로만 접근하면 진실된 답을 얻지 못합니다. 그것은 음식의 영양이라는 것이 살아 있는 생명체 안에서 일어나는 정밀하고 놀라운 생화학 반응이기 때문입니다. 음식을 개별 영양소 수준, 물질 차원으로만 환원해서 생각할 수 없는 것은 살아 있는 우리 몸이 영양을 받아들이는 일은 보이지 않는 생명력이 개입된 아주 다양하고 역동적인 과정이기 때문입니다. 백미와 현미에 대한 영양소 논의는 이제 그만해도 되지 않을까 싶습니다. 괜한 가십거리를 좋아하는 사람들 때문에 흔들리거나 혼란스러워할 필요는 없을 것 같습니다.

> 백미와 현미를 비교해 보면 현미에 월등히 많은 칼슘과 철분이 들어 있습니다. 설령 섬유질이 미네랄을 흡착해 배출시킨다 하더라도 영양분을 모두 깎아버린 백미보다 더 많은 이점이 있기 때문에 현미를 선택하는 것이 백 배 낫습니다. ❣

현대의 의학과 영양학은 섬유질을 사람의 소화효소로 소화되지도 않고, 흡수되지도 않는 불필요한 영양소로 취급하고 있습니다. 아니, 거기서 그치는 것이 아니라 섬유질 자체가 오히려 영양소 흡수를 방해한다고 보기 때문에 섬유질이 많은 음식, 거친 음식, 자연 상태의 음식에 대한 불신을 부추기고 있습니다. 현미의 피트산이 중금속은 물론 칼슘이나 철분 등의 흡수를 방해하기 때문에 성장기 아이들이나 이유식에 사용하면 안 된다고 확대 해석하고 있는 상황입니다. 그러나 영양과잉과 환경오염의 시대를 살아가는 현대인들에게 중금속과 콜레스테롤, 다이옥신과 같은 환경 호르몬을 흡착해서 배설해 주는 섬유질은 최고의 방어수단이 될 수 있습니다. 뿐만 아니라 당분 같은 경우는 영양의 흡수 속도를 몸이 처리할 수 있는 수준으로 조절해 주고, 몸은 아주 미량의 미네랄만을 필요로 하기 때문에 섬유질은 자연계의 거름 장치로 존재한다고 이해할 수도 있습니다.

칼슘과 철분은 실제로 체내 흡수율이 굉장히 낮은 영양소입니다. 그것은 몸이 많은 양을 필요로 하지 않을 뿐만 아니라 많이 흡수되면 오히려 문제를 일으킬 수 있기 때문입니다. 혈액 중에 칼슘이나 철분과 같은 미네랄이 너무 많아지면 위험한 상태에 빠지게 됩니다. 칼슘 과잉은 경화반응을 일으키고, 철분은 산화 반응을 촉진시키게 됩니다. 때문에 미네랄은 잘 흡수되지 않을 뿐만 아니라 필요할 때만 흡수되는 '능동 수송' 방식을 선택하고 있습니다. 물질의 농도 차이에 의해 자동으로 이루어지는 '수동 확산'이 아니라 필요할 때 필요한 만큼만 더 흡수하는 것이 '능동 수송' 방식입니다. 우리 몸은 신비하게도 최상의 상태를 유지하기 위한 시스템을 스스로 구축해 놓고 있습니다. 이것이 지금까지 눈부시게 발달한 과학이나 의학으로도 다 헤아리지 못하는 인간의 생명력, 생명의 신비입니다.

다음과 같이 정리할 수 있습니다.

첫째, 현미는 백미보다 더 많은 철분을 가지고 있습니다. 설령 흡수가 잘 안 된다 하더라도 미량 영양소 하나 없는 백미보다는 낫습니다. 현미의 피트산과 섬유질은 미네랄의 적정 섭취를 조절해 주는 하늘의 장치라 하겠습니다. 둘째, 아이들의 빈혈은 대개 철분 결핍이 아니라 보조 영양소 결핍에 따른 빈혈입니다. 엽산, 피리독신, 시아노코발아민과 같은 조혈 비타민의 결핍으로 철단백질 합성 장애와 거대 적아구성 빈혈을 일으키는 경우도 많습니다. 셋째, 빈혈 수치에 관한 논란입니다. 철분이라는 미네랄과 글로빈이라는 단백질이 결합해 헤모글로빈이라는 혈색소를 만드는 데 조혈 비타민이 필요합니다. 빈혈이라고 했을 때 부족한 것이 철분이라는 미네랄인지, 조혈 비타민인지, 단백질인지는 알 수 없는 일입니다. 넷째, 과도한 철분은 몸 안에서 산화반응을 촉진합니다. 이런 이유로 철분이 들어 있는 영양소를 의도적으로 피하는 서양인들도 있고, 철분제의 인위적인 복용이 위험하다고 생각하는 사람도 있습니다. 철분 흡수율은 평상시 10%를 밑돌지만 생리나 출혈과 같은 신체의 필요에 따라 20~30%까지 흡수가 촉진됩니다. 몸의 신비가 알아서 해주고 있는 셈입니다. 다섯째, 철분과 같은 미네랄은 위산에 의해 해리되어 이온 상태가 되어야 흡수됩니다. 위산분비 능력이 철분과 같은 미네랄 흡수에 결정적인 역할을 한다는 뜻입니다. 위산분비가 잘 되려면 애나 어른이나 걱정 근심 없이 즐거워야 합니다. 살맛이 나야 위가 움직이고 위산이 충분히 나온다는 뜻입니다.

다양한 부분에 걸쳐 있는 영양소와 신체 균형 간의 복잡한 문제를 뭉뚱그려 내린 결론으로 당신은 철분을 먹어야 합니다! 현미는 위험합니다! 라고 말할 수는 없습니다. 모두 알 수 없는 것들입니다. 더더욱 함부로 단정지어 말할 수 있는 성질의 것들이 아닙니다. 우리 몸의 생명력과 자연의 섭리를 믿고 하늘이 허락하신 식품의 신비를 믿으며 이제 온갖 영양소 결핍의 신드롬에서 벗어날 때가 되었습니다. 다른 생명의 죽음과 헌신으로 만들어지는 음식은 다른 생명에 의존해서 살아갈 수밖에 없는 우리들에게 '오직 감사할 것!'을 가르치고 있습니다. 그 음식이 우리의 삶 또한 '더 많이 사랑하고 더 많이 나누고 살아갈 것!'이라고 속삭입니다.

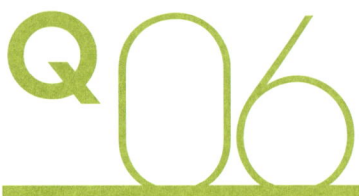

현미를 먹으면
알레르기가 더 심해진다고 생각하는 당신에게

🅐 현미를 반대하는 이유는 많기도 합니다. 소화가 안 된다, 흡수가 안 되어 먹어봤자 모두 똥으로 나온다, 칼슘, 철분, 미네랄 흡수가 안 된다, 농약이 묻은 채로 먹는 거라서 위험하다, 아이들의 성장을 방해한다, 아이들의 아토피 증상을 악화시킨다 등등……. 이런 무수한 편견들로 인해 통곡식, 현미식을 하는 것이 무슨 신념에 찬 행동으로 비추어지거나 의지를 불살라가며 지켜내야 가능한 것처럼 되어버리는 현실은 어이가 없을 정도입니다.

병원에서는 아토피 아이들에게 현미를 권장하지 않습니다. 효과가 검증되지 않았다고 생각하시는 의사 선생님도 있고, 좀 안다는 분들은 현미에 히스타민의 원료인 히스티딘이 많아서 알레르기를 유발할 수 있으니까 안 된다고 합니다. 우리가 안다는 것은 늘 그렇습니다. 음식을 먹으면 몸에 다 흡수되어 몸에서 원하는 대로 보내지거나, 아니면 먹은 것이 몸이 원하는 것을 모두 만들어낼 것 같은 착각에 빠지곤 합니다. 하지만 실제로는 우리가 먹은 것의 절반도 흡수되지 않으며, 또 흡수된다고 해서 그것이 모두 적재적소에 최적의 에너지원으로 이용되거나 몸의 구성 원료로 사용되는 것도 아닙니다. 몸은 인간의 의식에 의해 지배되고 있기 때문입니다.

과학이든, 종교든 한 가지를 맹신하거나 뭔가 확실한 것만을 원하는 것은 그만큼 자신의 내면에 도사리고 있는 두려움이 크다는 뜻인지도 모르겠습니다. 하지만 이 세상에 그 어떤 것도 확실한 것은 없고, 변화하지 않는 것은 아무것도 없습니다. 우리는 똑같은 강물에 두 번 들어갈 수가 없습니다. 과학이나 의학, 심지어 종교도 자연과 생명의 그 무수한 현상을 명쾌하게 설명하지 못하고 있습니다. 칼슘을 먹는다고 그것이 뼈로 간다는 보장이 없고, 철분을 먹는다고 해서 그것이 피세포로 변화한다는 보장이 없습니다. 스트레스를 받으면 칼슘은 소변으로 빠져나가고, 철분이 많으면 오히려 산화반응이 촉진되어 머리가 희거나 노화현상을 촉진시키는 반응에 사용되기도 합니다. 먹는 대로 피가 되고 살이 되지도 않거니와, 과학이 밝혀놓은 대로 모든 사람이 예외 없이 그렇게 되는 것은 아니라는 뜻입니다.

알레르기 질환에 있어서 발열과 발적, 부종과 통증과 같은 고통을 가중시키는 원인 물질이라고 알려져 있는 히스타민은 우리 몸의 면역기능을 유지하기 위해 비만세포 master cell 가 분비하는 생리 물질입니다. 옛 사람들은 위와 같은 반응을 귀신이나 마귀의 장난으로 이해했으며, 히스타민의 작용을 긍정적으로 이해하는 데 자그마치 2,000년이라는 세월이나 걸렸다고 합니다. 면역세포가 자극되어 왕성하게 활동하며 이동하기 위해서는 혈관이 확장되어야 하고, 반응을 집중시키면서 다른 신체 부위에 미치는 영향을 최소한으로 줄이고 국소화시켜야 하는데 이때 필요한 것이 히스타민이라는 물질입니다.

히스타민은 열을 나게 하고 부종과 가려움증을 일으키지만 이 반응 모두가 신체에서 꼭 필요하기 때문에 일어나는 반응입니다. 몸에서 필요하지 않은 반응이 일어날 이유가 없습니다. 생명체는 스스로를 파괴하거나 죽이려고 하지 않습니다. 이것은 생명력에 대한 믿음과 관련한 문제입니다. 우리 몸은 생존의 위협과 같은 위급한 상황이 벌어지거나, 더 중요한 상위체계의 명령이 있다면 그에 복종합니다. 그런데 우리는 위급함의 신호나 생명 시스템의 지혜로운 작용을 보기에 앞서 당장의 불편함 때문에 항히스타민제를 먹으면서 증상을 무조건 가라앉히려고 하고, 실제와는 상관없이 나쁘고 두렵게만 인식하고 있습니다. 이것은 내 안에서 끊임없이 샘솟는 생명력에 대한 불신이 낳은 결과입니다.

면역기능이 과도하게 자극되면 많은 양의 히스타민이 분비되어 고통과 불편함을 호소하게 됩니다. 문제가 되는 것은 히스타민 그 자체가 아니라, 면역체계가 위급하게 느낄 정도로 급하게 반응하고 있다는 사실입니다. 반복적으로 자극을 받은 면역계가 신경질적으로 과민반응을 하게 되는 것이죠. 히스티딘이라는 아미노산을 통해서 만들어지는 히스타민은 우리 몸이 면역과 생명작용을 유지하는 데 반드시 필요한 생리물질입니다. 적정 수준의 히스티딘은 반드시 필요한 것이고, 히스티딘이 많이 들어 있는 음식을 먹는다고 해서 몸이 히스타민을 많이 만들어내는 것도 아니라는 뜻입니다. 히스타민을 합성할 것인가, 말 것인가 하는 최종 결정은 생명의 참된 의식이 내리게 됩니다.

알레르기 증상은 히스티딘이 결핍되어 있을 때 더 신경질적으로 일어납니다. 부족하게 느끼면 더 안달하는 인간의 심리와 같이 몸도 똑같이 반응합니다. 불필요한 외부 자극이 있을 때 히스타민을 분비하는 것은 일차적인 반응일 뿐입니다. 만약 히스타민 분비를 통해서 해결되지 않으면 면역체계 전체가 과도하게 자극될 수 있기 때문입니다. 그러므로 히스티딘도 적당히 섭취해야 하는 아미노산이며, 우리 몸이 생리적 필요와 환경에 따라 알아서 적당한 히스타민을 만들어내 면역기능을 유지하는 것은 지극히 정상입니다.

이런 이유로 히스타민은 나쁜 것이고 그것의 재료가 되는 히스티딘이 들어 있는 식품은 더 나쁘다고 하는 것은 터무니없는 이야기입니다.

당연히 알레르기를 앓는 아이들도, 어른들에게도 히스티딘은 나쁜 것이 아니며, 이 때문에 현미를 먹지 말아야 할 이유도 없습니다. 21세기를 알레르기 홍수 시대라고 할 만큼 많은 현대인들이 알레르기 질환으로 고생하고 있습니다. 요즘은 히스티딘의 결핍을 의심해야 할 정도입니다. 현대인들의 편향된 식생활로 인해 히스티딘을 섭취하지 않을 가능성도 있고, 많은 알레르기 반응을 통해서 오히려 결핍되어 있을 수도 있습니다. 이보다 더 중요하고 위대한 사실은 자연계의 물질은 과잉증과 결핍증을 모두 치료하고 있다는 것입니다. 현미를 먹음으로써 특정 영양소의 과잉으로 인한 문제가 나타나지 않는 것은, 자연 상태의 식품 속에 들어 있는 다양한 영양소들이 상호작용에 의해서 적절히 흡수되고, 적절히 이용되고 조절되기 때문입니다. 이것은 생명 스스로가 해내고 있는 지성적인 판단 능력이며 균형과 조화로 발현되는 생명의 힘입니다.

히스티딘이 들어 있는 식품을 많이 먹으면 히스타민을 많이 만들어 알레르기를 일으킬 수 있다고 보는 것은 현대 의학자들의 머릿속 상상이나 가설에서나 가능한 일입니다. 현대 의학을 완전한 과학이라고 생각하는 사람들에게는 황당하게 들릴지 모르는 일이지만, 위와 같은 현실이 현대인들이 맹신하고 있는 의학의 수준입니다. 현대 의학은 여러 가지 수치와 지표들만을 가지고 질병을 추정하고 있을 뿐입니다. 알 수 없는 생명에 대한 상상력의 수준은 의학의 전문가라는 집단이나 아무것도 모르는 일반인들이나 크게 다르지 않습니다. 당연히 원인도 찾지 못한 채 내린 진단에 의미가 있을 수 없습니다. 그것을 믿고 안 믿고 하는 문제는 철저히 개인의 선택과 결정과 책임에 따른 것이지만 누구도, 무엇도 장담할 수 없고 제대로 된 처방일 수도 없으며 질병의 완치 또한 기대할 수 없습니다. 알레르기에 현미를 못 먹게 하는 것은 난센스에 가까운 이야기입니다.

Q07
현미를 씹어 먹지 않으면 효과가 없다고 생각하는 당신에게

A 예전에 치과에 갔을 때였습니다. 치과에서 어금니와 이빨이 빨리 마모되니까 되도록 많이 씹어야 하는 음식을 먹지 말라는 소리를 들었습니다. 음식을 너무 많이 씹으면 사각턱이 되고 이빨이 마모되기 때문에 씹지 않는 것이 좋다는 말이었습니다. 하지만 이는 씹으라고 있는 것이고, 혀는 맛보라고 있는 것입니다. 신체의 기관과 기능은 그냥 폼으로 있는 것이 아닙니다. 다 있어야 할 이유가 있어서 있고, 제 역할을 다하지 못하면 오히려 더 큰 문제가 발생하기도 합니다. 이빨의 표면은 나이가 들면 당연히 마모되겠지만 그렇다고 해서 이빨의 기능을 잃어버릴 정도는 아닙니다.

육식 동물은 고기를 잡아 뜯어먹기 위해 송곳니가 발달되어 있습니다. 그에 반해 곡류와 채식 위주의 식사를 했던 인간들은 곡식을 갈아서 으깨 먹기 위해 맷돌처럼 넓적한 어금니를 가지고 있습니다. 우리의 이는 아직도 송곳니보다 어금니가 더 발달되어 있으며,

곡식과 채소와 같은 음식을 갈고 으깨서 먹기 좋게 되어 있습니다. 이가 그렇게 제 역할을 다해 씹는 동안 침을 분비하는 점막 세포가 자극을 받아 입 안에 침이 고이게 됩니다. 약산성의 점액인 침은 적당한 살균작용을 하기 때문에 가렵거나 다쳤을 때 침을 바르기도 하는데, 입안의 세균을 일정 정도 청소하는 역할도 합니다. 침에는 당질을 소화시키는 소화효소인 아밀라제가 들어 있어 오래 씹다 보면 당질이 포도당까지 분해되어 단맛이 느껴지기도 합니다. 또 씹는 자극에 의해서 파로틴이라고 하는 노화를 예방하는 호르몬이 분비되고, 뇌로 보내지는 혈류가 7배나 증가해 집중력, 기억력과 같은 뇌 기능도 원활해진다고 합니다.

> 신체의 총 지휘본부로 알려져 있는 뇌의 시상하부에 전달된 신체 조직의 영양소에 대한 요구는 미각신경을 따라 미각세포에 전해지고, 혀는 특정 음식을 더 맛있게 느끼거나 먹고 싶어하면서 신체의 요구량만큼을 채워주게 됩니다.

더욱 중요한 것은 음식을 씹는 동안 혀의 미각세포가 깨어나고, 미각신경의 역할이 제대로 잘 이루어지면 내 몸이 지금 필요한 영양소의 요구를 받아들여 정확히 '먹고 싶다!'라는 식욕으로 전달해 주는 것입니다. 신체의 총 지휘본부로 알려져 있는 뇌의 시상하부에 전달된 신체 조직의 영양소에 대한 요구는 미각신경을 따라 미각세포에 전해지고, 혀는 특정 음식을 더 맛있게 느끼거나 먹고 싶어하면서 신체의 요구량만큼을 채워주게 됩니다. 하지만 현대인들은 혀의 미각신경이 마비되어 입안에 화학 첨가물이 들어와도 그것이 필요한 것인지, 아닌지조차 구분하지 못하고 있습니다. 내 몸을 지켜주는 경비원 역할을 하는 혀가 잠자고 있어 내 몸에 강도가 들어오는지, 도둑이 들어오는지도 감지하지 못하고 있을 뿐만 아니라, 신체의 정확한 요구 또한 전달하지 못하고 있는 실정입니다. 이 미각세포를 깨우고 미각신경이 제 역할을 하기 위해서 필요한 것이 자극입니다.

우리 몸은 영양과 자극, 그리고 훈련에 의해서 깨어나고 성장합니다. 아이들의 신체나 뇌 발달도 마찬가지지만 미각세포도 그렇습니다. 비타민 A, 비타민 B_1, 아연과 같은 영양소는 점막의 복구를 돕고 미각신경의 기능을 회복시킵니다. 이것이 미각세포를 깨우는 자극을 주기 위해서 더 많이 씹는 음식이 필요한 또 하나의 이유입니다. 현미의 씨눈에 비타민 B_1과 아연이나 기타의 영양소가 많다는 이유 말고도 씹을 수 있는 음식을 많이 씹어 먹어야 하는 이유가 충분히 있습니다.

국수는 목으로 후루룩 넘어가고 빵은 입안에서 사르르 녹습니다. 씹을래야 씹을 겨를도 없이 그냥 식도를 타고 위로 들어갑니다. 현미를 씹지 않기 때문에 효과가 없는 것이 아니라 더 많이 씹기 위해서 현미를 먹어야 하는 것입니다. 부드러운 음식에 익숙한 분들이나 현미식을 처음 시작하는 분들에게는 어렵고 번거로운 일처럼 느껴지고, 처음에는 잘 씹지도 않고 삼키게 됩니다. 하지만 현미밥을 꾸준히 먹다 보면 어느새 더 많이 씹고, 더 천천히 먹게 됩니다. 먼저 조건이 마련되어야 식습관을 바꿀 수 있습니다. 현미와 같이 씹을 만한 음식이라는 조건이 없다면 식습관은 오히려 더 바꾸기 어려운 숙제가 되어버립니다. 씹는다는 것은 씹을 거리가 있어야 가능한 일입니다. 많이 씹는 것, 현미를 천천히 씹어 먹을 수 있는 것은 이가 이답게, 혀가 혀답게 자신의 역할을 다할 수 있도록 배려하는, 내 몸을 사랑하는 일의 시작이기도 합니다.

Q08

현미가 똥으로 그냥 나오는 것 같아 걱정된다는 당신에게

A 예전에 유기축산을 하는 지역에 갔을 때 병아리들이 현미를 먹고 있는 것을 보았습니다. 갓 태어난 병아리들에게 현미를 먹이면 장이 튼튼해지고 잔병치레를 안 해서 1주일 정도는 반드시 먹인다고 합니다. 일단 씹을 만한 음식, 맛볼 만한 음식이라는 조건이 주어져야 치아와 혀가 모두 제 기능을 회복하고 역할을 다할 수 있는 것처럼 장 역시 마찬가지입니다. 장이 건강해지려면 장을 건강하게 자극해 대장운동이 잘 일어나고 배설이 잘 될 수 있는 음식을 먹는 것이 먼저입니다.

소장이 소화된 영양소를 흡수하면 대장은 수분을 흡수하고 남은 찌꺼기를 배설합니다. 텅 빈 장기의 마지막인 대장을 채우고 있는 찌꺼기가 수분을 포함할 수 없다면 변은 딱딱하게 굳어서 배설이 어려워지고, 남아 있는 변은 계속 부패 발효하면서 유해가스를 만들어냅니다. 대장을 채우고 있는 찌꺼기가 수분을 많이 보유함으로써 변의 부피를 늘려

주고 배설이 원활하도록 도와주는 것이 바로 섬유질이고, 섬유질을 가장 많이 섭취할 수 있는 식품이 현미입니다. 현미는 주식인 만큼 채소나 과일보다 하루에 필요한 섬유질을 안정적으로 섭취하는 방법이 됩니다.

그런데 현미가 섬유질만 먹기 위해 먹는 식품이 아니기 때문에 늘 논란의 중심에 서게 됩니다. 현미는 당질을 공급하는 가장 중요한 에너지원으로서 주식이 되는 식품이라서 소화되지 않거나 흡수되지 않는다고 생각하면 먹을거리가 안 되는 것 같은 생각에 자꾸 걱정을 하게 됩니다. 우리가 섭취한 음식을 100% 모두 소화·흡수하고 있는 것은 아닙니다. 우리는 보통 먹은 음식의 50% 내외를 흡수하는데 고도의 메디테이션 상태, 즉 집중과 명상이 일어나는 상태에서는 흡수도가 70%까지 상승한다고 합니다. 신경을 많이 쓰거나 체했을 때 먹은 음식이 그대로 대변으로 배설되는 것을 보면, 심리상태에 따라 영양의 소화, 흡수, 배설 능력이 민감하게 달라지는 것을 알 수 있습니다.

> 우리가 음식을 먹었다고 말할 때, 입으로 먹은 것이 아니라 장에서 흡수되어야 비로소 정말 먹은 것이 됩니다. 영양분이 장에서 흡수되어도 혈관을 타고 이동해서 세포 안으로 들어가지 않으면 공복감은 사라지지 않습니다.

우리가 음식을 먹었다고 말할 때, 입으로 먹은 것이 아니라 장에서 흡수되어야 비로소 정말 먹은 것이 됩니다. 영양분이 장에서 흡수되어도 혈관을 타고 이동해서 세포 안으로 들어가지 않으면 공복감은 사라지지 않습니다. 또, 미토콘드리아라는 세포 안의 에너지 생성 공장에서 태우지 않으면 힘이 나지 않습니다. 그럼에도 불구하고 우리는 입에서 먹은 것, 장에서 흡수되는 것만을 먹었다고 생각합니다. 우리 몸이 필요로 하는 것은 소화·흡수될 전분질과 소화와 흡수와 배설 속도를 조절하는 섬유질이 함께 들어 있는 식품입니다.

아이들은 음식을 씹는 능력이나 장의 흡수 능력이 아직 미성숙하고 아이들이 먹는 음식의 종류나 양이 한정되어 있기 때문에 배설되는 양이 먹는 양보다 훨씬 더 많은 것처럼 보입니다. 그러나 단지 그렇게 보일 뿐입니다. 현미로 밥을 지으면 팽창하면서 가운데 허리가 끊어지고, 그 사이로 우리가 에너지원으로 섭취하는 전분이 흘러나오면서 이것을 소화시키고 이용하게 됩니다. 대변으로 나오는 현미는 형체가 그대로 나오는 것도 있을 수 있지만 대체로 현미 안의 전분은 소화되어 흡수되고 텅 빈 껍질만 남아 있는 경우가 많이 있습니다. 이것은 제대로 충분히 씹지 못하는 아이들에게서 일어나는 현상이지만 어른들 역시 마찬가지일 수 있습니다.

그럼에도 불구하고 현미를 먹어야 하는 이유는 섬유질이라는 것이 사람이 소화시키지 못하는 불필요한 것이 아니라 영양이 흡수되는 속도를 조절해 주기 때문입니다. 뿐만 아니라 장의 생태계를 유지하고 장의 연동운동을 자극해서 배설을 원활하게 하기 위해 현대인들에게 반드시 필요한 것입니다. 대장이라는 장기가 현미라는 자극에 의해서 건강해지는 것이 중요한 문제이기 때문에 영양이 흡수되지 않는 것에 관심을 두거나 걱정할 필요는 없습니다. 대장에서 노폐물이 바로 배설되지 않아 부패 발효하는 과정에서 발생된 유해가스는 모두 간으로 흡수되어 간 건강을 해치고 혈액을 오염시키기도 합니다. 그래서 장의 건강이 건강의 시작이라고도 합니다. 현미는 입이 원하는 식품만이 아니라 장이 원하는 식품이기도 하며, 나아가 우리 몸 전체가 원하는 식품입니다.

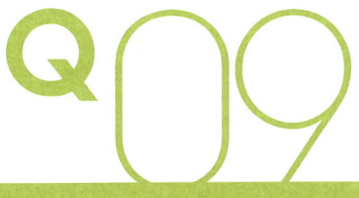

현미를 먹어서 살이 더 빠질까 봐 걱정하는 당신에게

A 우리나라 사람들에게 현미는 당뇨나 알레르기 질환을 가진 환자나 암 환자들에게 먼저 권장되었던 식품이었습니다. 그러나 최근에는 살이 빠지는 다이어트 식품으로도 추천되고 있습니다. 그러다 보니 현미를 먹으면 살이 빠진다는데 마른 사람이 먹어도 되는지, 하는 걱정이 생겼습니다. 누구는 살을 빼기 위해서 현미를 찾고 누구는 살이 더 빠질까 봐 두려워합니다. 모두가 우리 몸 깊숙한 곳에서 발현되고 있는 생명의 힘을 믿지 못하기 때문입니다.

시소를 보면 시소의 중심인 한가운데가 있고 양쪽 끝이 있습니다. 우리의 생각에는 올라가고 내려가는 시소의 양 극단이 중요한 것 같지만 사실 시소의 중심이 없다면 시소 놀이를 즐길 수 없습니다. 그렇게 일직선상의 국면에서 파악해 보아도 시소에는 양쪽과 중심이라는 세 가지의 측면이 있습니다. 또 동서남북 사방이 있는 평면의 측면에서 보아도

왼쪽의 위, 오른쪽의 위, 왼쪽의 아래, 오른쪽의 아래라는 네 군데의 평면으로 구성되어 있습니다. 그 평면은 (0.0)이라고 하는 좌표의 중심을 포함하고 있습니다. 동서남북 사방에 위와 아래를 더한 팔방, 위와 아래, 왼편과 오른편, 앞과 뒤가 있는 입체의 측면에서도 늘 입체 중앙의 중심점 (0.0.0)은 중요합니다.

생명은 균형과 조화를 이루는 곳, 양쪽의 중심과 사방의 중심과 입체의 중심을 이루는 그곳에서 가치를 발현합니다. 건강이라는 상태, 곧 생명 활동이 가장 원활하게 일어난다는 것은 그 중심점에 서는 것과 같습니다. 그 중심을 찾는 것이 균형과 조화입니다. 한 극단이나 어느 측면으로 치우치지 않고 중심을 발견하고 지킬 수 있을 때 몸도, 마음도 건강할 뿐만 아니라 늘 한결같은 온전한 상태에 머물 수 있게 됩니다.

> 우리 몸이 어느 쪽으로 치우쳐 있다는 것은 의식의 균형과 조화가 깨어졌다는 것을 말합니다. 당연히 몸이 회복되는 시점은 의식의 균형이 회복되는 시점과 같습니다. ♥

우리 몸이 어느 쪽으로 치우쳐 있다는 것은 의식의 균형과 조화가 깨어졌다는 것을 말합니다. 당연히 몸이 회복되는 시점은 의식의 균형이 회복되는 시점과 같습니다. 현미를 먹어 건강해진다는 것은 중심을 찾는 일과 같은 것이지, 또 다른 극단으로 달려가는 것이 아닙니다. 잘못된 식생활과 생활습관으로 건강을 잃은 사람이 음식을 바꾸고 생활을 바꾸어 건강을 회복하기 시작했다는 것은, 지나치게 비만한 사람은 살이 빠져 정상적인 수준의 몸무게로 돌아온다는 것이고 지나치게 마른 사람은 정상적인 몸무게로 올라선다는 것을 의미합니다.

정상의 기준은 아주 모호한 것이지만 자신이 건강하게 사회생활을 하는 데 아무런 문제가 없는 상태라고 해두겠습니다. 체중이 많이 늘어나 있는 상태나 체중이 턱없이 적게 나가는 상태가 건강이라는 범주, 정상이라는 범주에서 극단적으로 벗어나 있다는 것은 몸과 마음의 균형과 조화에 의해 중심 자리, 치우치지 않는 마음의 중심 자리를 회복하기 위해 노력해야 한다는 것을 의미합니다. 누구도 정상을 말하거나 건강을 자신하기는 어렵습니다. 대부분의 사람들이 어떤 한 측면이나 어느 한 국면으로 치우쳐 살아가고 있기 때문입니다. 그럼에도 불구하고 우리가 인지할 수 없는 생명력은 끝없이 균형과 조화를 찾아가고 있습니다. 이 보이지 않는 것을 믿느냐 믿지 않느냐 하는 문제는 중요합니다.

삶이라는 것이나 건강을 회복하는 것, 또는 의식의 성장이라고 하는 것은 어찌 보면 좌표(0.0)를 향해 끝없이 걸어가고 있는 것과도 같습니다. 모든 자연적인 것은 균형과 조화에서 벗어난 비정상적이고 인위적인 것들을 치유합니다. 자연적인 음식을 먹을 때뿐만 아니라 자연의 심성을 따라 배울 때 더욱 그렇습니다. 만약 자연적인 것들이 또 다른 인위적이거나 비정상적인 상태를 만든다면 그것은 이미 자연적이지 않은 것입니다. 자연에 가까운 음식을 먹고 몸의 균형과 마음의 조화를 이루는 것은 우리에게 가장 편안한 상태를 찾아가면서 자연의 순리에 따르는 삶을 배우는 하나의 과정입니다.

Q10

꼭 100% 현미로 먹어야 하는지, 잡곡은 안 되는지 묻는 당신에게

A 현미밥이 중요하다고 말하면 많은 분들이 "우린 벌써 잡곡밥 먹고 있어요"라고 대답합니다. 현미의 지위가 잡곡의 지위와 똑같다고 생각하는 분들이 많이 있다는 뜻입니다. 그럴 때마다 현미를 '잡곡처럼' 먹는 것이 아니라 백미를 100% 현미로 바꾼 '완전 현미밥입니다'라며 '완전'에 힘을 주어 말하곤 합니다. 현미가 낯선 분들은 현미를 잡곡처럼 이해해서 현미 잡곡밥을 먹는 것을 백미에 현미 약간, 잡곡 약간 섞어서 먹는 것으로 알고 있습니다. 현미는 잡곡이 아니라 주곡입니다. 흰쌀을 도정하지 않은 상태로 먹는 것이 현미니까 당연

> 100% 현미로 먹으라는 것은 흰쌀은 전혀 없이 현미로만 밥을 짓거나, 취향에 따라 잡곡을 넣어 현미 잡곡밥을 먹는 것을 의미합니다. 현미 잡곡밥은 완전 현미 100%에 잡곡을 넣은 밥을 말합니다.

히 현미가 중심이지요. 100% 현미로 먹으라는 것은 흰쌀은 전혀 없이 현미로만 밥을 짓거나, 취향에 따라 잡곡을 넣어 현미 잡곡밥을 먹는 것을 의미합니다. 현미 잡곡밥은 완전 현미 100%에 잡곡을 넣은 밥을 말합니다.

부와 여유의 상징으로서 이밥만을 고집했던 전후 세대에 비해 특별한 선입견이나 거부감이 없는 아이들이나 건강을 생각하는 사람들에게 잡곡은 찬사의 대상입니다. 이미 밥에 잡곡을 많이 넣어 먹고 있기 때문에 자신이 먹는 밥에는 문제가 없다고 생각하게 됩니다. 흰쌀에 노란 조를 넣어 고슬고슬하게 지어낸 예쁜 조밥에 미소 짓고, 흰쌀에 보랏빛 흑미를 넣어 찰밥처럼 차지게 지어낸 흑미밥에 흐뭇해하며, 소화도 잘되고 혈당도 잡는다며 껍질 벗긴 보리가 들어간 보리밥에도 열광합니다. 흰쌀에 흑미나 수수, 콩, 팥을 넣어 밥을 지으면 안토시아닌 계통의 색소가 흘러나와 밥이 검정색이나 보라색으로 물듭니다. 언제부터인지 삼백三白 식품, 오백五白 식품의 위험이 알려지면서 사람들에게 또 다시 흰색 식품의 공포가 생기는 바람에 밥에는 꼭 잡곡을 넣어 먹는 것이 좋은 것처럼 되어버렸습니다. 하지만 흰 쌀밥을 잡곡으로 물들여 먹는 것으로 위로를 삼으면 곤란합니다.

흑미나 팥 같은 곡식과 붉은 채소가 갖고 있는 천연 색소는 항산화 작용을 하기 때문에 몸에 좋고, 곡식의 탄닌 성분은 혈액을 청소해 주기도 합니다. 먹을 것이 없었던 보릿고개 시절에 생육기간이 짧아서 주식으로서의 역할까지 해냈던 피, 조, 기장, 수수와 같은 잡곡은 나쁘지 않습니다. 잡곡 특유의 영양소와 함께 몸에 이로운 활성 물질을 함유하고 있습니다. 하지만 봄, 여름, 가을이라는 계절을 다 이겨내고 자란 쌀에 비하면 잡곡의 성질은 그다지 온유하지 않습니다. 추운 겨울을 이겨내거나 한 철 동안 짧게 자란 잡곡 중에는 성질이 모난 것들이 많이 있습니다. 쌀이 누구나 먹어도 안전한 곡식이라고 평가하는 데에는 그럴 만한 이유가 있습니다. 잡곡은 특정 사람들에게 더 많이 필요한 경우가 있습니다. 그래서 질병을 치료할 목적으로 특정 잡곡을 더 먹기도 합니다. 평상시에는 현미에 서너 가지 잡곡을 섞어서 서로 부족한 영양을 채우기도 하고 모난 성질을 완충시키기도 합니다. 또 잡곡의 도정률이 현미에 비해 높다 보니 잡곡을 통해 충분한 섬유질을 섭취할 수 없고, 글루텐 함량이 높아서 알레르기를 일으키는 경우도 많이 있습니다.

잡곡은 좋게 말하면 단백질과 지방 함량이 높은 식품이라고 할 수 있지만 알레르기 질환이나 소화 능력의 측면에서 보면 단백질이 많은 것이 반드시 좋은 것은 아닙니다. 현미를 100%로, 백미를 완전 현미로 바꿀 필요가 있을 뿐만 아니라 잡곡을 사용할 때에는 형편에 따라 현미에 콩을 포함해서 서너 가지의 잡곡을 적당히 넣어 먹는 것만으로 충분합니다. 잡곡이 여의치 않으면 완전 현미에 콩 정도만 넣어 먹어도 좋습니다. 흰쌀에 비싼 잡곡을 섞어 먹으면서 현미를 대신할 수 있다는 생각은 오해입니다. 잡곡보다 저렴하고 몸에 반드시 필요한 완전 현미밥으로 바꾸는 것이 더 좋습니다. 그렇게 하는 것이 더 현명하고 지혜롭습니다.

Q11

현미 찹쌀로 먹으면 안 되냐고 묻는 당신에게

A 태국 사람들이 푸석푸석한 밥을 좋아한다면 한국 사람들은 대체로 끈기가 많은 차진 밥을 좋아합니다. 찹쌀이 들어간 식품은 항상 인기가 좋지만 밥의 찰기는 개인의 기호나 취향, 건강상태에 따라 다르게 선호되곤 합니다. 차진 밥이나 진밥을 싫어하는 사람은 밥의 찰기에 따른 밥맛이 중요하다고 말하지 않습니다. 현미를 먹기 싫어하는 사람들은 대체로 차진 밥을 좋아하는 경향이 있습니다. 우리가 일반 쌀이라고 하면 멥쌀을 의미하는데 현미 멥쌀은 껍질의 섬유질 때문에 더 끈기가 없는 것처럼 느껴집니다. 그래서 대안으로 더 차지게 밥이 되는 현미 찹쌀을 넣어 먹어도 되는지 묻는 분들이 많습니다. 대체로 흰쌀에 현미 찹쌀을 잡곡처럼 섞어 먹는 경우를 말합니다.

밥의 찰기를 결정하는 것은 아밀로펙틴이라는 다당류인데 멥쌀은 아밀로스라는 다당류로 구성되어 있고, 찹쌀은 주로 아밀로펙틴으로 구성되어 있습니다. 현미 멥쌀이나 현미 찹쌀이나 모두 껍질의 섬유질과 씨눈의 영양을 제외한 나머지 성분은 전분질로 이루어져 있는데 그 전분질의 종류가 다를 뿐이지, 영양학적으로 큰 차이가 있는 것은 아닙니다. 물론 아밀로스나 아밀로펙틴 모두 분해되면 포도당으로 전환되어 에너지원으로 사용되지만 그 포도당의 결합 상태가 다르기 때문에 아밀로스는 물에 쉽게 녹고, 아밀로펙틴은 물에 잘 녹지 않습니다. 따라서 결합이 지속되는 시간과 결합이 분해되어 포도당으로 전환되는 속도의 차이를 사람들의 취향과 관점에 따라 다르게 표현하고 있는 것뿐입니다. 어떤 사람은 천천히 소화되는 찰밥은 소화가 안 되어 더부룩하다고 느끼고, 어떤 사람은 찰밥을 먹으면 속이 든든하다고 느낍니다. 그런가 하면 어떤 사람은 찹쌀을 먹으면 속이 따뜻해져서 위가 좋지 않은 환자들에게 좋다고 합니다. 개인의 경험과 느낌에 따라 찰밥이 좋거나 나쁘다는 생각을 다양하게 쏟아놓고 있습니다.

찹쌀이 멥쌀보다 더 좋은 것처럼 알려진 데에는 전통적으로 곡식을 이용하는 방식이 죽이나 떡에서 비롯되어 밥으로 이어져온 역사적 측면이 있습니다. 죽이나 떡은 주로 찰벼, 찹쌀과 같은 곡물과 잡곡을 이용했으며, 현재에도 죽은 환자식과 보양식의 개념으로 대접받고 있습니다. 떡 역시 잔칫날이나 특별한 날 먹는 음식이다 보니 자연히 찹쌀을 더 귀하게 여긴 문화가 형성되지 않았나 생각합니다. 찰밥이 멥쌀밥보다 소화가 잘되는 것으로 알려져 있는 것은 예전부터 찹쌀로 죽이나 떡을 할 때 오랜 시간 물에 끓이거나 쪄서 먹거나, 찰밥을 지을 때에도 소금을 넣어 끓는 물의 온도를 높이고 더 오랜 시간 동안 밥을 지었기 때문이라고 볼 수 있습니다. 푹 불려서 오래 끓여낸 죽이나 푹 쪄내는 떡은 당분의 결합이 느슨해지고 점도가 높아져 풀 상태가 되면서 식감이 한결 부드럽게 느껴집니다. 하지만 시간이 지나 찰떡이나 찰밥이 굳으면 딱딱해지므로 더 먹기 힘들고 소화가 안 되는 것처럼 느껴집니다.

한의학적으로 멥쌀의 기운은 평이해서 누구나 먹을 수 있는 곡식으로 평가되는 반면, 찹쌀은 성질이 따뜻해서 위장의 기능이 허약하거나 속이 냉해서 설사를 자주 하는 사람들에게는 좋을 수 있습니다. 하지만 위장에 열이 많아 소화가 잘되는 사람에게는 오히려 부담이 될 수 있다고 지적합니다. 한의학에서는 가래와 같은 점막의 분비물이 신체 내부의 열로 졸여지고 끈적끈적해져서 정체되는 것을 담痰이라고 합니다. 위장이 탄력을 잃고 하수되어 담痰이 정체되어 있는 사람들에게 찹쌀은 오히려 증상을 더 악화시킬 수 있다고 봅니다.

한국 사람들처럼 지나치게 생각을 많이 하고 근심과 걱정이 많거나 찬 음료를 많이 먹어서 속이 냉하고 위장이 약해진 사람들에게 찹쌀은 위장의 기능을 회복시켜줄 수도 있습니다. 위장병이나 설사병을 앓거나 오랜 질병을 앓은 후에 회복을 돕거나 소변을 자주 보고 땀을 많이 흘리는 사람들, 또는 임신부나 산모의 기력을 찹쌀이 보충해 주는 이유는 그런 질병과 증상들이 냉증과 관련이 있기 때문입니다. 멥쌀과 찹쌀의 영양학적 차이는 크게 없으나 물리적인 소화과정에서는 차이가 있습니다. 찹쌀에 대한 다양한 반응은 한의학적으로 살펴보았을 때 음식의 기운, 성질의 차이를 보이기 때문에 나타나는 반응입니다.

현미 멥쌀과 현미 찹쌀의 구분이 큰 의미를 가지는 것은 아닙니다. 현미 찹쌀이 더 비싸다고 해서 더 좋다고 말할 수도 없습니다. 현

현미 멥쌀이나 현미 찹쌀 모두 포도당으로 분해되어 이용되는 것은 마찬가지이며, 섬유질의 양과 결합이 붕괴되는 속도에 따라 혈당에 반영되는 차이가 있기 때문에 개인의 기호나 취향, 건강상태에 따라 적당히 사용하면 됩니다.

미 멥쌀이나 현미 찹쌀 모두 포도당으로 분해되어 이용되는 것은 마찬가지이며, 섬유질의 양과 결합이 붕괴되는 속도에 따라 혈당에 반영되는 차이가 있기 때문에 개인의 기호나 취향, 건강상태에 따라 적당히 사용하면 됩니다. 맛있고 차진 밥맛을 원할 때 현미 멥쌀에 현미 찹쌀의 비중을 늘려도 되지만, 그것은 흰쌀이 아닌 현미 멥쌀에 현미 찹쌀을 넣는 경우에만 의미가 있습니다. 대체로 현미 멥쌀과 현미 찹쌀의 비율을 7:3이나 8:2의 비율 정도로 섞어서 밥을 지어도 되고, 완전 현미 멥쌀만으로 밥을 지어도 됩니다. 찹쌀의 비중은 개인의 건강상태나 기호에 따라 달리하면 되지만 콩이나 팥을 넣는 것은 꼭 권장하고 싶습니다. 콩과 팥은 밥의 영양을 보완할 뿐 아니라 현대인에게 필요한 영양소들을 보충해 주는 우수한 식품이기 때문입니다. 현미콩밥, 현미서리태밥, 현미쥐눈이콩밥 정도면 최고입니다.

Q12
현미밥을 잘 짓는 방법이 궁금한 당신에게

A 밥을 잘 짓는 방법의 기준은 모호할 수밖에 없습니다. 어떤 사람은 진밥을 좋아하고 어떤 사람은 된밥을 좋아합니다. 어떤 사람은 차진 밥을 좋아하지만 똑같은 밥을 두고 어떤 사람은 떡 같다고 싫어합니다. 현미밥을 개인의 기호나 취향에 맞게 잘 지으려면 여러 번의 반복을 통해 시행착오를 겪으면서 자기만의 노하우를 얻는 것이 가장 빠른 방법입니다. 특히 밥은 수분의 함량에 따라 찰기나 윤기가 달라지는데, 언제 어떻게 도정해서 유통되고 건조시켜 보관했느냐에 따라 맛도 달라지고 밥을 지을 때 넣는 물의 양도 달라질 수밖에 없습니다. 특히 현미는 껍질의 섬유질이 물을 빨아들이는 성질이 대단하기 때문에 백미보다 많은 양의 물을 넣고 밥을 지어야 합니다.

밥물의 양은 다양한 변수를 모두 고려해야 합니다.

밥물의 양은 다양한 변수를 모두 고려해야 합니다. 어떤 경로를 통해서 구입한 쌀인지, 묵은 쌀인지, 햅쌀인지, 현미와 잡곡의 혼합 비율은 어느 정도인지, 콩과 잡곡의 건조도는 어느 정도인지를 계산에 넣어야 합니다. ♥

어떤 경로를 통해서 구입한 쌀인지, 묵은 쌀인지, 햅쌀인지, 현미와 잡곡의 혼합 비율은 어느 정도인지, 콩과 잡곡의 건조도는 어느 정도인지를 계산에 넣어야 합니다. 또 쌀을 불린 뒤에 밥을 지을 것인지, 불리지 않고 씻어서 바로 지을 것인지를 먼저 정한 다음, 그 쌀과 잡곡에 맞는 최적의 밥물을 찾아내야 합니다. 예전처럼 교과서에서 배운 대로 쌀을 씻어서 손등에 올라올 만큼 물을 넣고 밥을 지으면 실패할 확률이 아주 높아집니다.

일반 밥솥을 사용하느냐, 압력솥을 사용하느냐, 전기밥솥을 사용하느냐, 전기 압력밥솥을 사용하느냐에 따라서도 밥물의 양이 달라집니다. 적당한 찰기와 윤기를 가진 밥을 원한다면 쌀과 잡곡을 불리는 시간과 최적의 밥물 양을 찾아내야 합니다. 일반 솥이나 일반 전기밥솥에서 잘 되지 않는다면 약간의 소금을 넣어 물의 온도를 높이기도 합니다. 이때 소금은 볶은 소금이나 죽염을 이용해도 됩니다. 염분에 대한 두려움은 가질 필요가 없지만 그래도 걱정되는 분은 다시마나 미역, 함초 같은 것을 조금 넣어 지으면 밥이 설지 않고 푹 익습니다.

여하튼 가장 중요한 것은 스스로 최적의 밥물을 찾아내야 한다는 점입니다. 그건 아무도 대신해 줄 수 없으므로 밥 짓는 사람이 스스로 찾아내야 합니다. 간혹 압력솥이 영양분을 파괴하는 건 아닌지 묻는 분도 있습니다. 모든 영양소는 고온, 고압에서 파괴되지만 식품 속에 있는 자연 상태의 영양소에는 안정한 형태로 보호되고 있는 것들도 많이 있어 모두가 그렇다고 말할 수도 없습니다. 전기 압력솥이 싫으면 일반 압력솥을 쓰고, 그것도 싫으면 쌀을 충분히 불려서 흰 쌀밥을 짓듯이 해도 됩니다. 특히 고온, 고압의 압력솥에서 현미의 영양소가 얼마만큼이나 파괴되는지에 관한 데이터는 없습니다.

내가 의미를 부여하고 그렇게 생각하면 그게 전부이고, 그런 생각 속에 자신만의 세상이

열리는 것뿐입니다. 사람은 믿는 대로 체험하는 존재라서 좋다고 믿으면 좋은 것이고, 문제가 있다고 생각하면 자꾸 문제가 생기게 마련입니다. 누구나 자기 자신이 생각 속에서 불러들인 일을 경험할 뿐입니다. 우리의 마음이 가는 대로, 직관이 알려주는 대로 실천하면 됩니다. 우리가 원하는 것이 건강하고 행복한 삶이라면 정해진 답은 더더욱 없습니다. 현미밥 하나만 먹는다고 건강하고 행복해지는 것은 아닙니다. 건강과 행복은 자신이 삶을 대하는 총체적인 방식의 결과에 따른 것이기 때문입니다.

사랑과 감사의 파동은 물질 차원의 모든 정보를 몸에 이로운 형태로 바꾸어줍니다. 사랑과 감사의 소리를 매일 들려준 물 입자들이 예쁘고 아름다운 육각수로 바뀌고, 한 달 동안 매일 같은 소리를 들려준 밥에는 누룩 곰팡이와 같은 하얀 곰팡이가 생깁니다. 그와 반대로 매일 죽어, 미워, 싫어! 라는 소리를 들려준 밥에는 검은 곰팡이가 보기 싫게 피어나는 것과 같습니다. 늘 감사한 마음으로 밥을 대하고 즐겁고 편안한 마음으로 식사를 하며 사랑하는 내 몸에 음식을 바친다는 마음으로 밥을 먹는 것이 가장 중요합니다. 그것이 먼저입니다.

Q13

발아 현미와 배아미도 좋은지 묻는 당신에게

A 처음 육아를 시작하는 부모들이 내 아이에게 가장 좋은 것만 주고 싶은 심정을 충분히 이해합니다. 또 건강을 잃은 사람들이 빨리 회복하기 위해 좋은 것을 찾는 것도 이해합니다. 하지만 이러한 생각에 너무 깊이 빠져든 나머지 건강을 찾는 길이 즐겁지 않다면 참으로 난감한 일입니다. 언제나 최고의 것으로 완벽하게 인생을 채울 수는 없습니다. 최고의 만찬과 최상의 것들로 자신의 삶을 장식한다고 삶이 행복한 것은 아닙니다. 무엇을 먹고 무엇을 하느냐 하는 문제보다 그 무엇을 어떻게 대하느냐 하는 자신의 마음과 자세가 실제의 변화를 이끌어내기 때문입니다. 늘 좋은 것만 먹인 아이가 잘 크고, 좋은 것만 먹어서 병이 낫는 것은 아니라는 뜻입니다.

콩은 그냥 밥에 넣어 먹기도 하고, 불려서 콩국을 만들기도 하고, 메주를 띄우고 발효시켜 된장을 만들기도 하고, 거적을 덮어 물을 주어 싹을 틔우고 콩나물이 되면 이 또한 맛있게 먹습니다. 그렇다고 해서 밥에 두어 먹는 콩과 국수 말은 콩국과 발효시킨 된장과 물을 먹고 무럭무럭 자란 콩나물의 가치를 비교해서 우열을 가르지는 않습니다. 모든 음식은 제각각 자기의 위치에서 의미를 가지며, 때에 따라 다양하게 변신하면서 고맙게도 우리들의 식탁을 풍성하게 채워줍니다. 식품의 다양한 변신을 감사해하며 즐겁게 맞이할 뿐입니다.

현미의 싹을 틔워 먹고 싶다면 그렇게 해도 됩니다. 하지만 늘 그럴 필요가 있거나, 반드시 그럴 이유가 있는 것은 아닙니다. 누군가는 영양을 생각해 번거로움을 무릅쓰고 그럴 수 있지만, 쉰내가 날 수도 있는 발아 현미를 반드시 먹어야 한다는 당위성에 얽매일 필요는 없다는 뜻입니다. 누군가 늘 그래야 한다고, 그렇지 않으면 금방이라도 무슨 일이 일어날 것처럼 공포감을 준다면 그 배후에는 상업적인 잇속이 도사리고 있을 가능성이 있습니다. 좋다는 것을 꼭 해야만 하는 이유도 없습니다. 좋다는 것은 굉장히 상대적인 것이고 주관적인 이야기입니다.

> 현미의 싹을 틔워 먹고 싶다면 그렇게 해도 됩니다. 하지만 늘 그럴 필요가 있거나, 반드시 그럴 이유가 있는 것은 아닙니다. 🌱

모든 식물은 싹을 틔우는 발아과정을 통해서 저장된 에너지를 사용하며, 갓 성장하는 생명체를 보호하기 위해 왕성한 생명 활동을 합니다. 식물의 씨앗 속에서 잠자던 영양소끼리 상호 변환과 보호 물질의 새로운 합성이 일어나기도 합니다. 새롭게 만들어진 전환된 영양소나 보호 물질이 필요하다고 느끼면 그것을 느끼는 사람만 그렇게 먹으면 됩니다.

콩나물을 좋아해서 자주 먹는 사람처럼 말입니다. 하지만 생명 활동이 왕성해질 때 새로운 물질이 합성된다면 기존의 물질을 바탕으로 이루어지는 것이기 때문에 씨앗 안에 저장되어 있던 어떤 영양소는 사라지게 됩니다. 콩이 싹을 틔우면 콩에는 없는 비타민 C가 만들어지지만 콩 속의 포도당이나 다른 영양소는 대신 소모됩니다. 얻는 것이 있으면 반드시 잃는 것도 있는 법입니다.

갓 태어나 성장하는 생명이 스스로를 보호하기 위해 만들어낸 물질을 이물질이나 독소로 이해하든, 면역체계를 자극하는 긍정적인 물질로 이해하든 그것은 개인의 자유입니다. 하지만 발아시킨 현미에 특별히 좋은 성분이 있기 때문에 그것을 먹는 것이 좋다는 것은 섣부른 결론입니다. 특히 흰쌀에 발아 현미를 잡곡처럼 섞어 먹는 것은 심리적 위안만 될 뿐 건강에 별로 도움을 주지 못합니다. 발아현미를 먹고 싶다면 집에서 현미를 불려 싹이 갓 나왔을 때 밥을 지어 먹으면 됩니다. 그렇다면 저렴하게, 그리고 완전 발아 현미식을 할 수 있습니다.

씨눈이 달려 있는 쌀을 배아미라고 하는데, 현미가 먹기 힘들다고 생각하거나 흰 쌀밥에서 바로 현미식으로 바꾸기 힘들다 보니 단계적으로 배아미를 고려하는 분들도 있습니다. 배아미는 현미의 껍질을 다 벗겨내고 씨눈은 살려둔 상태를 말하는데, 도정률에 따라 배아의 노출 정도가 다릅니다. 현미도 시중에는 좀 더 부드럽게 먹기 위해서 현미보다는 도정을 더 하고 배아미보다는 덜한 가짜 현미도 있습니다. 씨눈이 아예 없는 것보다는 조금이라도 있는 것이 낫겠지만 껍질의 섬유질을 먹지 못하는 것은 둘 다 똑같습니다. 또, 씨눈이 공기 중에 노출되거나 상처를 입으면 현미보다 더 빨리 산화되고 변질됩니다. 현미의 껍질은 씨눈 속의 불포화지방산을 비롯하여 기타 영양소를 보호하는 역할도 합니다. 그래서 배아만 있는 배아미나 어설프게 도정한 현미는 완전 현미보다 저장성이 떨어지고 맛도 나빠집니다. 부드럽고 새하얀 밥을 먹어야 한다는 생각을 포기할 수 있다면 현미 자체로 얻을 수 있는 이점은 생각하는 것보다 헤아릴 수 없이 많습니다.

Q14

현미떡이나 현미가 들어간 빵도 괜찮냐고 묻는 당신에게

A 신체가 음식을 소화시키는 과정에는 물리적 소화라는 단계와 화학적 소화라는 단계가 있습니다. 물리적 소화는 음식을 씹고 으깨고 부수는 과정이며, 화학적 소화는 음식물이 소화 효소에 의해서 분해되는 과정을 말합니다. 물리적이고 화학적인 이 두 소화과정이 적절하게 일어날 때 소화가 잘 된다고 표현합니다. 떡이나 빵을 먹어도 소화를 잘 시키는 사람이 있는가 하면 가루 음식은 모두 소화가 안 된다는 사람도 있습니다. 이런 개인 차이는 소화기전, 물리·화학적 소화과정에 따른 신체의 반응이 다르기 때문이고, 개인의 신체적 조건과 식사 환경에 따라 위장의 기능이 다양하게 반응하기 때문입니다.

떡이나 빵은 곡류를 빻아 가루로 만들어 반죽한 뒤 높은 온도에서 찌거나 구운 것이기 때문에 물리적인 측면에서 곡물 자체를 통으로 씹어서 먹는 경우와는 소화와 흡수 상태가 다를 수밖에 없습니다. 또 떡이나 빵 모두 가루 자체만으로 음식을 만드는 것이 아닙니다. 떡에도 10% 안팎의 설탕을 사용하거나 꿀 같은 감미료와 소금을 넣고, 빵 역시 현미 가루나 통밀가루로 만든다 하더라도 설탕, 소금, 버터나 기름, 우유, 계란, 글루텐, 소다나 효모 등을 넣어 만듭니다. 특히 요즘 떡과 빵은 가공도가 높아져 부재료나 첨가되는 것들이 많아졌습니다. 위장의 불편함은 떡이나 빵에 들어가는 부재료, 첨가물의 양과 가공정도에 따라 달라집니다.

곡류 자체를 통으로 사용하면 다른 부재료나 첨가물 없이 곡류 자체만을 먹게 되지만, 떡이나 빵을 완전 현미, 완전 통밀로 만들었다 하더라도 곡물 자체만 들어가는 것이 아니기 때문에 곡식을 통으로 먹는 것에 비해 불리할 수밖에 없습니다. 그러므로 위장관의 소화기능이나 배설기능이 좋지 않은 분들은 떡이나 빵 종류의 식품을 삼가는 편이 좋습니다. 또 곡류를 빻아 가루를 내면 섬유질이 파괴되어 섬유질의 이점을 충분히 살릴 수 없고, 공기 중에 노출되는 표면적이 늘어나면서 노출된 불포화지방산의 변성과 영양소 파괴가 더 빨라지게 됩니다.

설탕이나 감미료의 양을 조절할 수 있다면 현미를 이용한 현미 설기나 현미 시루떡, 현미 가래떡 등은 당연히 빵보다 낫습니다.

도정하거나 정제하지 않은 통곡식 분말은 녹말 전분이나 정제하고 표백한 가공 밀가루보다 영양소가 더 많기 때문에 벌레도 더 잘 먹고 변질되기도 쉽습니다. 곡류 가루를 사용할 때는 적당한 양을 바로 빻아 사용하거나 바로 구입해서 먹는 것이 당연히 좋고, 잘

밀봉한 상태로 냉동실에 오래 보관하지 않고 먹는 것이 좋습니다. 또 설탕이나 감미료의 양을 조절할 수 있다면 현미를 이용한 현미 설기나 현미 시루떡, 현미 가래떡 등은 당연히 빵보다 낫습니다. 국내 제빵 시장에서 완전 통곡류만으로 만든 빵은 드뭅니다. 통곡식 빵을 구입할 때는 주재료의 비율을 살피고, 부재료나 첨가제의 양이 적은 것을 구입하는 것이 당연히 좋겠지요. 하지만 밥보다 못한 빵은 '적당히', '어쩌다 가끔' 먹는 것으로 만족하는 편이 좋습니다.

Q15

서양인들은 빵을 먹는데 왜 우리는 안 되냐고 묻는 당신에게

A 서양인들은 빵을 주식으로 먹는데 우리들은 왜 안 되냐고 묻습니다. 서양인들은 끼니마다 빵을 먹고 끼니마다 고기를 먹어도 잘사는 것처럼 보입니다. 빵은 부드러운 데다 먹기도 아주 편합니다. 특히 집에서 일일이 굽는 게 아니라 빵집이나 마트에서 사서 먹는 우리나라의 빵은 음식 준비하는 시간을 절약해 줍니다. 빵은 요리에 대한 주부들의 부담을 줄여주고 좀 더 편하게 해주며, 또 바쁘게 사는 현대인들에게 식사를 준비하고 먹는 시간과 노력을 아껴주는 먹을거리가 되어버렸습니다. 이렇게 우리의 식문화를 점령하고 있는 빵이 주식의 훌륭한 대안처럼 느껴졌던 시절도 있었고, 지금도 제빵업계는 호황입니다.

그런데 요리를 못하는 사람일수록 고기 요리와 튀김 요리를 자주 합니다. 고기는 적당히 구워서 소금만 찍어 먹어도 누구나 맛있게 먹습니다. 그리고 모든 재료를 기름에 튀기면 누구나 좋아하는 근사하고 고소한 튀김 요리가 됩니다. 요즘 사람들은 아직까지도 뭔가 대접한 것 같고 뭔가 대접받은 것 같은 느낌을 고기 요리와 기름진 요리에서 받고 있습니다. 부유한 사람들만이 충분히 먹을 수 있었던 고기였고, 부유한 사람들이 먼저 즐겼던 설탕과 식용유였습니다. 밥상에 고기 요리와 지지고 튀긴 음식이 없으면 뭔가 소홀하고 허전한 것처럼 느꼈던 지난 시대의 관습은 밥상머리에 여전히 남아 있습니다.

유목 생활을 하며 대대로 육류와 유제품 위주의 식사를 했던 서양인은 동양인에 비해서 위산이 더 많이 분비되기 때문에 글루텐 단백질의 소화능력이 동양인들보다 더 좋을 수밖에 없습니다.

우리밀만 가지고 반죽을 하면 빵이 잘 만들어지지 않습니다. 우리밀은 글루텐 함량이 적어서 끈기가 적고 잘 부풀지도 않기 때문입니다. 그래서 우리밀로 만든 대부분의 빵에는 수입 글루텐 가루가 들어갑니다. 서양인들의 주식은 분명 빵이지만 애초에 그들의 빵은 지금처럼 입에서 살살 녹는 달고 부드러운 빵이 아니었습니다. 자기 집 화덕에서 아침에 구우면 저녁에는 딱딱해지기 때문에 오래 씹을 수밖에 없는 통곡식 빵이었습니다. 그들의 빵 문화에도 많은 변화가 있었던 것이지요. 뿐만 아니라 유목 생활을 하며 대대로 육류와 유제품 위주의 식사를 했던 서양인은 동양인에 비해서 위산이 더 많이 분비되기 때문에 글루텐 단백질의 소화능력이 동양인들보다 더 좋을 수밖에 없습니다.

그들이 빵을 주식으로 먹었으므로 우리 역시 주식으로 빵을 먹을 수 있다고 생각하는 것은 어떻게 보면 동서양의 교류가 활발해지고 지구촌 개념이 정착되면서 우리 모두 똑같은 인류라고 느끼게 된 결과인지도 모릅니다. 하지만 좀 더 자세히 들여다보면 모든 국가와 민족은 각기 다른 토양과 기후에 맞춰 나름의 독특한 문화적 전통과 관습을 만들어 시대와 환경과 문화에 적응해온 역사를 가지고 있기 때문에 모두를 동일시하거나 우열을 가름하여 함부로 판단할 수가 없습니다. 만일 자신이 사는 환경에 잘 적응하고 문화적 편견 없이 고유의 관습에 순응할 수 있다면, 식문화에 대한 신체적 반응도 개인마다 다르게 나타날 거라고 생각합니다.

하지만 오랜 시간 동안 유전적으로 형성된 골격이 하루아침에 바뀌지는 않습니다. 진화의 속도는 식생활의 변화 속도를 따라잡을 수가 없습니다. 우리는 밥을 소중하게 여겼던 문화를 가지고 있고, 밥이 주는 상징적이고 교육적인 의미도 상당히 큰 문화권에서 살았습니다. 우리에게 밥은 사랑과 정성, 소통의 매체였고 자연과 하늘에 대한 감사를 배우고 자연과 교감하는 장치였습니다. 밥 문화를 통해 우리가 추구해왔던 정신을 생각해보는 것은 중요합니다. 빵을 드시고 싶은 분들은 감사한 마음으로 먹고, 더욱 건강한 빵을 먹고 싶은 분들은 통곡식으로 만들되 최소한의 첨가제만을 사용해 만든 빵을 먹으면 됩니다. 그보다 더 건강한 빵을 먹고 싶은 분들은 집에서 갓 구워 바로바로 먹을 수 있는 통곡식 빵을 먹는 것이 좋습니다.

Q16

켈로그와 포스트가
왜 씨리얼을 만들었는지 모르는 당신에게

A 아침식사 대용식품인 씨리얼은 세레스^{ceres}라 부르는 풍요의 여신으로부터 기원했다고 합니다. 씨리얼이라고 하면 대부분의 사람들이 켈로그와 포스트라는 두 회사가 만들어낸 각종 씨리얼 제품을 떠올립니다. 어떤 제품은 옥수수로, 어떤 제품은 갖가지 곡식으로 만들어졌고, 어떤 제품에는 건조 과일과 견과류가 들어 있습니다. 어이없게도 과자같이 만든 씨리얼도 있습니다. 아이와 남편의 아침식사를 간단하게 해결해 줄 뿐 아니라 유치원의 오전 간식으로, 집에서의 오후 간식으로 급부상했던 씨리얼! 씨리얼을 꼭 우유에 말아 먹어야 하다 보니 우유 소비를 늘려주는 데 제대로 한몫을 하기도 했습니다. 곡류에, 우유에, 간편함에 더할 나위 없이 좋은 것으로만 기억되는 씨리얼.

하지만 씨리얼 뒤에는 꽁꽁 숨겨진 이야기가 있습니다. '포스트' 씨는 '켈로그' 씨의 환자였습니다. 켈로그는 환자들에게 통곡물을 눌러서 먹였더니 질병이 좋아지는 것을 발견하게 되었고, 그때 포스트 역시 눌린 통곡물을 먹고 병을 치료하게 되었습니다. 포스트는 곡물에 견과류를 넣어 먹으면 몸에 더 좋을 것 같은 생각이 들어 곡류와 견과류를 넣은 씨리얼을 만들었고, 백만장자가 되었습니다. 지금도 두 회사의 제품은 차이를 보여줍니다. 켈로그의 제품에는 상대적으로 곡류가 많이 들어간 것들이 많고, 포스트의 제품에는 견과류나 건조 과일이 들어간 제품이 더 많이 있습니다.

그 두 회사 모두 씨리얼의 개발로 백만장자가 되었다고 하는데, 진정한 백만장자 대열에 합류하게 된 결정적인 계기는 가공식품으로 개발하면서 사람들의 입맛에 맞는 달콤함과 편리함을 함께 주기 시작했을 때부터일 겁니다. 대부분의 씨리얼은 유전자가 조작되었을 가능성이 높은 옥수수를 비롯해 농약이나 비료에 대한 안전이 확보되지 않은 통밀과 곡류를 사용하고 있습니다. 씨리얼에 들어가는 견과류와 건조 과일은 원산지 표시가 없으며, 안정성 역시 확인되지 않았습니다. 아울러 가공과정에서 사용되는 설탕과 감미료, 첨가제가 일반 과자에 들어가는 것만큼이나 많습니다. 애초에 켈로그가 눌린 곡식으로 환자의 질병을 치료하고자 했을 때 곡물에 설탕을 넣었을 리도 없고, 각종 화학 첨가물을 넣었을 리도 없습니다. 첵스나 코코볼과 같은 과자류를 씨리얼로 불렀을 리도 없으며, 이런 과자류가 질병을 치료할 리는 더구나 없었을 겁니다.

최근 현미나 귀리 같은 통곡식으로 가공한 씨리얼도 선보이고 있지만 첨가물이나 가공과정

> 씨리얼 문화는 통곡식의 중요성을 일깨워주는 일대 사건으로 확산된 것입니다. 우리들에게 중요한 것은 맛과 편리, 그 이상의 의미를 주고 있는 통곡식의 가치를 먼저 깨닫는 일이겠지요. 🌱

없이 편리한 씨리얼을 만들 수가 없습니다. 밥은 국이나 찌개와 함께 먹거나 누룽지를 간식처럼 먹기도 하지만 씨리얼은 꼭 우유에 말아 먹게 됩니다. 그런데 이것은 질병을 치료하는 단계에서 바람직한 일이 아닙니다. 만약 완전 통곡물 씨리얼을 먹고 싶을 때 우유 대신 집에서 껍질째 갈아 만든 두유로 대신한다면 최선은 아니어도 차선의 대안은 될 수 있을 것입니다. 씨리얼 문화는 통곡식의 중요성을 일깨워주는 일대 사건으로 확산된 것입니다. 우리들에게 중요한 것은 맛과 편리, 그 이상의 의미를 주고 있는 통곡식의 가치를 먼저 깨닫는 일이겠지요.

Q17

껍질은 필요 없으니까 벗겨버리라고 하는 당신에게

A 우리는 입으로 먹은 것은 모두 소화되어 흡수된다고 착각하기 때문에 소화되지 않는 것들은 먹지 말아야 한다고 생각하게 됩니다. 하지만 위장에서 영양분이 흡수되고, 흡수된 영양분이 간을 통해 혈액을 타고 흘러 세포 안에 들어가야 우리 몸은 비로소 음식을 '먹었다'고 인식하게 됩니다. 우리는 분명 입으로 음식을 먹었지만, 몸은 우리가 먹었다고 생각하는 그 모든 것을 먹었다고 생각하지 않습니다. 입은 먹었지만 세포는 먹지 않았기 때문입니다. 마찬가지로 먹은 것 모두를 소화시켜 흡수하고 있다는 생각에서도 벗어나야 합니다. 우리가 먹은 음식은 대부분 소화되지 않은 채 대변으로 배설됩니다.

사람이 고도의 명상 meditation 상태, 최고로 이완되면서 편안하고, 최고로 집중하면서 몰입된 상태에서는 소화 흡수율이 70~80%까지 올라간다고 합니다. 대부분의 사람들이 일상에서 많은 생각을 하면서 산만하게 식사를 하고 있다는 것을 되돌아보면 왜 소화가 안 되는지, 왜 영양이 흡수되지 않는지 알 수 있습니다. 우리는 먹은 것의 반도 안 되는 영양소만이 흡수되는 비효율적인 식사를 하고 있는 셈입니다. 게다가 아무리 영양이 높은 식사를 하더라도 음식을 대하는 마음과 자세가 달라지지 않는 한 소화 흡수율은 좋아지지 않는다는 뜻이 됩니다. 이를 뒤집어 생각하면 먹을거리나 영양에 지나치게 집착할 필요가 없다는 뜻이기도 합니다. 우리는 이미 충분히 많은 음식을 먹고 있기 때문입니다.

그렇다면 소화되지 않고 흡수되지 않은 음식은 어떻게 될까요? 소장을 거쳐 대장으로 빠져나가게 됩니다. 이미 치아의 저작작용과 위장관의 연동운동으로 부서지고 섞이고 분해된 식품 성분은 아주 천천히 소장을 통과해서 대장으로 밀려갑니다. 소화된 영양소가 소장에서 천천히 흡수되어야 몸의 대사과정에 부담을 덜 주고, 대장에서는 빠르게 배설되어야 노폐물의 재흡수를 막아 피해를 덜 보게 됩니다. 이때 소장에서 미처 소화되지 못한 영양 성분과 사람의 소화효소로는 소화할 수 없는 섬유질이 뒤섞입니다. 만약 섬유질이 없다면 소장에서의 영양 흡수가 소장의 초입, 소장의 상부에서 모두 한꺼번에 일어나기 때문에 우리 몸은 작은 양을 먹어도 폭식으로 이해하게 됩니다. 또 소장 하부로 내려갈수록 완전히 소화되어 흡수되지 않은 식품의 거대 성분들이 아랫배에 머물러 서서히 움직이면서 복부에 팽만감과 불쾌감을 주게 될 것입니다.

> 사람의 소화효소로 분해시킬 수 없었던 섬유질을 함께 먹게 되면 입에서는 천천히 씹고 위에서는 위장관의 운동을 자극해 주며 소장에서는 영양의 흡수 속도를 조절해 주고 대장에서는 노폐물이 빨리 배설되도록 해줍니다.

소화되지 않고 흡수되지 않은 영양소 일부는 대장에서 장내 유해균들의 먹이가 되어 세균의 증식을 돕고 메탄, 스카톨, 황화수소와 같은 유해 가스를 만들어냅니다. 이 과정에서 유해 가스가 간으로 흡수되면, 간으로 들어온 영양소를 다시 합성하고 분해하고 유해 물질을 해독하는 간 고유의 기능이 방해를 받게 됩니다. 하지만 사람의 소화효소로 분해시킬 수 없었던 섬유질을 함께 먹게 되면 입에서는 천천히 씹고 위에서는 위장관의 운동을 자극해 주며 소장에서는 영양의 흡수 속도를 조절해 주고 대장에서는 노폐물이 빨리 배설되도록 해줍니다.

곡류, 채소와 과일에는 물에 녹는 섬유질과 녹지 않는 섬유질이 들어 있는데 이들이 서로 도와가며 상승작용을 하면서 섬유질의 제 기능을 다하게 됩니다. 섬유질은 유산균의 먹이가 되어 장내 생태계를 건강하게 지켜주는데, 이 과정에서 만들어지는 유기산은 대장이 운동할 수 있는 에너지원을 제공합니다. 또 지방식을 하면 담낭에서 유화제 역할을 하는 담즙산을 분비하게 되는데 섬유질은 담즙산을 흡착해서 몸 밖으로 빼주는 역할을 하기 때문에, 담즙산의 주성분인 콜레스테롤 수치를 저하시키기도 하고 담즙산이 대장균과 만나서 만들어내는 발암물질의 수치를 줄여줍니다. 또한 섬유질은 중금속을 흡착해서 배설해 주고 다이옥신을 비롯한 환경 호르몬과 화학물질이 배설되도록 돕기도 합니다. 섬유질은 일반적으로 소화되지 않는다고 생각하고 소홀하게 취급했던 곡식의 껍질과 과일의 표면, 그리고 노지에서 자란 채소의 뿌리와 억센 줄기에 더 많이 들어 있습니다.

자연 상태의 음식을 도정 또는 정제하거나 가공하지 않고 그대로 먹으면 우리 몸에 필요한 섬유질을 충분히 섭취할 수 있게 되어 있습니다. 과일도 과육보다는 껍질에 섬유질이 더 많이 들어 있습니다. 껍질을 먹을 수 있는 과일은 껍질째 먹는 것이 좋습니다. 농약이 묻었다 하더라도 섬유질과 함께 배설되기도 하고 엽록소와 생리활성 물질이 분해하기도 합니다. 그렇게 우리 몸은 소화시킬 수 있는 영양 성분과 소화시킬 수는 없지만 몸에 반드시 필요한 자연의 선물 모두를 함께 원하고 있습니다. 오히려 섬유질이 없는 육류나 생선, 계란과 우유는 완전 소화시키기도 힘들 뿐만 아니라, 배설을 도울 수 있는 섬유질이 들어 있지 않기 때문에 다른 음식보다 더 좋거나 안전하다고 할 수 없습니다. 만약 무엇을 더 먹고 덜 먹어야 하는지에 관한 선택의 기준을 정한다면 섬유질이 많은 음식은 좀 더 먹어도 되고, 섬유질이 없는 음식은 덜 먹어야 된다고 이해하면 쉽습니다.

Q 18

보이지 않는 설탕과 음료로 칼로리를 섭취하는 당신에게

A 1970년대까지만 해도 비싸고 귀한 식품이었던 설탕은 식용유와 함께 명절의 선물품목 중에 하나였습니다. 설탕이 비싸다 보니 어머니들이 그것을 아끼느라 감미료 수준으로 식품에 조금씩 넣어 먹었기 때문에 토마토나 딸기에 설탕을 뿌려 먹는 것은 행복한 일이었습니다. 만약 요즘 흰 설탕을 선물한다면 우선 욕을 먹을 일이고, 옛날처럼 토마토를 설탕에 재워 먹거나 딸기에 설탕을 뿌려 먹으면 설탕의 폐해를 모르는 무지한 사람 취급을 받겠지만, 아무튼 그 당시만 해도 설탕은 달콤한 행복이었습니다.

하지만 시간이 지나면서 설탕은 거부해야 하는 달콤하고 나쁜 유혹이 되었고, 건강에 해롭다는 사실이 드러나면서 보이지 않는 깊은 곳으로 숨기 시작했습니다. 사람들은 식품에 넣는 설탕을 줄이는 것이 아니라 꽁꽁 숨기기 시작했습니다. 찾기도 어려울 만큼 꽁꽁 숨긴 채 소리 없이 우리의 밥상에 숨어 들어온 것입니다. 조미료를 안 쓴다고 하는 식당 김치찌개의 맛의 비밀도 바로 설탕이었습니다. 꽁치 통조림의 감칠맛도, 토마토 케첩의 주성분도, 입에 짝 붙는 감칠맛이 나는 우동 국물과 동치미 국물의 주인공도 설탕과 사카린 같은 감미료입니다.

정백 식품, 흰백 식품의 위해성이 알려지면서 직접적으로 사용하는 양은 줄었지만 밥상 곳곳에 숨어 들어오는 설탕은 점점 더 늘어만 갑니다. 설탕 없이 음식 맛을 내기란 조미료 사용을 줄이는 것보다 더 어렵게 느껴질 정도입니다. 하지만 설탕을 적당한 감미료 수준에서 사용한다면 크게 문제 될 리 없습니다. 뿐만 아니라 요즘은 정제하지 않은 원당을 쉽게 구할 수 있는 것도 참 다행입니다. 그러나 설탕을 주재료로 사용하는 식품은 안전하다고 안심할 수 없습니다. 설탕을 소량의 '감미료' 수준이 아니라 '주재료'로 사용하고 있는 대표적인 식품이 빵과 과자, 그리고 각종 음료입니다.

밥을 지을 때 설탕을 넣는 사람은 없습니다. 하지만 빵을 만들 때는 설탕과 버터가 거의 비슷한 양으로 들어갑니다. 과자도 밀가루와 마가린, 설탕을 빼놓고는 상상할 수가 없습니다. 청량 음료와 이온 음료, 가당 우유, 각종 주스류 등에 사용하는 설탕의 양도 만만치 않습니다. 설탕 함량이 지나치게 높다는 지적을 피해가려는 가공식품은 포도당, 과당, 올리고당, 조청 등 각종 감미료의 혼합을 통해 그 비난을 슬쩍 피하고 단맛에 대한 사람들의 다양한 욕구를 충족시킵니다.

단맛에 대한 욕구는 개인에 따라, 그리고 스트레스에 따라 다르게 나타납니다. 자신도 모르게 빵이나 과자나 음료로 섭취하는 당분은 실제 몸에서 필요하거나 처리할 수 있는 양보다 훨씬 빠른 속도로 흡수되고, 이는 신체의 자율신경계와 내분비계와 면역체계까지 신체 전반에 걸쳐 모든 시스템을 교란시킵니다. 나아가 단순당분의 과다 섭취는 설탕 중독 상태를 만들고 당대사를 비롯한 영양대사 전체를 무너뜨려 모든 질병을 일으키는 잠재적 원인 제공을 하게 됩니다.

우리 몸은 에너지원을 고형식의 상태로 섭취하기를 원합니다. 그래서 엄마의 젖과 미음을 먹던 아기들이 24개월을 전후한 이유기 시기까지 음식을 씹고 맛보고 우물대고 넘기며 고형식을 먹기 위한 훈련을 하게 됩니다. 우리 몸은 덩어리진 음식을 먹어서 소화시키고 천천히 흡수하면서 지속적인 에너지 섭취를 보장받고자 합니다. 그런데 음료나 액상으로 칼로리를 연달아 보충하게 되면 몸이 에너지를 빨리 보충한 것처럼 착각하지만 과잉 섭취된 단순당질은 지방으로 저장되고, 다시 바로 에너지 고갈 상태를 만들어 허기진 상태가 되어버립니다.

자신도 모르게 빵이나 과자나 음료로 섭취하는 당분은 실제 몸에서 필요하거나 처리할 수 있는 양보다 훨씬 빠른 속도로 흡수되고, 이는 신체의 자율신경계와 내분비계와 면역체계까지 신체 전반에 걸쳐 모든 시스템을 교란시킵니다. ❣

설탕은 감미료로서 의미가 있는 식품입니다. 음식의 주재료가 되어서는 안 될 일입니다. 음식이나 음료 속에 주재료로 사용된 설탕을 반복해서 먹는 것만큼 위험한 것도 없습니다. 단맛에 대한 욕구가 늘어나면서 허기가 반복되고, 반복되는 허기는 지나친 식욕을 불러 결국 식습관을 망가뜨리게 됩니다. 단맛을 지나치게 즐긴 나머지 단순당분을 과다하게 먹으면 적절한 사인을 보내는 신체의 기능을 마비시키고, 음식에 대한 욕구를 무차별적으로 증가시킵니다. 이 과정을 되풀이하다 보면 스스로를 음식의 노예로 만들고, 폭식하는 자신을 더욱 미워하는 악순환을 반복하게 됩니다.

빵과 과자, 아이스크림과 음료에는 설탕과 단순당분들이 적게는 10%에서 많게는 30~40%까지 들어 있습니다. 우리 몸이 필요한 포도당은 전분질 형태로 섭취해서 이당류, 단당류로 분해시킨 다음 섭취해야 합니다. 포도당과 설탕과 같은 단순당분 형태로 직접 섭취하면 소화에 부담이 덜 되는 것이 아니라 영양 대사가 모두 교란됩니다. 당분은 자연 식품을 통해서 고형식으로 섭취하는 것이 맞습니다. 배고픔을 음료로 달래는 것은 아주 위험한 일입니다. 보이지 않는 설탕으로부터 자신을 지키는 것은 대단히 중요한 일입니다.

Q19
꿀이나 과당이 설탕보다 더 좋다고 믿는 당신에게

A 많은 사람들이 과일 속의 당분은 건강에 좋을 것이라고 생각합니다. 그것은 과일이 '신선하고 건강한 이미지'를 가지고 있기 때문일 것입니다. 꿀 역시 건강식품이라는 이미지를 가지고 있는데, 아마도 설탕에 비해 상대적으로 가격이 비싸기 때문인지도 모르겠습니다. 과일이 건강에 좋을 거라고 생각하고 마음껏 먹는 사람들은 살도 많이 찝니다. 외국 사람들은 꿀을 그냥 값싼 감미료 수준 정도로 생각합니다. 전 세계에서 꿀이 가장 비싼 나라는 우리나라뿐입니다. 이 모두 자연 식품이라는 이름으로 가치가 부풀려지고 왜곡된 결과입니다.

과당은 과일에서 많이 발견되는 당분이라 붙여진 이름이긴 하지만, 사실 과당은 설탕을 비롯한 모든 탄수화물 식품을 먹었을 때 섭취하게 되는 단순당분입니다. ❣

1_ 밥과 주식에 관한 모든 것

모든 탄수화물 식품을 먹었을 때 섭취하게 되는 단순당분입니다. 과당은 포도당과 같이 탄수화물의 최종 분해물 중에 하나인 단당류입니다. 설탕은 몸 안에서 포도당과 과당으로 분해되기 때문에 설탕을 많이 먹는 것은 바로 과당을 많이 먹는 것과 같다고 이해할 수 있습니다. 과당은 설탕보다 1.7배에 해당하는 강한 단맛을 가지고 있고 설탕보다 물에 잘 녹으면서 많이 사용해도 역겹거나 구토를 유발하지 않아 음료와 가공식품에 널리 사용되고 있습니다.

재배 환경에 따라 과일의 당도를 인위적으로 높이는 데 과당을 사용하고 콜라나 음료, 주스, 잼, 유제품, 각종 가공식품에 과당을 사용하고 있습니다. 또 설탕과 당질 식품의 섭취가 늘어나면서, 인류는 수백만 년 동안 먹어왔던 일일 8g의 과당을 훨씬 더 웃도는 75g 이상의 과당을 하루 동안 먹고 있다고 합니다. 학자들은 특정한 영양 성분을 짧은 시간 동안 10배 이상 먹는 일은 위험할 수 있다고 경고하고 있습니다. 과당은 지방으로의 전환율이 4배나 되기 때문에 음료를 즐겨 마시는 서구인들의 비만의 주요 원인으로 꼽히기도 합니다. 서구인들은 과당에서 9%, 음료에서 7%의 열량을 보충한다고 하는데, 과당이 주는 비만과 건강에 대한 위협은 상당합니다. 음료에 액상 과당을 사용하면서 청소년들의 비만율이 10% 이상 증가했다는 보고도 있습니다.

포도당과 과당이 결합되어 있는 설탕은 빠르게 분해되는 이당류이고 포도당 반, 과당 반이 섞여 있는 꿀은 단당류 그 자체의 혼합물입니다. 꿀이 몸에 더 이로울 수가 없다는 뜻입니다. 고과당 시럽은 미국과 일본이 남아도는 옥수수를 분해해서 과당 55%에, 포도당 45%의 천연 꿀과 비슷한 조성으로 만들어낸 감미료입니다. 설탕이나 꿀, 과당 모두 단순당분으로 구성되어 있어 어떤 것이든 많이 먹으면 건강이 나빠지게 되어 있습니다.

단순당분을 '감미료'가 아닌 식품의 '주재료'로 사용하면 다량으로 섭취된 단순당분이 호르몬 균형과 자율신경의 균형을 모두 무너뜨리고 신체 대사를 교란시키고 면역체계를 뒤흔들게 됩니다. 감미료는 최소한의 양만 사용하는 게 가장 좋습니다. 그 이상의 용도로 사용해서는 안 됩니다.

Q20

설탕 대신 쓸 수 있는
대체 감미료를 찾고 있는 당신에게

A 탄수화물 식품은 주재료로서의 역할과 감미료로서의 역할로 나누어볼 수 있습니다. 주재료로 사용하는 탄수화물 식품으로는 단순당질이 아닌 복합당질, 전분질과 섬유질이 함께 들어 있는 자연 상태의 식품, 통곡식처럼 껍질이 있고 도정률이 낮은 식품을 선택하면 됩니다. 그런데 감미료로서의 당분은 워낙 상업적으로 개발된 제품이 많다 보니 무엇을 선택해야 할지 혼란스러워 선택의 어려움을 겪게 됩니다. 사실 감미료라는 것은 음식을 할 때 주재료를 보조하기 위해 소량만 사용해야 하는 것인데, 복잡한 감미 제품이 많이 생산되다 보니 감미료를 다시 평가해야 하는 지경에 이르렀습니다.

탄수화물은 분해되면 이당류를 거쳐 최종 분해물인 포도당, 과당, 갈락토오스라고 하는 세 종류의 단당류가 됩니다. 그 전단계에 이당류인 설탕, 맥아당, 유당 등이 있는데, 설탕은 포도당+과당, 맥아당은 포도당+포도당, 유당은 포도당+갈락토오스의 결합으로 되어 있습니다. 소화 효소로 분해되지 않는 단당류 3개에서 10개까지의 결합물을 말하는 올리고당은 천연 식품 중에 다양하게 존재합니다. 단맛은 강하지 않지만 유산균의 먹이가 되어줍니다. 감미료 또한 감미료의 원재료와 주성분, 가공과정에 따라 평가가 달라질 수 있는데, 시판되고 있는 감미료에 대해 좀 더 자세히 살펴보면 다음과 같습니다.

설탕은 사탕수수나 사탕무에서 추출한 즙을 졸이고 가공해 만든 것으로서 그 과정에서 표백과 정제를 했느냐의 유무에 따라 흰 설탕과 갈색 설탕, 흑설탕으로 구분합니다. 표백 설탕에 약간의 당밀을 섞은 것이 갈색 설탕이고, 표백 설탕에 캐러멜을 섞은 것이 흑설탕이므로 설탕과 다를 바가 없습니다. 요즘은 정제하거나 표백하지 않은 원당과 유기농 설탕을 구입할 수 있어서 다행입니다. 시판되는 결정 과당이나 액상 과당 같은 감미료는 별도로 구입해서 먹을 필요가 없습니다. 과당은 혈당을 올리는 정도를 수치화한 G.I 지수가 낮다고 권장되고 있지만 지방으로의 전환율은 포도당보다 훨씬 더 높습니다. 현대인들이 가공식품과 음료를 통해 너무 많은 과당을 섭취하고 있다는 것도 문제입니다.

> 선인장에서 추출한 아가베 시럽은 자연당, 천연당이라고 광고하고 있지만 주성분이 과당이니 안 먹는 편이 좋고, 천연당으로 소개되어 권장되고 있는 메이플 시럽 또한 주성분이 설탕이니 그 역시 마찬가지입니다. ❣

선인장에서 추출한 아가베 시럽은 자연당, 천연당이라고 광고하고 있지만 주성분이 과당이니 안 먹는 편이 좋고, 천연당으로 소개되어 권장되고 있는 메이플 시럽 또한 주성분이 설탕이니 그 역시 마찬가지입니다. 아가베 시럽이나 메이플 시럽처럼 천연이라는 문구에 너무 큰 의미를 부여해서 가격이 비싼데도 불구하고 사서 먹는 경우가 있는데, 그 대표적인 예가 꿀입니다. 꿀은 우리나라에서 유독 비싸고 귀한 대접을 받고 있습니다. 꿀은 포도당과 과당의 혼합물이므로 꿀을 많이 먹으면 설탕을 먹는 것과 다를 바가 없습니다. 메이플 시럽이나 아가베 시럽도 본고장에서는 흔하게 쓰이는 감미료 정도입니다. 단순당류라서 많이 먹으면 문제가 되는 것은 모두 똑같습니다.

물엿은 쌀이나 보리, 옥수수 같은 탄수화물 식품을 엿기름과 같은 효소로 당화시켜 만드는 것으로서 물엿을 더 졸이면 조청이 됩니다. 당연히 천연 식품의 영양소를 포함하고 있으며, 가공 시간에 따라 갈색을 띱니다. 하얀 물엿은 이온화 과정이라 하여 표백을 하고 점도를 묽게 만든 것입니다. 물엿이나 조청을 먹고자 한다면 유전자 조작된 수입 옥수수로 만든 물엿이나 조청이 아니라 우리 쌀로 만든, 표백하지 않은 물엿이나 조청이 좋겠습니다. 시판되는 요리당은 원당에다 물엿, 조청, 과당, 올리고당을 다양하게 배합해 편리성과 맛을 강조하고 타사 상품과 자사 상품의 차별을 꾀하고 있지만 그다지 긍정적인 것은 아닙니다. 조청이나 물엿이 사용하기 불편하다는 이유 때문에 다양한 제품이 개발되고 있지만, 원료의 안정성이나 가공과정, 배합과정과 비율의 문제가 모두 밝혀져 있지 않기 때문에 좋다고 할 수도 없고 꼭 먹어야 할 이유도, 그럴 필요도 없습니다.

또한 대부분 옥수수를 당화시켜 만든 올리고당도 100% 제품은 찾아볼 수가 없어서 국내 여건상 권장하기도 애매합니다. 유전자 조작된 옥수수 가공식품은 모두 문제가 있다고 생각할 수 있는 데다 원료의 안정성이 확보되지 않은 상태라 국내에서 개발된, 안전한 100% 올리고당 제품은 없다고 할 수 있습니다. 요즘에는 매실이나 과일, 산야채, 각종 채소 등에 재료의 50% 정도 되는 설탕을 넣고 발효시켜 만든 효소액을 사용하는 경우가 많은데 충분히 숙성된 효소액은 나쁘지 않습니다. 설탕을 넣는 이유는 방부 효과와 함께 유기 영양소를 용출해 내고 미생물의 먹이를 주어 미생물이 발효·숙성하는 과정에서 새로운 영양소가 합성되도록 돕기 위해서입니다. 발효식품의 연구에 따른 정확한 데이터는 없지만 3년 정도의 숙성과정을 거쳐야 설탕의 피해 없이 유효 영양소를 용출해 내고, 효소 작용을 극대화시켜 영양소를 증가시킬 수 있게 됩니다. 담근 지 얼마 되지 않은 효소액을 감미료로 사용하는 것은 설탕을 사용하는 것과 크게 다르지 않습니다. 만약 특정 약리효과를 보고자 한다면 3년 이상 충분히 숙성시킨 효소액을 사용하는 것이 좋습니다.

어떤 당류를 사용하더라도 빵이나 떡, 각종 음료나 가공식품에 설탕을 10% 이상 넣으면 문제가 되지만, '감미료' 수준으로 소량씩 사용하면 크게 문제가 되지 않습니다. 원료의 안정성이 보장되고 영양이 높으며, 가공과정이 자연 상태로 이루어졌으며, 취향이나 기호에 맞고 적당한 가격을 갖춘 제품 중에서 적당한 것을 선택해서 적절히 사용하면 됩니다.

Part_2
육식과 부식에 관한 모든 것

육식과 단백질에 대한 끝없는 논란과 결핍에 대한 두려움을 정리하여 밥상 앞에서 좀 더 기쁘고 즐거운 식사가 될 수 있기를 바랍니다. 한 그릇의 밥과 소박한 반찬 문화의 조화 속에서 음식을 감사한 마음으로 먹을 수 있다면 일상의 작은 노력이 삶의 큰 원동력이 되어갈 것입니다.

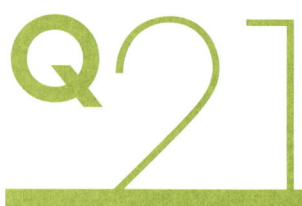

반찬이 이게 뭐냐고 타박하는 당신에게

A 엄마와 아내의 기를 죽이는 한마디가 있습니다.

"반찬이 이게 뭐야! 이것밖에 없어?"

그래서 요리 잘하는 주부들은 기가 살고, 살림에 관심이 없거나 요리를 못하는 주부들은 번번이 기가 죽습니다. 그렇다고 요리를 잘하는 주부가 반찬 걱정을 벗어던질 수 있는 것도 아닙니다. 요리를 잘하나 못하나 주부들은 늘 반찬 걱정을 하게 마련이고, 가족들이 밥을 안 먹거나 병이라도 덜컥 나버리면 혹시 자신이 소홀해서 그런가 싶어 죄책감에 시달리기도 합니다.

우리가 언제부터 반찬 타령을 하고 살았을까요? 어릴 적 반찬은 물에 말은 밥에 쭉쭉 찢은 김치, 미군 부대에서 흘러나온 조각 버터에 간장 넣고 쓱쓱 비벼 먹었던 밥, 아니면 계란 프라이와 간장으로 비벼 먹던 정도였습니다. 경제적으로나 사회적으로 가파른 성장과 함께 빠른 식생활의 변화를 겪은 지금의 40~50대들에게는 그래도 이밥에 고깃국이 최고의 밥상입니다. 고슬고슬한 흰 쌀밥에 고깃국, 거기다 고기 반찬 하나, 계란 프라이, 생선 한 토막이 밥상에 올라오면 다른 반찬은 있어도 없는 유령 신세가 되어버립니다. 그러나 전쟁을 겪었던 60~70대들은 어릴 적에 조밥이며 기장죽을 먹어가며 보릿고개를 넘긴 기억을 간직하고 있습니다. 그분들이 어렸을 시절엔 냉장고가 없었던 탓에 밭에서 나물을 뜯어 바로바로 무쳐 먹고 데쳐 먹거나, 장아찌처럼 발효시켜 저장성을 높인 음식을 먹고 살았습니다. 부와 여유의 상징이 되어버린 이밥에 고깃국은 노인 세대에게도 동경의 음식이었지만, 지금의 40~50대들처럼 밥상에 고기가 없으면 먹을 것이 없다고 말할 정도로 반찬 투정이 심하지는 않습니다.

우리는 예전보다 훨씬 잘 먹고 잘 살고 있습니다. 그 시절을 되돌아 생각해 보면 오늘날 우리의 먹을거리는 참으로 풍족해졌고, 못 먹어서 생기는 병은 이제 더 이상 생기지 않습니다. 오늘날의 병은 못 먹어서 생긴 것이 아니라 지나치게 먹거나 잘못 먹어서 생긴 것이라고 해야 정확합니다. 밥상에 올라온 음식에 만족하고 감사할 줄 모르는 시절에, 제대로 된 먹을거리에 대한 관심과 함께 어떻게 먹어야 하는지에 대한 반성이 일어나는 것은 너무나도 당연한 일입니다.

> 오늘날의 병은 못 먹어서 생긴 것이 아니라 지나치게 먹거나 잘못 먹어서 생긴 것이라고 해야 정확합니다.

곰곰이 생각해 보면 음식에 대한 거부는 사람에 대한 거부이기도 합니다. 싫은 사람과 마주 앉아 밥 먹기가 싫은 것이지요. 밥 먹기 싫다고, 반찬 없다고 투정하는 사람들은 자신에게 좀 더 관심을 가져달라는 이야기와 같습니다. 남편도, 아이도, 부모도 마찬가지고 근사한 곳에서 맛있는 거 사달라고 요구하는 주부들도 남편에게 갖는 마음은 같습니다. 결국 사람들이 음식을 주고받으며 느끼고 싶은 것은 사랑이고 진심입니다. 음식에는 사랑과 정성이 담겨 있습니다. 그 사랑과 정성은 음식을 빛나게 해주며, 돈을 주고도 살 수 없는 그 귀한 에너지는 상대방에게 전달되어 안 먹어도 배부르게 합니다. 사랑하는 연인만 생각하면 배고픈 줄 몰랐던 시절이 있었던 것처럼, 사랑하면 배가 부릅니다. 사랑하면 못 먹어도 배부르고 안 먹어도 배부르고 반찬이 없어도 배부릅니다.

옛날부터 곳간 열쇠를 쥐고 있는 안방마님의 목소리는 큰 법입니다. 생존의 문제를 쥐락펴락하는 안방마님의 위엄은 대단한 것이어서 대감마님이나 그 누구도 함부로 할 수 없었습니다. 그런데 언제부터인지 그 안방마님의 권위가 무너져버렸습니다. 늘 가족들의 식사와 건강, 안위를 챙기는 안방마님은 옛날 곳간의 양식을 풀어 먹이면서 그 많은 식솔과 대가족의 일 년 '살림살이'를 해냈습니다. 하지만 요즘 엄마들은 자신이 부엌데기인 것이 싫다고, 솥뚜껑 운전수로 살아가는 것이 정말 싫다고 스스로의 지위와 역할을 깎아내립니다. 모두 스스로 자처한 일입니다.

내가 주부로서, 엄마로서, 아내로서 가족에 대해 가졌던 마음은 언젠가 부메랑이 되어 돌아옵니다. 준 대로 받는 겁니다. 나간 대로 돌아옵니다. 강아지도 자기 밥 주는 사람을 알아보고 꼬리를 칩니다. 밥 주는 사람에게 덤빌 정도가 된다면 과히 말세라 해야겠지요. 모두가 스스로 본연의 자리와 역할을 찾아가는 시간이기도 합니다. 누군가의 밥이 될 운명으로 태어난 식물과 동물도 모두 제자리, 제 역할을 찾아갑니다. 몸도 제대로 된 음식을 달라고 몸 병, 마음 병, 다양한 질병을 내세우며 아우성을 칩니다. 사실 우리 몸은 그렇게 많은 음식을 원하지 않습니다. 밥만 먹어도 된다 싶을 정도로 중요한 것이 밥입니다. 소박한 반찬에도 사랑과 정성이 담기면 산해진미가 부럽지 않습니다. 반찬 투정을 하는 사람들이 정작 하고 싶은 말은 "사랑 좀 주세요! 나를 사랑해 주세요!"라는 말입니다. 타박하고 투정하고 소리치는 당신도 이제는 어른스럽게 "나를 위해서 수고해 주셔서 많이많이 감사합니다!"라고 말할 때입니다.

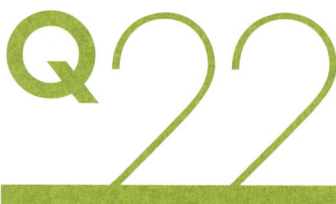

아직도 채식이냐, 육식이냐를 고민하는 당신에게

몸에 좋다는 채소 반찬을 가득 차려주면 가족들은 내가 토끼냐, 초식동물이냐 하면서 인상을 찡그립니다. 채식이 좋다고 믿는 사람들조차 채소들로 밥상을 차려주면 단백질이 결핍되어 힘 못 쓰고 키 안 클까 봐 은근히 걱정합니다. 육식을 즐기는 사람들 역시 사정은 비슷합니다. 고기가 워낙 맛있고, 안 먹으면 죽을 것 같아서 즐겨 먹긴 하지만 육식 때문에 살이 찌고 병에 걸릴까 봐 마음 한편이 늘 편치 않습니다. 이러지도, 저러지도 못하니 기운만 빠집니다. 한 가지 신념으로 무장하고 오직 한길을 갈 때는 오히려 아프지 않습니다. 대개는 그 신념에 회의를 느끼고 혼돈이 생길 때 몸이 여기저기 아프기 시작합니다. 그래서 질병이라는 것은 인생을 되돌아보라는 메시지를 가지고 오는 것이라고 말하는 겁니다.

이유가 어찌되었든 식생활과 관련된 중요한 논쟁은 결국 육식을 할 것인가, 말 것인가로 귀결되고 있습니다. 모든 사람들이 음식을 만드는 사람이나 그걸 먹는 사람의 마음에는 관심이 없습니다. 하지만 무엇을 먹느냐 하는 문제보다 음식을 만드는 사람의 마음과 그 음식을 먹는 사람의 마음이 어디서 만나느냐 하는 문제가 더 중요합니다. 음식은 사랑과 정성을 전달하는 소통의 매체입니다. 우리에게 음식이 되어준 식물과 동물, 그리고 이것을 가꾸어준 사람과 음식을 만들어준 사람에게 감사하고 기쁜 마음으로 즐겁게 먹는 것이 가장 중요합니다. 사랑과 감사의 마음에 이완된 몸은 영양의 흡수를 높이고, 만족과 기쁨의 크기만큼 반응하고 성장하는 것이 우리의 몸이기 때문에 더욱 그렇습니다.

육식 문화의 폐해가 알려지면서 많은 사람들이 채식을 선택했습니다. 또 새로운 세기에 들어선 이후 웰빙 세대가 주도한 채식문화의 확산은 채식을 하면 영양이 충분한지, 부족하면 무엇을 대체해야 하는지, 요리는 어떻게 해야 하는지에 관한 논의로 이어졌습니다. 우리는 자연식과 건강식, 그리고 채식 문화를 고민하는 과정에서 이 부분에 대한 확실한 답을 구하기 위해 충분히 많은 시간을 낭비했습니다. 하지만 이러한 논쟁의 본바탕은 서구인들의 식생활 문화에서 비롯되었다고 해도 과언이 아닙니다. 서양인들의 식문화는 밥과 반찬, 주식과 부식이 구분되어 있지 않습니다.

동물의 사육환경 변화로 인한 동물복지와 환경파괴에 대한 문제가 널리 알려지고, 육식으로 인한 질병이 급증하자 그에 대한 반성에서 시작된 것이 채식이냐, 육식이냐 하는 논쟁이었습니다. 이것은 서구인들의 사회·문화적 환경에서 출발한, 그들만의 이야기

> 동물의 사육 환경 변화로 인한 동물복지와 환경파괴에 대한 문제가 널리 알려지고, 육식으로 인한 질병이 급증하자 그에 대한 반성에서 시작된 것이 채식이냐, 육식이냐 하는 논쟁이었습니다.

2_ 육식과 부식에 관한 모든 것

라고 할 수 있습니다. 서양인들의 음식에서 육류로 요리한 음식을 빼면 식탁에 남는 것은 으깨거나 튀긴 감자, 빵과 냉동 채소 몇 가지가 전부입니다. 육류를 중심으로 한 메인 요리가 빠지고 난 자리를 무엇으로 채울 것인가 하는 문제는 분명 그들의 숙제가 될 수밖에 없었을 겁니다. 그들의 고민은 우리들보다 훨씬 클 수밖에 없었다는 것이지요.

동양인들은 오랜 세월 동안 곡류와 채소 위주로 밥상을 차려왔고, 고기를 빼고도 얼마든지 풍성한 식단을 꾸밀 수 있습니다. 그러나 언젠가부터 우리의 식탁에도 고기가 없으면 도무지 먹을 게 없다는 말을 서슴지 않고 하게 되었습니다. 육식 위주의 서구식 식생활에 흠뻑 빠진 동양인들이 이제는 서양인들이 반성하고 있는 육식 위주의 식탁을 부러워하며 닮으려 애쓰고 있는 것입니다. 달라진 음식에 자신의 몸이 어떻게 적응하고 있는지에 대한 관심은 하나도 없이, 오직 빵과 고기, 포크와 나이프의 삶을 부러워할 뿐이었습니다. 그들이 되면 우리도 되는 줄 알았습니다.

이제 우리의 식생활을 반성하고 제대로 된 논쟁을 일으키고 싶다면 채식이냐, 육식이냐의 문제가 아니라 밥을 먹을 것인가, 반찬을 먹을 것인가 하는 문제로 논점 자체를 바꿔야 합니다. 채식이든 육식이든 우리에게는 결국 반찬일 뿐이기 때문입니다. 또 만약 밥을 먹는다면 어떤 밥을 먹을 것인가, 흰 쌀밥을 먹을 것인가, 현미밥을 먹을 것인가 하는 문제에서부터 시작해야 합니다.

우리 사회는 언젠가부터 밥을 안 먹는 사회가 되었고 밥을 싫어하는 세상이 되었습니다. 가장 안정적이고 안전하며, 많은 에너지가 농축되어 있어 지속적인 힘을 줄 수 있는 밥 중심의 소중한 문화를 어느새 잃어버린 것입니다. 밥을 좋아하는 사람이 건강하고, 밥을 많이 먹는 사람이 성격도 좋습니다. 충분히 알 수 있는 이야기입니다. 반찬보다 밥이 더 중요합니다. 언제나 반찬보다 밥이 먼저였습니다. 채식이냐, 육식이냐의 논쟁은 반찬 중심의 논쟁에 불과합니다. 이런 논쟁은 서양 사람들의 문화적 습관이 남긴 문제일 뿐입니다.

현대 영양학은 탄수화물 덩어리인 밥은 조금만 먹거나 남겨도 되지만 영양소를 고루 섭취하기 위해 반찬은 골고루 많이 먹어야 한다고 말합니다. 반찬을 통해 섭취해야 하는 미량 영양소는 말 그대로 미량이 필요할 뿐입니다. 더구나 자연식, 채식 위주의 식단으로 밥을 먹으면 영양소는 쉽게 고갈되지 않습니다. 밥은 우리에게 안정적이고 지속적인 에너지를 줍니다. 그것도 도정하지 않은 통곡물, 현미가 그렇습니다. 밥 중심의 문화, 통곡식 중심의 밥 문화가 가장 중요하기 때문에 그것이 중요한 논쟁거리가 되어야 하는 이유입니다.

모든 논쟁의 귀결은 밥을 먹을 것인가, 말 것인가? 가 되어야 하고, 밥을 먹는다면 어떤 밥을 먹을 것인가? 또 그 밥을 얼마나, 어떻게, 하루에 몇 번을 먹을 것인가? 하는 문제로 종결되어야 합니다. 밥을 든든히 먹은 사람은 인스턴트 식품이나 고기, 그리고 기호식품에 대한 욕구가 크지 않습니다. 그래서 맛있는 것, 좋은 것, 고급스러운 것을 따져가며 음식문화에 특별한 쾌락과 재미와 의미를 부여하지 않습니다. 그저 자신의 충만한 에너지를 사회적으로 좀 더 긍정적이고 보람된 일에 사용하고자 합니다. 밥 먹는 사회, 통곡식과 현미를 먹는 사회에 대한 긍정적인 생각이 널리 확산되기 위해서는 일단 채식이냐, 육식이냐 하는 논쟁에서 벗어나야 합니다.

몸이 원하는 것, 내가 살고 너도 사는 것, 우리가 살고 지구가 사는 것……. 이제 우리의 의식과 관심을 인류와 자연과 같은 전 지구적 차원으로 높여야 할 때입니다. 몸은 밥을,

통곡식을 원하고 있습니다. 인류가 곡류 중심의 식사를 했을 때 몸에서 가장 적은 양의 활성산소와 노폐물이 생겨 건강을 유지했고, 자연도 마찬가지로 가장 효율적인 에너지 순환 시스템을 유지할 수 있었습니다. 그리고 넘치는 에너지는 모든 생명체를 비롯한 인류의 상생과 공존을 위해서, 더 높은 정신적 가치를 구현하는 데 사용할 수 있었습니다. 이제 논쟁의 중심을 밥으로 바꾸고, 밥에 대한 생각부터 바꿀 때입니다. 통곡식 밥을 원하는 우리 몸은 소박한 반찬이면 충분하다고 말합니다. 사랑을 나누고 감사하게 먹을 수 있으면 된다고 말합니다.

Q23

아직도 칼로리를 따지는 당신에게

A 우리는 열량을 계산할 때 흔히 칼로리^{cal}라는 단위를 쓰고 있는데 영양학에서는 대칼로리$^{Cal, kcal}$를 씁니다. 1kg의 물을 1°C 상승시키는 데 필요한 열량을 1Cal, 1kcal라고 합니다. 식품 성분 중에 에너지원으로 사용하는 것은 탄수화물, 단백질, 지방인데 이를 '3대 열량 영양소'라고 합니다. 식품의 열량은 열량 영양소를 완전히 산화 연소할 때 방출하는 칼로리를 말하는데, 이것을 측정하는 데는 폭발열량계$^{bomb\ calorimeter}$를 사용합니다. 폭발열량계 안에서 식품이 완전 연소되면 탄수화물 1g은 약 4kcal, 단백질 1g은 약 4kcal, 지방 1g은 약 9kcal의 열량을 냅니다.

우리가 칼로리라고 부르는 것은 실험실에서 음식을 태웠을 때 발생하는 열량을 말하는 것으로 '완전/ 산화/ 연소' 된다는 것을 전제로 합니다. 하지만 실제로 그 음식을 먹었을 때 그 칼로리를 낸다는 보장은 없습니다. 이것을 감안해서 현대 영양학에서 칼로리를 계산할 때 계수를 곱해서 사용하기도 합니다. 신체 내에서는 폭발열량계에서 연소하는 것처럼 이들 영양소가 함유하고 있는 잠재열량이 전부 연소되지 못합니다. 사람마다 위와 십이지장에서 소화되는 속도와 능력이 다르고, 소장에서 흡수되는 정도가 다르며, 세포로 이동하는 속도가 다르고 단백질의 경우 질소가 신체 내에서 연소되지도 않기 때문입니다.

이를 고려하여 신체 내에서 실제로 에너지를 방출하는 생리적 열량값 physiological energy value, 즉 애트워터 계수 atwater index를 사용하기도 합니다. 이것은 실험실 안에서의 데이터와 살아 있는 인체 시스템에서의 오차를 줄이기 위해 고안된 것입니다. 그래도 살아 있는 생명인 인체에서 이루어지는 다양하고 복잡한 시스템의 생화학 반응과 실험실 안에서 일어나는 산화반응의 변수와 오차를 줄이기에는 역부족입니다.

영양이라는 것은 살아 있는 생명체 안에서 일어나는 생화학 반응으로서 이 생화학 반응은 산소와 효소가 필요한 '대사적 산화반응'을 거쳐야 합니다. 그런데 영양소를 연소시켜 에너지를 만들어내는 문제는 오직 자신의 잠재된 의식의 결정에 따라 좌우됩니다. 효소의 활성을 통해서 일어나는 대사적 산화반응은 생명의 깊은 메시지에 의해서 결정됩니다. 자신의 내면에 숨겨진 본래 의식이 효소를 만들 것인지, 산화반응을 촉진시킬 것인지, 대사의 속도를 어떻게 할 것인지를 모두 결정합니다. 내면 깊숙한 곳에 자리잡고서 자신의 삶에 관여하고 있는 무의식이 뇌의 시상하부와 뇌하수체를 통해 자율신경계의 균형과 호르몬의 분비를 조절하면서 세포에 명령을 전달합니다. 잠재된 무의식이 기쁘고 밝은 메시지를 가지고 있으면 에너지 생산은 촉진되고, 슬프고 어둡고 부정적인 메시지를 보내면 에너지 생산은 억제됩니다.

못에 녹이 슬어 갈색이 되는 현상은 공기 중의 산소와 결합한 '자동 산화반응'입니다. 그와 마찬가지로 인체에서도 공기 중의 산소가 호흡기를 통해 세포에 안정적으로 전달되는 과정이 필요합니다. 세포 안에서 일어나는 반응 또한 산화반응은 틀림없지만 효소가 없으면 반응이 일어나지 않는다고 하여 '자동 산화반응'과 구분해서 '대사적 산화반응'이라고 표현합니다. 세포 안에서 산화반응이 이루어질 때 효소가 매개체 역할을 하지만, 그렇다고 효소를 먹어봐야 소용이 없습니다. 효소는 고분자의 단백질을 모체로 구성되어 있어서 먹어도 위에서 모두 소화되기 때문입니다. 효소는 몸이 필요에 따라 자발적으로 알아서 만들어냅니다. 효소의 합성조건은 까다롭지만 세포 안에서는 순식간에 수십만 건의 생화학 반응이 동시다발적으로 일어날 수 있도록 많은 수가 만들어집니다.

우리 몸은 60여 조의 세포로 되어 있다고 합니다. 그 세포가 모여서 조직이 되고 조직은 모여서 기관이 되고 기관은 모여서 정교한 체계를 이룹니다. 또 우리가 먹은 것은 입에서 씹고 위장에서 소화되고 소장에서 흡수된 다음, 흡수된 영양소는 간으로 옮겨갑니다. 간에서 또다시 선별과정을 거쳐 혈액을 통해 말초혈관까지 이르러 이윽고 세포에 도달합니다. 참으로 길고긴 여정입니다. 세포 안으로 들어가기까지도 힘듭니다. 말초혈관에 이른 영양소와 산소는 세포 사이사이의 콜라겐과 히아루론산과 같은 결합직 물질 사이를 헤엄치다 세포가 리셉터라는 관문을 열어주어야 비로소 세포 안으로 들어갑니다. 또 세포 안에서도 적정 온도와 적정 pH 조건이 만들어지고 비타민, 미네랄이 있어야 즉각적으로 효소를 만들어 산화반응을 촉진합니다.

에너지를 만드는 공장인 미토콘드리아의 수는 사람마다 다릅니다. 어떤 사람의 근육에는 100여 개의 공장이 있고 또 어떤 사람은 1,000여 개가 있습니다. 당연히 공장이 적은 사람은 에너지를 덜 만들고 공장이 많은 사람은 더 만들어냅니다. 여기서 더 중요한 것은 갑상선 호르몬과 같이 대사를 촉진하는 호르몬이 이 모든 시스템을 조절하고 있다는 것인데, 갑상선 호르몬의 분비는 철저히 삶의 의욕과 관련되어 있다는 사실입니다. 삶의 의욕, 즉 살맛이 나지 않으면 호르몬의 분비가 일정하지 않고 들쭉날쭉하게 됩니다. 또 생활이 불안정하고 식생활이 안정되지 못하면 인슐린의 분비 역시 일정하게 유지되지 않는데, 과도한 인슐린은 갑상선의 작용을 방해합니다. 유일하게 유전자를 가지고 있는 미토콘드리아는 스스로 자기복제를 할 수 있는 세포 안의 소기관입니다. 인체는 자극과 훈련, 의욕에 반응하면서 미토콘드리아라는 에너지 생산 공장의 수를 조절합니다. 또 몸 안의 산소 양은 호흡이 느리고 깊은 사람들에게 더 많이 충족되지만 긴장하여 호흡이 빠르고 얕은 사람들에게는 늘 부족한 현상이 나타납니다. 이것 또한 자율신경계라는 시스템이 작동하여 조절하게 되어 있는데 자율신경의 균형이 깨지면 산화반응은 당연히 느려집니다.

우리가 흔히 따지는 칼로리는 탄수화물, 단백질, 지방이라는 열량 영양소, 에너지원에 국한되어 있는 것입니다. 그리고 소화상태, 흡수 능력, 간의 해독과 선별능력, 혈액의 순환과 전달능력, 세포막의 유연성과 투과성 정도, 세포 안의 미토콘드리아 수, 세포 안의 비타민과 미네랄의 농도, 그리고 호르몬과 자율신경계의 통제를 받는 우리 몸 안에서의 완전한 산화반응은 여간해서 일어나지 않습니다. 만약 신체가 모든 영양소를 완전하게 산화 연소시킬 수 있다면 우리는 지금보다 훨씬 더 적은 양을 먹고도 더 많은 칼로리를 내며 힘차게 활동할 수 있습니다. 먹을 것이 너무나 흔해진 지금 우리가 관심을 가져야 할 부분은 열량 영양소가 아닙니다. 이제 못 먹고, 영양이 부족한 시대가 아니기 때문입니다.

지금은 영양의 완전연소에 더 신경을 써야 합니다. 나무가 불완전 연소되면 그을음이라는 시커먼 연기가 생기듯이 우리 몸도 영양소가 완전히 연소되지 못하면 많은 노폐물을 만들어냅니다. 모든 영양소가 완전 연소한다면 신체는 적은 양으로 효율적인 시스템을 갖게 되고, 그 결과 노폐물을 처리할 필요가 없게 되어 에너지는 절약되고 노화반응은 느려집니다. 많이 먹거나 좋은 것을 먹거나 칼로리를 따져 먹는 것이 우리에게 답을 주지 못합니다. 음식을 적게 먹어도 영양을 어떻게 완전연소시킬 것인가 하는 문제가 관건입니다.

> 많이 먹거나 좋은 것을 먹거나 칼로리를 따져 먹는 것이 우리에게 답을 주지 못합니다. 음식을 적게 먹어도 영양을 어떻게 완전 연소시킬 것인가 하는 문제가 관건입니다. ❣

내면의 깊은 의식 속에 어둡고 부정적인 생각이 잠들어 있다면 모두 씻어내야 합니다. 우리 몸의 자율신경계는 긍정적인 마음가짐과 삶의 의욕에 충만해 있을 때 비로소 호르몬 분비를 정상화시키고, 영양의 완전연소에 다가갑니다. 진정에서 우러나오는 감사와 사랑을 느끼는 순간 마음이 이완되어 자율신경계가 균형을 잡게 됩니다. 자신에게 주어진 상황에 대해 만족하고 삶의 기쁨을 느끼며 내면이 안정되고 평화로우면 우리 몸은 진정한 성장과 회복과 치유의 역사를 다시 쓰기 시작합니다.

Q24

영양소가 부족할까 봐 늘 걱정하는 당신에게

A 허기가 지면 혈당 걱정, 힘이 달리면 단백질 걱정, 어지러우면 철분 걱정, 뼈가 쑤시면 칼슘 걱정, 감기에 걸리면 비타민 걱정……. 많은 사람들이 이렇게 영양소 걱정을 하며 살아가고 있습니다. 항상 뭔가 부족한 것 같고, 뭔가 잘못된 것 같고, 뭔가 아닌 것 같은 겁니다. 이런 느낌에서 빨리 벗어나야 합니다. 자신이 먹는 음식과 하고 있는 일에 대한 믿음이 부족해지면 삶의 안정감이 크게 훼손됩니다. 밥상에서 비롯된 걱정과 불안은 삶과 세상에 대한 걱정과 근심으로, 나아가 삶에 대한 두려움과 공포로 확대됩니다. 또 그 반대로 삶과 세상에 대한 두려움과 걱정이 밥상으로 더 크게 증폭되어 되돌아오기도 합니다.

삶이 안정되어 있는 사람들은 영양소 걱정을 하지 않습니다. 마음이 안정되어 있는 사람도 뭔가 부족하다는 느낌을 갖지 않습니다. 언제나 내가 먹을 것을 구할 수 있다고 생각하고, 내 몸은 그것을 늘 충족시킬 수 있다고 믿으며, 세상은 안전한 곳이라고 생각합니다. 만약 문제가 있다 해도 문제가 생긴 그 시점, 그곳에서 해결하면 된다고 생각합니다. 미리 걱정하고 지레짐작으로 앞서 무서워하지 않습니다.

옛 말에 제 밥그릇은 제가 가지고 태어난다는 말이 있습니다. 60조 개나 되는 우리 몸의 세포들도 늘 영양이 충분히 공급될 거라 믿고 있습니다. 그래서 일반 세포들은 영양을 저장하지 않습니다. 영양 저장은 지방세포의 역할이니까요. 세포는 늘 안정적으로 영양이 보충될 것이라는 것을 믿어 의심치 않고, 과거의 경험이라는 이름으로 근심에 사로잡히지 않으며, 미래에는 부족할지도 모른다는 걱정으로 시간을 낭비하지 않습니다. 영양에 대한 걱정은 삶의 안정감이 훼손되어 있음을 의미합니다. 중요한 것은 영양소 보충이 아니라 삶의 안정감을 찾는 문제, 세상을 바라보는 관점 자체를 바꾸는 일입니다. 먹을 것은 충분히 조달되고 있습니다. 세상에는 먹을 것이 충분합니다. 내 능력으로 음식을 구입해 먹을 수 있고, 필요하다고 판단되면 언제든 음식을 선택할 수 있습니다. 실제로 그렇지 않다고 느낀다면 마인드 컨트롤이 필요한 시간입니다.

자신에 대한 믿음이 충분하면 내면에서 두려움이 사라지고, 어떤 환경에서나 어려움을 당당하게 헤쳐 나갈 수 있는 용기가 생깁니다. 또 그런 자신을 더 많이 신뢰합니다. 못 먹고 없이 살던 시절이 지나고 이제는 먹을 것이 지천에 깔렸습니다. 조금만 신경을 쓰면 자연적인 먹을거리로, 현미 채식 위주의 소박한 식단을 차릴 수 있습니다. 아니 마음이 밝고 안정된 사람은 음식을 많이 먹거나 몸에 좋은 자연식과 건강식을 따로 찾지 않아도 체력을 잃지

> 우리 몸은 그다지 많은 것을 원하지 않습니다. 중요한 것은 영양을 최대한으로 연소시키는 일입니다. 연소의 관건은 밝은 의식과 관련되어 있습니다. ❣

않습니다. 우리 몸은 그다지 많은 것을 원하지 않습니다. 중요한 것은 영양을 최대한으로 연소시키는 일입니다. 연소의 관건은 밝은 의식과 관련되어 있습니다.

대부분의 사람들이 먹은 음식을 완전히 소화·흡수시키지도 못하고 연소시키지도 못하면서 건강에 대한 걱정에 사로잡혀 있습니다. 우리에게 두려움과 공포를 일으키는 정보는 모두 상업적인 것이며, 어느 지점엔가 이권이 개입되어 있습니다. 그래야만 소비자들의 소비 충동을 일으키고 주머니를 열 수 있기 때문입니다. 돈을 내고 두려움을 치료하는 약을 사고 싶겠지만, 두려움은 약으로 치료될 수 없습니다. 만약 어떤 지식과 정보가 두려움과 걱정을 만들었다면 그것을 받아들이지 않으면 됩니다. 아니 받아들이지 않아야 합니다. 우리에게 두려움을 주는 지식과 정보는 모두 거짓에서 출발하고 있기 때문입니다.

모든 것은 믿음에 달려 있습니다. 내 안에 있는 영혼의 내비게이션이 정확하게 작동하고 있다는 것을 믿어야 합니다. 내가 나를 믿지 않으면 누가 나를 믿어주겠습니까. 오직 '믿음'만이 나를 지켜줄 수 있는 보루입니다. 허기지면 본능이 이끄는 대로 밥을 먹으면 됩니다. '밥을 제때 먹어야지~' 하는 긍정적인 마음이면 그걸로 충분합니다. 걱정은 필요 없습니다. 불안해할 필요도 없습니다. 자신을 사랑하고 소박한 먹을거리를 챙기면 됩니다. 그 단순한 사실을 늘 기억하고 실천하기 위한 반성이나 후회는 단 한 번이면 족합니다.

힘이 좀 달린다는 느낌이 들면 밥을 좀 더 많이 먹으면 됩니다. 피로에서 빨리 회복되고 싶으면 단백질을 조금 더 섭취하면 됩니다. 단백질은 어떤 당분보다 혈당을 빨리 올리는 능력을 가지고 있기 때문에 체력이 너무 떨어졌다고 느껴질 때 먹으면 됩니다. 잠깐 동안은 도움을 받을 수 있습니다. 단백질은 약처럼 먹으면 됩니다. 단백질 식품은 단발적인 힘을 내게 해줍니다. 미리 걱정할 필요가 없습니다. 체력이 떨어지면 몸이 사인을 보내주므로 그 메시지에 따라 행동하면 됩니다.

어지러우면 먼저 혈당 부족을 의심해야지, 철분 결핍을 의심할 필요가 없습니다. 혈당이 떨어지면 어지럽고 머리가 아프면서 손발이 저리고 속이 울렁거립니다. 그런데 우리는 왜, 언제부터 어지러우면 빈혈을 떠올리고 철분을 생각하게 되었을까요? 몸은 그렇게 많은 양의 철분을 원하지도 않고, 그렇기 때문에 흡수율 또한 아주 낮습니다. 그런데 누가 영양 흡수율이 낮다고 현미는 안 되고 고기로 섭취해야 한다고 말했을까요? 뼈가 쑤시면 칼슘 먹을 때가 된 것이라고 누가 말했을까요? 아이의 키가 크려면 칼슘이 필요하다고 누가 말했을까요? 뼈는 칼슘만으로 이루어져 있지 않습니다. 뼈는 칼슘과 단백질, 비타민과 미네랄 같은 온갖 영양소의 결합과 조화로 이루어져 있습니다. 집을 지을 때 철근과 모래와 자갈, 그리고 콘크리트 반죽이 필요하듯이 말이지요. 이 반죽에 반드시 필요한 것이 비타민 K입니다. 비타민 K는 푸른 잎채소나 장내 세균에 의해서 만들어집니다. 비타민 K의 도움으로 칼슘 단백질 결합체인 오스테오칼신이 만들어지는데, 이 뼈 단백질이 만들어지지 않으면 뼈를 건강하게 유지할 수 없습니다.

감기에 걸리면 비타민이 부족한가, 과일을 안 먹었나 하며 반성을 합니다. 그런데 감기는 비타민이 부족하거나 과일을 안 먹어서 걸리는 것이 아니라 피곤하고 무리하고 체온이 떨어져서 바이러스가 잠시 활성화되어 몸이 바이러스와 대치중인 상태를 말합니다. 왜 멀쩡히 잘 지내다가 감기만 걸리면 비타민 걱정을 할까요? 평소에 과일과 채소를 골고루 안 먹었다는 죄의식 때문일까요? 어떤 상황에서 일어나는 특별한 마음, 그것은 자신의 내면을 가장 크게 지배하고 있는 의식이 무엇인지 보여주는 것입니다. 자신을 잘 드러내서 알게 해주는 친절한 시간이지요. 그 메시지를 잘 이해하면 되는 것이지, 무작정 무엇을 먹거나 어떤 행동을 해서 해결하려고 한다고 해서 끝나는 문제가 아닙니다.

내 몸의 세포가 인식한 문제는 그 다음 순간, 즉 내일의 삶을 변화시킵니다. 두려움과 걱정은 변하지 않거나, 혹은 변하기 싫은 자신의 삶과 자신에 대한 믿음의 부족에서 비롯되는 것이지, 변화를 두려워하지 않는 용기 있고 당당한 사람에게는 영향을 미치지 못하는 감정입니다. 이제 영양소 걱정은 하지 마십시오. 우리 몸은 이미 충분하다고 말합니다. 내 몸이 어떤 영양소가 정말로 필요하다면 그것을 받아들이는 수용체를 늘려서 적극적으로 흡수합니다. 내 몸은 모든 것을 알아서 하고 있습니다. 중요한 것은 알아서 하고 있는 그 근원적인 생명을 믿는 것이고, 그 생명이 원하는 것이 무엇인지를 제대로 파악하는 것입니다. 퇴보하는 생명은 없습니다. 생명은 성장하고 발전하면서 앞으로 나아갑니다. 그 과정은 언제나 긍정적이고 의욕적이고 만족스럽습니다. 그 만족과 감사 속에 기쁨이 일어나고 기쁨 속에 안정과 평화가 샘솟으며, 그 평화 속에 생명의 연속성이 보장됩니다. 우리의 내면에 있는 생명의 뜻과 노력에 내가 동참하는 것이 필요할 뿐입니다.

Q25

비타민 중에 비타민 C만 알고 있는 당신에게

A 감기에 걸려도 비타민 C, 입병이 생겨도 비타민 C, 과일로 먹든, 채소로 먹든, 알약으로 먹든 우리에게 필요한 비타민 중에 비타민 C만 있는 것처럼 상대적으로 비타민 C가 더 중요한 것으로 알려져 있습니다. 물론 비타민 C는 중요합니다. 특별히 중요하게 부각되어도 될 만큼 우리 몸 안에서 밝혀진 작용도 이미 수십 가지가 넘습니다. 특히 항산화 작용과 관련해서는 아주 큰 역할을 하기 때문에 질병이나 노화 방지를 원하는 사람에게 강력하게 추천하고 있는 실정입니다.

그럼에도 불구하고 효과가 명확하게 입증되지 않는 가장 큰 이유는 효과를 발휘하기 위한 적정 요구량이 어느 정도인지 알 수 없기 때문입니다. 그것은 다른 항산화제도 마찬가지입니다. 몸 안에서 만들어지는 활성산소의 양이 사람에 따라, 상황에 따라 다르고, 그에 따라 활성산소를 제거하는 데 필요한 항산화제의 양도 다르기 때문에 필요량을 예측할 수 없다는 근본적인 문제를 안고 있습니다. 막연하게 그저 안 먹는 것보다 낫겠지,

아니면 몸에 좋을 거야, 라고 생각하고 대충 먹고 있을 뿐입니다. 그런데 항산화제를 먹는 데 있어 중요한 문제는 활성산소를 줄이기 위한 노력을 하지 않는 한, 먹는 항산화제는 의미가 별로 없다는 것입니다.

입병이나 감기 모두 일단 활성산소의 공격을 받아 세포가 파괴되어버린 것이기 때문에 병이 난 뒤에 비타민 C나 항산화제를 먹는 것은 별반 도움이 되질 않습니다. 뿐만 아니라 비타민 C만 혼자 항산화 작용을 하는 것이 아니라 각종 비타민과 미네랄이 상승작용을 해서 항산화 방어막을 구축합니다. 비타민 C뿐만 아니라 많은 미량 영양소들이 서로 협력해서 항산화 작용을 하는 시스템을 유지하고 있다는 뜻입니다.

비타민에는 비타민 C만 있는 것이 아닙니다. 신체 내에서 일어나는 생화학 반응은 다양한 비타민이 서로 협력하며 작용한 결과입니다. 비타민과 미네랄이 함께 작용하기도 합니다. 미네랄은 신체의 산알칼리 균형을 유지하는데 미네랄의 활성에 의해 적정 pH가 유지되면 비타민이 활성화되기도 하고, 비타민 D와 같이 간과 신장에서만 활성화되어 호르몬처럼 단독으로 작용하는 것도 있습니다.

중요한 사실은 어떤 비타민도 단독으로 혼자 작용하지 않는다는 것입니다. 다른 비타민과 협력하거나 다른 미네랄과 함께 활성형으로 전환되어 작용하기도 합니다.

비타민은 몸 안에서 합성되지 않으므로 음식으로 보충해야 합니다. 비타민은 몸 안에서 미량으로 존재하면서 결정적인 역할을 하고 신체의 생화학 반응을 조절하는 효소의 구성성분으로서 중요한 역할을 합니다. 좀 더 요약하면, 비타민이 없으면 신체에서 화학반응이 일어나지 않아 물질 합성도, 에너지 생산도 차질이 빚어지게 된다는 것입니다. 중요한 사실은 어떤 비타민도 단독으로 혼자 작용하지 않는다는 것입니다. 다른 비타민과 협력하거나 다른 미네랄과 함께 활성형으로 전환되어 작용하기도 합니다.

우리는 학교에서 비타민 A가 결핍되면 야맹증, 비타민 C가 결핍되면 괴혈병, 비타민 B_1이 결핍되면 각기병, 비타민 D가 결핍되면 구루병, 비타민 E가 결핍되면 불임증에 걸린다고 배웠습니다. 하지만 이 모든 것이 비타민 한 가지가 부족해서 일어나는 질병이 아닙니다. 그 비타민이 해당 질병에 크게 작용하고 있다는 것뿐입니다. 비타민 C 외에도 다른 수용성 비타민인 B군과 지용성 비타민 A, D, E도 서로 협력하며 일하는 중요한 비타민입니다. 모든 영양소가 진주 목걸이에 꿰어져 있는 구슬 같아서 하나하나가 모두 보석처럼 중요합니다. 그것은 오케스트라의 하모니와 같습니다. 한 악기가 삑사리를 내면 전체적으로 아름다운 선율은 기대할 수 없습니다. 내 몸 안에서 발견할 수 있는 위대한 생명의 사슬입니다. 하지만 우리 몸은 비타민을 많이 필요로 하지 않고 세포 안에 일정량을 저장하고 있을 뿐만 아니라, 미네랄 등에 의해 활성화되어 이용되기 때문에 당장 비타민 결핍을 걱정할 이유는 없습니다. 평상시에 도정하고 정제하지 않은 곡식과 제철 채소 위주의 자연 식단으로 밥상을 차려 먹으면 비타민과 미네랄은 필요한 양만큼 충분히 섭취할 수 있습니다.

> 모든 영양소가 진주 목걸이에 꿰어져 있는 구슬 같아서 하나하나가 모두 보석처럼 중요합니다. 그것은 오케스트라의 하모니와 같습니다. 한 악기가 삑사리를 내면 전체적으로 아름다운 선율은 기대할 수 없습니다. ❣

정제화된 비타민과 미네랄 보충 식품을 섭취하는 적극적인 영양요법이 필요한 사람이 있을 수도 있습니다. 그것은 각종 결핍 증상을 적극적으로 해소하고, 영양의 심각한 불균형 상태를 좀 더 빨리 개선하기 위한 과정일 뿐입니다. 비타민이나 영양제 섭취가 치료의 유일한 방법도 아니고, 그것이 완전한 치료 목적에 이를 수도 없습니다. 체내에 특정 미네랄이 부족하거나 미네랄의 균형이 깨지면 비타민은 있어도 '활성형'으로 전환되지 않는데, '활성형'으로 전환되지 않은 비타민은 제 역할을 할 수 없습니다. 여러 미네랄 간의 균형은 뇌의 시상하부, 뇌하수체를 통한 자율신경과 호르몬의 조절을 통해 이루어집니다. 이로써 마음이 영양의 흡수를 조절한다는 사실을 알 수 있습니다. 심신 요법, 또는 삶에 대한 인식의 전환만으로 자율신경계와 내분비계가 역동적인 균형을 되찾고, 따라서 미네랄과 비타민이 활성화되어 결정적인 역할을 하게 됩니다.

현대인들은 도정하고 정제한 식품과 가공식품, 화학 농법으로 빠르게 성장해 영양소 함량이 저하된 과일과 채소를 즐겨 먹으며 오염된 환경과 각종 스트레스 속에서 살아가면서 비타민이나 미네랄과 같은 미량 영양소의 상대적인 결핍 상태를 보이고 있습니다. 타는 영양소와 태우는 영양소의 불균형은 심각합니다. 탄수화물, 단백질, 지방과 같이 타는 영양소보다 비타민, 미네랄과 같이 태워주는 영양소, 미량 영양소가 심각하게 부족해진 것입니다. 하지만 자연식, 통곡식, 채식 위주의 식단은 이 균형을 찾아줍니다. 영양을 고루 섭취한다는 것은 한 끼의 식단에 모든 영양소가 다 있어야 한다는 뜻이 아닙니다. 그것은 특정한 음식만을 편식하거나 고집하지 않고 음식을 먹을 때 한 끼 대충 때우는 것으로 생각하지 않으며, 계절마다 자연에서 나오는 다양한 음식을 감사하게 받아들이고 즐겁게 잘 먹으면 된다는 것을 의미합니다.

Q26

고기를 먹으면 힘이 난다고 믿는 당신에게

A 체력이 떨어졌다고 느낄 때마다 고기를 먹어야 한다고 생각하는 사람이 많이 있습니다. 남성들 중에는 삼겹살 아니면 다른 육류, 또는 보양식품을 먹으면 정말 힘이 솟는다고 말하는 분들도 있습니다. 여성들 중에도 녹용이 들어간 보약이나 흑염소, 가물치, 잉어 같은 보양식품을 먹고 나서 체력을 회복했다고 믿는 분들이 있습니다. 하지만 육식을 싫어하는 사람들은 그럴 리가 없다며 그 주장을 의심합니다. 현미식, 채식만으로도 얼마든지 힘이 난다고 말합니다. 또 어떤 사람들은 육식이 입에 맞지 않아 채식을 하지만 자신이 채식을 해서 힘을 못 쓰고 있다고 생각합니다. 모두가 믿는 대로 체험하는 플라세보 효과일 수도 있습니다. 사람들은 스스로의 믿음대로 체험하고 있습니다. 믿음의 영역을 달리하면 경험 또한 달라집니다. 음식에 대한 생각이 전혀 다른 상대를 이해하기가 쉽지 않습니다. 그건 개인의 믿음에 관한 영역을 들여다보는 일이기 때문입니다.

육식을 통해 섭취하는 단백질은 근육이나 골격, 항체나 호르몬, 신경전달물질과 같이 우리 몸을 이루는 구성 성분을 이루기 때문에 중요한 것이지 사실 에너지원으로서의 역할은 이차적입니다. 힘을 내려고 단백질을 먹는 것이 아니라는 뜻입니다. 고기를 먹고 힘이 나는 경험을 했다면 이는 병적인 상태를 반영합니다. 우리는 단백질로 되어 있는 옷을 입고 있다고 할 수 있습니다. 그 옷의 중요성 때문에 단백질이 강조되어왔을 정도로 단백질은 생명의 기원과 관련되어 있습니다. 지구에서 탄소^C, 수소^H, 산소^O, 질소^{N}라는 원소가 만들어진 다음에 이 네 가지의 원소가 결합하면서 단백질이 만들어졌고, 이 단백질에서 육체를 가진 생명체가 탄생했습니다. 생명의 기원, 육체라는 집을 짓기 위해 단백질이 필요했기 때문에 단백질은 늘 중요하게 다루어집니다. 하지만 중요한 것이 건강을 위한 전부는 아닙니다. 전부가 될 수도 없습니다. 뿐만 아니라 못 먹고 없이 살았던 시절 고단백질 식품, 육류 식품이 부유한 사람들의 음식이다 보니 부와 여유의 상징이 되어버렸기 때문이기도 합니다.

우리 민족은 5,000여 년이 넘는 시간 동안 곡류와 채식 위주의 식사를 해왔음에도 불구하고 서구인들의 음식인 육식과 단백질 식품에 대한 동경을 가지고 있는 데에는 음식문화 속에 스며들어 있는 사대주의 경향과도 관련이 있습니다. 서구인들의 간편하고 우아한 아침식사인 빵과 커피는 젊은 사람들과 신세대 주부들에게 로망이 되었습니다. 패밀리 레스토랑과 고급 호텔 식당에서 스테이크를 썰어 먹으면서 자신의 삶이 그들의 삶처럼 업그레이드된다는 착각을 하고 있었는지도 모릅니다. 올빼미족이 늘어나고 철저히 개인화된 사회에서 생긴 브런치의 유행도 다르지 않습니다. 마트에는 값싼 수입 육류가 범람하고, 먹고 싶은 음식을 1년 내내 아무 때나 먹을 수 있는 시대입니다. 모든 것이 풍족하고 하고 싶은 것을 다 하고 사는 현대인들이 서구인들의 식사를 따라하는 것은, 계층 상승을 원해서라기보다 편리함과 스타일을 추구하는 시대적인 흐름이라는 측면도 있습니다.

사람들은 고기를 먹으면 정력이 좋아지고 힘이 세지고, 서양인들처럼 키가 클 수 있다고 생각합니다. 힘센 자만이 살아남을 수 있는 정글의 법칙이 폭력성을 일반화시키고, 아이들도 일단은 키가 크고 봐야 한다는 획일적인 생각이 개인과 사회의식 전체를 지배하고 있습니다. 그러다 보니 고기가 빠진 식탁은 어딘가 허전하고 대접하는 사람도, 대접받는 사람도 모두 반찬이 소홀하다고 느낍니다. 그런데 아이러니한 것은 요리를 못하는 주부들일수록 고기 요리와 튀김 요리를 자주 한다는 것입니다. 고기는 그냥 구워서 소금만 찍어 먹어도 맛있고, 고기 양념은 어렵지도 않거니와 양념해 놓은 고기도 쉽게 살 수 있습니다. 또 튀김 요리는 푸짐하고 근사해 보여서 뭔가 요리한 것 같은 느낌에 빠져들기도 합니다.

우리 몸의 70%가 수분으로 되어 있는데 그 나머지 30%의 70%가 단백질로 이루어져 있습니다. 신체의 많은 부분이 단백질로 되어 있는 겁니다. 단백질은 신체의 골격을 이루고 머리카락, 피부, 신체 장기의 성분일 뿐만 아니라 효소와 항체, 호르몬과 신경전달물질의 원료입니다. 단백질의 역할이 많고 중요하다 보니 단백질을 안 먹으면 큰일 날 것 같이 호들갑을 떨게 됩니다. 그런데 우리 몸은 단백질을 재활용하고 재회수해서 사용하기 때문에 실제로는 그렇게 많은 양이 필요하지 않습니다. 단백질이 에너지원으로만 사용되지 않는다면 단백질 풀pool이라는 저장창고에서 순환시켜 사용합니다. 우리 몸은 위장관 점막에서 자기 수명을 다하고 떨어져 나간 탈락한 세포와 점막에서 분비되는 소화효소까지 재소화시켜 흡수합니다. 재활용하는 능력이 있는 겁니다. 우리에게 하루 필요한 단백질은 머리카락과 손발톱이 자라고, 소화기로 분비된 효소가 대변으로 배설되는 양 정도면 충분합니다. 만약 단백질이 에너지원으로 사용되면 질소^{N}가 떨어져 나와 이를 처리하는 과정에서 간장과 신장의 기능이 떨어지고 더 많은 활성산소를 만들어냅니다. 우리 몸은 불리한 방식으로 에너지원을 취하지 않으며, 몸에 해로움을 주면서까지 생명 활동을 이어가지도 않습니다. 단백질과 지방이 에너지원으로 사용되는 것은 비상시의 기능이어서 밥을 제때 먹지 않았을 때 일어나는 일입니다.

몸이 단백질을 에너지의 원료로 사용하지 않고 제 역할을 충실하게 하려면 탄수화물을 적절하게 공급해 주면 됩니다. 밥을 제때 먹지 않고 정제한 당분을 많이 먹거나 스트레스를 심하게 받으면 혈당이 심하게 오르내리고, 그러면 단백질에 대한 욕구, 육식에 대한 욕구가 증가합니다. 혈당이 떨어져서 우리 몸이 더 강력하고 빠르게 혈당을 높여야 한다고 판단할 때 육식에 대한 욕구가 증가하게 됩니다. 췌장의 랑게르한스섬에서는 혈당을 조절하는 호르몬을 분비하는데, 혈당을 올리는 호르몬을 분비하는 알파세포와 혈당을 내리는 호르몬을 분비하는 베타세포가 서로 균형과 조화를 이루며 혈당을 조절합니다. 이때 당분은 베타세포를 자극하지만 단백질은 알파세포를 자극해서 혈당을 빨리 오르게 합니다. 단백질을 먹으면 바로 근육이 형성되어 힘이 나거나 바로 에너지 원료로 사용되는 것이 아니라, 호르몬 작용으로 혈당이 빠르게 올라 고혈당 상태가 되기 때문에 힘이 나는 것처럼 착각하게 됩니다. 이 때 근육은 오히려 무너집니다. 근육 단백질이 분해되어 당으로 전환되어 이용되기 때문입니다. 근육은 적절한 당분의 공급과 오랜 자극과 필요에 의해서 발달하는 것이지, 육식을 한다고 해서 바로 단백질이 근육을 만들어내지는 않습니다.

고기를 먹어야 힘이 난다는 것은 결론적으로 내가 환자임을 선언하는 것과 같습니다. 한의학에서 녹용이나 염소, 잉어, 가물치와 같은 것을 동물성 생약이라고 표현합니다. 동물성 식품은 체력이 극도로 고갈되었을 때 약처럼 사용했다는 뜻입니다. 때문에 고기를 즐겨 먹는다는 것은 결국 약물 중독 상태와 같다고 할 수 있습니다. 또 통증이 있는 사람이 진통제를 끊지 못하는 것과 같아서 갑자기 육식을 줄이면 어려움을 겪게 됩니다. 현미 잡곡밥과 규칙적인 식사를 통해 혈당을 일정하게 유지해 주면 육식이나 기호식품에 대한 중독성을 줄여갈 수 있습니다. 고기를 가끔 먹는다고 해서 큰일 나는 일이 없습니다. 안 먹으면 큰일 나는 것처럼 생각하면 이미 중독 상태입니다. 고기 중독, 단백질 중독도 현대인들에게 설탕 중독만큼이나 일반적인 현상입니다.

> 고기를 가끔 먹는다고 해서 큰일 나는 일이 없습니다. 안 먹으면 큰일 나는 것처럼 생각하면 이미 중독 상태입니다. 고기 중독, 단백질 중독도 현대인들에게 설탕 중독만큼이나 일반적인 현상입니다.

혈당이 떨어지면 커피나 담배, 술과 같은 기호식품에 대한 욕구가 늘어납니다. 고기를 먹어야 힘이 난다고 생각하는 사람들은 자신이 병적인 상태임을 자각할 필요가 있습니다. 카페인 중독, 알코올 중독, 니코틴 중독처럼 단백질 중독 상태인 것입니다. 모든 중독은 단순히 기호나 취향 정도로 가볍게 생각할 수가 없습니다. 스스로 병적인 상태라는 것을 자각하고 치료하기 위한 노력이 필요할 뿐만 아니라 주위 사람들도 환자에 대한 애정으로 바라볼 필요가 있습니다. 아픈 사람에게 연민을 갖고 무지한 사람에게 안타까움을 느끼듯 딱 그 마음입니다. 가족들이 육식을 하느냐, 마느냐 하는 문제를 가지고 더 이상 불필요한 다툼이나 논쟁은 그쳐야 할 때가 되었다고 봅니다.

Q27

고기를 먹어야 속이 든든하다고 생각하는 당신에게

A 고기를 먹으면 대체로 3~4시간은 딴 음식이 생각나지 않을 정도로 속이 든든합니다. 심한 사람은 5~6시간까지, 아니면 7~8시간까지도 음식 생각이 나질 않습니다. 탄수화물은 위에서 소화되지 않기 때문에 위에 머무르는 시간이 1~2시간에 불과하지만, 단백질은 위에서 소화되기 위해 머무르는 시간이 보통 3~4시간에서 사람에 따라 5~6시간까지 걸리는 경우도 있습니다. 위에서 분비되는 위산에 의해서 효소가 활성화되지 않으면 단백질이 펩타이드 상태로 쪼개지지 않기 때문에, 위산의 분비능력과 소화효소의 활성 유무를 좌우하는 위의 기능, 운동능력이 중요합니다. 위의 기능이 저하되어 있고 만성적으로 위장이 늘어지는 위하수 증상이 있으면 위에서 단백질이 소화되는 시간과 머무는

> 먹은 고기가 위에서 소화되지 않고 오래 머무르는 상태를 우리는 속이 든든하다고 말하고, 탄수화물 식품이 위에 부담을 주지 않고 쉽게 위를 통과하는 것을 헛헛하다고 표현합니다. ❣

시간이 지연됩니다. 먹은 고기가 위에서 소화되지 않고 오래 머무르는 상태를 우리는 속이 든든하다고 말하고, 탄수화물 식품이 위에 부담을 주지 않고 쉽게 위를 통과하는 것을 헛헛하다고 표현합니다.

언젠가부터 우리는 병적인 상태를 정상적으로 받아들이는 집단 무의식 상태에 빠져버린 듯합니다. 공복감과 포만감은 완전히 다른 신체의 감각입니다. 공복감은 당분 부족으로 느끼게 되는데, 서양인들이 육식을 메인 요리로 먹고 나서 아주 달콤하고 부드러운 케이크나 아이스크림 같은 디저트를 먹는 것도 이와 관련되어 있습니다. 우리 몸이 먼저 원하는 것은 공복감을 없애는 일이기 때문에 당분에 대한 욕구가 먼저 채워지기를 바라고 고단백, 고지방 식품을 먹어도 당분에 대한 욕구, 별도의 식욕이 존재하게 됩니다.

또 포만감은 위에서 음식이 머무르는 시간과 관련되어 있습니다. 개인마다 다른, 일정 수준의 포만감을 느끼는 것에 익숙해져 있기 때문에 육식을 주로 먹었던 사람들은 곡류와 채식 위주의 식사를 하면 무언가 부족하거나 헛헛한 느낌이 남아 있을 수 있습니다. 고단백, 고지방 식품을 주로 먹었던 사람들이 자연식, 현미식, 채식 위주의 식단으로 식사를 바꾸었을 때 겪는 가장 큰 어려움입니다. 몸은 이미 고단백, 고지방 식품을 소화시키기 위해 적응되어 있고 그 과정에서 일어나는 반응 전체를 정상적으로 느끼기 때문입니다. 음식을 바꾸어서 신체의 컨디션이 좋아지는 경험은 식생활의 균형이 많이 무너져 있던 사람들에게는 천천히 나타납니다. 하지만 곧 우리 몸은 새로운 식습관을 받아들이고 무리없이 적응하게 됩니다. 몸도 새로운 것들을 받아들일 시간이 필요한 셈입니다. 그간의 편향된 식습관에 대한 진실된 반성은 기다림의 시간을 기쁘게 맞이할 수 있게 해줍니다.

이미 개인마다 다양하게 몸에 입력되어 있는 포만감과 공복감의 감각 수준을 적절하게 유지하는 것이 처음 식생활을 바꾸는 분들이 실패하지 않는 비결이 될 수 있습니다. 육식을 줄여 나가는 과정에서 콩 요리, 두부 요리, 씨앗이나 견과류, 식물성 기름을 적절하게 사용하면 음식이 위에 머무르는 시간이 길어져 포만감을 더 느낄 수 있습니다. 현미식, 채식 위주의 식단이 공복감을 빨리 준다고 느끼면 볶은 콩이나 검정깨나 들깨 강정, 땅콩, 잣, 호두와 같은 식품을 좀 더 먹어도 좋습니다. 그렇게 하면 육식으로 인한 불쾌할 정도의 포만감이 아니어도 곡류와 채식 위주의 자연식 식단으로 쉽게 만족할 수 있게 됩니다.

Q28

성장과 회복에는 반드시 육류가 필요하다고 믿는 당신에게

A 우리는 체력이 떨어졌을 때 고기 먹고 힘내라고 하고, 병이 나거나 병에서 회복할 때도 고기 먹고 어서 일어나야 한다고 생각합니다. 위암으로 위를 절제한 환자들에게도 육식을 권합니다. 위장이라는 장기도 근육 단백질로 이루어져 있으며, 상처를 빨리 회복하기 위해서는 단백질이 반드시 필요하다고 여기고 있습니다. 아이들이 키가 크는 데에도 육류 단백질이 필요하고, 우유에 들어 있는 칼슘은 더 많이 필요하다고 생각합니다. 고기를 안 먹고 칼슘을 안 먹으면 키가 안 클 것 같은 불안감은 누가 만들어냈을까요? 지난 날 십수 년 전만 해도 우리는 그토록 많은 고기를 먹지 않았습니다. 대부분의 사람들이 생일날이나 잔칫날, 명절날 어쩌다 한 번씩 고기를 먹었습니다. 우유는 부잣집 아이들이나 여유 있는 사람들이 먹는 것이었고, 먹어도 속이 부글거리지 않는 아이들이 먹는 식품이었습니다. 고기를 먹고 우유를 먹는 것이 당연한 것도 아니고, 꼭 필요한 것

도 아니었는데 안 먹으면 큰일이 날 것처럼 되어버린 이유는 대체 어디에 있는 걸까요?

고기와 우유를 안 먹고도 아이들은 잘 클 수 있습니다. 고기나 우유에 성장의 비결이 숨어 있는 것이 아니기 때문입니다. 성장과 회복이라는 것은 몸 안에서 일어나는 생화학 반응이 안정적이고 지속적으로 일어날 때 가능한 일입니다. 살과 근육, 피와 뼈를 비롯해 효소와 항체, 호르몬과 신경전달물질이 잘 만들어질 때 성장도 잘 일어나고 아픈 곳도 빠르게 회복됩니다. 성장과 회복이란 한 개체의 생명활동이 가장 원활하게 이루어지고 있다는 것을 말합니다. 그것은 단지 고기 한 점, 우유 한 컵으로 해결될 수 있는 것이 아니라는 것이지요.

삶을 긍정하고 의욕에 차 있을 때 우리 몸 안에서 일어나는 모든 생화학 반응이 자극되고 반응합니다. ❣

삶을 긍정하고 의욕에 차 있을 때 우리 몸 안에서 일어나는 모든 생화학 반응이 자극되고 반응합니다. 마음이 기뻐야 키가 크고, 마음이 밝아야 병이 빠르게 치유됩니다. 마음은 모두 물질화됩니다. 분노는 아드레날린을 만들고 기쁨은 세로토닌과 도파민을 만들어냅니다. 또 슬픔은 성장 호르몬 생성을 중단시킵니다. 아이들에게 성장 호르몬은 신체의 발육에 관여하지만 어른들에게는 치유와 회복 과정에 필요합니다. 모든 것을 긍정적으로 받아들여서 에너지를 잘 만들어내려고 하는 사람들은 세포가 영양을 잘 소화하고 흡수시키며, 영양분을 활발하게 운반하고 이용해 에너지는 물론, 필요한 생리물질도 잘 만들어냅니다. 마음은 우리 몸에 필요한 '체내 합성약'을 만들어냅니다.

신체의 반응이 균형과 조화 속에 안정적으로 일어날 때 몸이 이완되고, 몸이 이완되어 있을 때 신체의 반응이 원활해집니다. 즐겁고 기쁜 마음으로 삶의 의욕과 필요가 만들어졌을 때 몸은 스스로 성장하고 치유하고 회복합니다. 아이들이 키가 크는 것만 성장이 아닙니다. 어른들의 파괴된 간세포가 새로 만들어지는 것도 성장이고, 점막과 피부 세포가 새롭게 바뀌고 신체의 기능이 새롭게 회복되는 것도 성장입니다. 성장은 마음이 기뻐야 자연스럽게 일어나는 것이지, 무언가를 먹어야 일어나는 일이 아닙니다. 즐겁지 않고 기쁘지 않으면 위는 움직이려 하지 않고 영양을 소화하지도, 흡수하지도 않습니다. 사는 것이 신나고 행복하지 않으면 몸이 자랄 필요가 없고 키가 클 이유도 없으며, 상처를 복구하고 건강을 회복시킬 이유도 없습니다. 의욕에 넘쳐 음식을 가리지 않고 잘 먹는 아이들이 쑥쑥 자라는 것이 육체적인 성장입니다. 기쁨과 행복이 성장과 치유의 단서입니다. 아이들의 몸과 마음이 자라고, 어른들이 질병으로부터 회복되기 위해서 가장 중요한 것은 만족하고 감사하는 것을 배우고, 삶의 기쁨을 충분히 느끼며 안정과 평안 속에 머무는 것입니다.

우리가 음식으로 섭취한 단백질은 분해되면 아미노산 형태로 흡수됩니다. 이 아미노산으로 우리 몸의 성장과 회복에 꼭 필요한 단백질을 다시 만들기 위해서는 아미노산이 에너지원으로서 이용되어서는 안 됩니다. 아미노산이 단백질 합성이라는 최종 목표를 이루기 위해서는 우선 당분이 규칙적으로 공급되어 혈당이 안정되어야 합니다. 밥을 제때 먹는 것은 단백질이 제 역할을 할 수 있도록 돕는 것이 됩니다. 출산 전후나 아이들의 성장기, 또는 갱년기처럼 호르몬의 상태가 변화하는 시기, 사고와 질병을 앓고 난 후에 가장 중요한 것은 단백질이 아니라 당분의 안정적인 공급입니다. 혈당이 안정적으로 유지될 수 있도록 천천히 소화·흡수되는 통곡식 식사를 규칙적으로 해야 합니다.

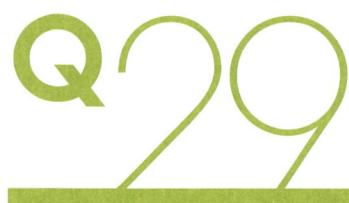

고기를 먹어야
철분도 섭취할 수 있다고 믿는 당신에게

A 빨간색 고기에서 피를 떠올리고, 그 피에 철분이 많다고 생각하거나 피를 먹어야 피가 만들어진다고 생각할 수 있습니다. 어지러움을 느끼면 많은 사람들이 빈혈이라고 생각하고 철분 결핍을 떠올립니다. 저혈당 상태가 반복되면 세포의 역할과 기능에 문제가 생길 수밖에 없습니다. 어지러운 증상도 귀의 평형감각을 유지하는 기관과 신경세포에 혈당이 원활하게 공급되지 않아 제 기능을 하지 못했을 때 오는 증상일 수 있습니다. 배가 고플 때 위장운동이 일어나지 않아 배가 아프게 느껴질 수도 있는 것처럼, 소리를 전달하고 중력을 인지하고 균형을 유지하는 귀의 부속기관에 영양 공급이 안 되면 귀에서 이상한 소리가 날 수도 있고, 어지러울 수도 있고 쓰러질 것 같은 느낌이 생길 수도 있습니다.

우리 몸이 철분을 많이 흡수하면 신체에서 산화반응이 촉진됩니다. 담배를 많이 피우는 사람들에게 있어 혈액의 산소 결핍이 오히려 혈색소의 과잉 상태를 만들어내기도 합니다. 혈색소는 온몸에 산소를 운반합니다. 혈색소가 비정상적으로 많아지는 것은 신체의 산화반응을 촉진시킬 수 있는 위험을 반영합니다. 철분이 많으면 산화의 위험도 커지고 노화 속도가 빨라지게 됩니다. 흰머리가 늘어날 수도 있고 노화가 촉진되고 오히려 질병이 더 생길 수도 있습니다.

철분이 물 속에 있는 H_2O의 분해를 촉진해 H^+와 OH^-로 해리시키면 OH^-는 몸 속의 지방산화와 변성을 촉진시킵니다. 우리 몸이 철분과 같은 미네랄을 미량만 흡수하는 이유는 그것이 딱 그만큼만 필요하기 때문입니다. 철분 흡수율은 평상시 10% 안팎에 머물다가 여성이 생리를 하거나 출혈이 있게 되면 장 점막에서 미네랄을 흡수하는 수용체를 늘려 에너지를 쓰면서까지 흡수과정이 촉진됩니다. 생리 후 철분 흡수율은 30% 이상까지 늘어나기도 합니다.

물질의 농도 차이에 따라 고농도에서 저농도로 확산되는 것과 달리 필요에 따라 흡수되는 미네랄은 '능동수송'이라는 방식으로 흡수됩니다. 농도 차에 역행해서 흡수할 수 있는 방식입니다. 필요할 때는 수용체를 만들어 에너지를 써가면서 흡수를 촉진시키는데, 이 모든 것이 자율신경과 호르몬 분비를 조절하는 뇌의 시상하부의 명령에 따라 이루어집니다. 시상하부는 자신의 의식 상태를 물질 정보로 바꾸어주는 기관입니다. 자신이 의식한 상태로 몸을 바꾸기 위해 호르

시상하부는 자신의 의식 상태를 물질 정보로 바꾸어주는 기관입니다. 자신이 의식한 상태로 몸을 바꾸기 위해 호르몬과 신경을 조절하는 것입니다. ❦

몬과 신경을 조절하는 것입니다. 미네랄의 흡수는 위산의 분비능력과 관련되어 있습니다. 위산이 충분히 분비되고 위산에 의해 미네랄의 해리가 잘 되고 있다면 필요에 따라 흡수되는, 신비로운 생명력의 발현 과정입니다. 그런데 위산은 즐거워야 분비가 잘됩니다. 삶이 기쁘고 만족스러울 때, 음식을 맛있고 감사하게 먹었을 때 입 안에 침이 고이듯 위 점막에서도 위산이 솟구칩니다.

육류의 철분이 신체에 더 잘 흡수되는 것은 아닙니다. 우유 칼슘의 흡수율이 더 좋은 것도 아닙니다. 우리 몸은 미네랄과 같이 중요한 영양소의 흡수를 의식을 통해서 철저히 통제하고 조절합니다. 양과 질의 문제를 모두 떠난 이야기입니다. 좋은 미네랄, 나쁜 미네랄, 많은 미네랄, 적은 미네랄의 논란은 더 이상 중요하지 않습니다. 곡류의 씨눈과 자연적인 식단만 가지고도 철분을 충분히 보충할 수 있습니다. 미네랄의 흡수를 결정하는 것은 위산의 분비 능력과 필요에 따라 이루어지는 것이기 때문에 삶의 만족과 기쁨, 감사함과 충만감 등 의식의 지표들을 점검할 필요가 있습니다. 자신의 근원적인 생명력을 믿고 기쁘고 즐겁게 생활한다면 영양 결핍, 철분 결핍은 일어나지 않습니다.

Q30

예전의 고기가 지금의 고기와 같다고 믿는 당신에게

A 옛날에는 쇠고기로 고깃국을 끓이면 위에 누런 기름이 둥둥 떴습니다. 게다가 어쩌다 한번 먹은 고기는 어찌나 질긴지 입안에서 굴러다니다 삼키기도 힘들 지경이었습니다. 그런데 요즘 쇠고기는 입에서 살살 녹게 연하고, 고깃국을 끓이면 하얀 기름이 뜹니다. 소의 먹이가 달라졌기 때문에 나타나는 현상입니다. 초식동물인 소가 풀을 뜯어먹으면 단백질 함량이 높아지고 지방 함량은 적어지지만, 곡물 사료를 먹으면 반대로 단백질 함량은 낮아지고 지방 함량이 높아집니다. 지방 중에서도 누런 불포화지방이 아니라 하얀 포화지방이 늘어납니다. 소들이 곡물 사료를 먹으면 식품의 성분조성이 달라질 뿐만 아니라 소의 위에서 곡물이 발효되는 중에 면역체계가 급격하게 떨어져 O157균과 같은 대장균이 증식해 항생제를 사용하지 않을 수 없게 됩니다. 성장 촉진을 위해서 호르몬제를 사용하지 않아도 항생제에 노출될 가능성은 훨씬 높아집니다.

야생 동물에서 얻는 고기와 목축된 고기에서 얻는 고기는 단백질이나 지방 같은 영양 함량이 다를 뿐만 아니라 항생제와 호르몬제, 중금속과 같은 오염물질의 농축 정도도 다를 수밖에 없습니다. 또한 대부분의 오염물질이 지방 친화성을 가지고 있기 때문에 지방 조직에 축적됩니다. 육류라서 무조건 나쁜 것이 아니라 대량생산을 목적으로 키우는 육류가 문제가 됩니다. 식물과 동물은 그들의 자발성과 헌신으로 인간의 음식이 되어 주었습니다. 그들을 기계의 부품처럼 다룰 수 있다는 의식이 식품의 질을 떨어뜨리고, 다시 부메랑이 되어 되돌아옵니다. 식물이나 동물 모두 시대와 환경에 따라 하늘이 허락한 인류의 먹을거리였습니다. 하지만 식물의 유전자를 조작하거나 농약과 화학비료로 급속 재배하면서 문제가 생긴 것처럼, 동물도 대량으로 사육하는 과정에서 제 먹이가 아닌 것들을 먹이고 학대하고 공포에 떨게 하면서 도살한 것이 문제가 됩니다.

식물의 유전자를 조작하거나 농약과 화학비료로 급속 재배하면서 문제가 생긴 것처럼, 동물도 대량으로 사육하는 과정에서 제 먹이가 아닌 것들을 먹이고 학대하고 공포에 떨게 하면서 도살한 것이 문제가 됩니다.

만약 식물과 동물이 누군가의 먹이가 되기 위해 존재한 생명체라면, 인류가 그들을 잘 이용하는 것으로 그들의 존재 의미는 충분한 것이었을 겁니다. 그런데 인류는 식물이나 동물과 더불어 즐겁게 생활하지 못했고, 그들이 내준 몸뚱이조차 감사한 마음으로 먹을 줄 몰랐습니다. 인류가 저지른 큰 잘못은 고기를 먹었다는 사실에 있는 것이 아니라 그들과 함께 기쁨과 즐거움을 나누지 못하고, 그들에게 감사하지 못했던 데 있었습니다. 동물들이 두려움과 공포 속에 죽어갈 때 내뿜는 분노의 에너지는 아드레날린이라는 물질로 전환되어 살에 각인됩니다. 그 살을 통해서 전해진 분노의 에너지는 우리의 의식까지 어둡게 교란시킵니다.

축산 국가인 호주는 '맞춤 사육'으로 유명한데, 그들은 유럽에 수출하는 고기와 일본·한국에 수출하는 고기를 구분해서 사육한다고 합니다. 유럽 사람들은 질긴 고기 맛을 즐기기 때문에 끝까지 풀을 먹이고 방목을 하지만, 일본과 한국 사람들은 지방이 잔뜩 끼어 있는 마블링된 고기를 좋아하기 때문에 수출하기 3개월 전부터 방목했던 소를 우리에 가두어 곡물 사료만 먹이는 것입니다. 우리의 입맛은 부드럽고 기름진 것을 즐기느라 제대로 된 고기 맛조차 느낄 수 없을 정도로 변질되었습니다. 옛날의 그 고기가 아닌 부드럽고 연한 고기를 너무 많이 먹으면서 질병은 더 많이 늘어나게 되었습니다. 육식은 명절날, 생일날, 잔칫날, 기쁜 날 간간히 먹을 수 있었던 것만으로도 충분했던 것이지요.

이제 자연환경이 날로 나빠져서 사육환경도 장담할 수 없는 지경에 이르렀습니다. 소와 돼지, 닭도 면역기능이 떨어져 제대로 살아가지 못하고 있습니다. 전 세계적인 식량 위기는 곡물 사료로 사용되는 곡물도 조달하기 어렵게 만들고 있습니다. 개인은 육식을 줄이고 축산 산업은 구조조정을 통해 피해를 줄여나가야 할 때입니다. 우리 모두가 몸이 원하는 통곡식과 채식 위주의 식사로 식생활을 바꾸어야 할 때가 더욱 가까이 다가오고 있습니다.

Q31

육식으로 췌장과 대장이
나빠질 수 있다는 것을 모르는 당신에게

🅐 육식의 문제가 동물 학대와 환경문제와 연결되어 죄의식을 갖게 하거나, 두려움과 공포를 불러오도록 거론되는 것은 위험한 일입니다. 또한 육식이 의식의 정화를 방해하는 것처럼 거론되는 것도 지극히 인간 중심의 이야기일 수 있습니다. 지난날 우리는 고기를 귀하게 먹었고, 귀한 고기를 맛있게도 먹었습니다. 또 많은 사람들이 어우러진 축제의 장에서 마음을 나누고 함께하는 상징이기도 했습니다. 음식문화라고 하는 것은 시대와 사회의 산물이며 때론 정치적이기까지 한 문제로, 개인적 차원에서 다루어질 수 있는 것만은 아닙니다.

한국 사람들은 전통적으로 육류 위주의 식사를 하지 않았기 때문에 서양인들에 비해서 위산 분비능력이 저하되어 있습니다. 또 우리 민족의 높은 감수성과 깊은 사유능력은 위장의 상태에 늘 예민하게 반영되고, 생각과 근심이 많은 현대인들의 스트레스는 위장관의 기능을 늘 위협합니다. 위장기능이 아주 좋아서 위산과 소화효소가 많이 분비되고, 소화에 아무런 문제가 없다고 느껴도 췌장과 대장, 그리고 간과 신장에 문제를 일으키게 됩니다. 과도하게 분비된 위산이 십이지장으로 내려오면 췌장은 중탄산염을 더 많이 분비해서 위산을 희석시켜야 합니다. 위에서는 소화가 잘 되었다고 할지 모르는 일도 곧 췌장을 괴롭히는 일이 되어 버리고 맙니다. 위장기능이 좋은 사람들은 고기를 먹고 체하거나 소화가 안 되는 일은 없다고 말합니다. 하지만 위장이 좋은 만큼 췌장기능은 쉬 나빠져 대사성 질환을 일으킬 확률이 높아집니다. 현대인들에게 췌장염과 췌장질환이 늘어나는 것도 이와 무관하지 않습니다.

또 고지방 식품은 유화제의 역할을 하는 담즙산을 더 많이 필요로 하며, 이로 인해 간과 담낭을 무리하게 자극하게 됩니다. 담즙산은 콜레스테롤로 되어 있어 고지방 식품은 더 기름진 음식을 찾게 하는 악순환을 되풀이하게 합니다. 우리 몸에서 필요한 콜레스테롤의 2/3는 간에서 합성되는데 지방에 대한 욕구가 드러나지 않는다면 간에서 더 많이 일을 해야 하는 셈입니다. 콜레스테롤의 주요한 역할은 세포막의 성분으로 있다가 성 호르몬과 스트레스 호르몬을 만드는 데 있습니다. 많은 양의 콜레스테롤이 담즙산을 통해서 장으로 배설되면 더 많은 고생을 해야 하는 것은 간이고, 적절한 때에 호르몬의 원료로 사용되는 데에도 차질을 가져올 수 있습니다.

담즙산이 많이 분비될수록 대장으로 흘러간 담즙산은 장내 세균에 의해서 발암물질로 전환됩니다. 대장암, 직장암, 결장암이 최근 10여 년

대장암, 직장암, 결장암이 최근 10여 년 동안 급속도로 증가한 데에는 식생활의 변화가 한몫을 했습니다.

동안 급속도로 증가한 데에는 식생활의 변화가 한몫을 했습니다. 고단백, 고지방 식품은 췌장뿐만 아니라 대장의 환경 또한 나쁘게 만들었습니다. 하지만 섬유질이 풍부한 식사를 하면 섬유질이 담즙산과 콜레스테롤을 흡착해서 배설하기 때문에 피해를 줄일 수 있습니다. 또 섬유질은 유산균의 먹이가 되어 유해균을 억제하고 대변의 빠른 배설을 도와 장이 유해물질에 노출되는 시간을 줄여줍니다.

누구는 고기를 먹으면 속이 더부룩해서 힘들다고 하고, 누구는 고기를 먹어도 소화가 잘되니까 문제가 없다고 합니다. 고기를 조금만 먹어도 소화시키지 못하는 위도 문제지만, 많이 먹어도 소화를 잘 시키는 위 역시 마찬가지로 문제입니다. 단순히 위의 입장에서만이 아니라 췌장과 대장의 입장에서 보면 좋은 게 좋은 게 아니고 나쁜 게 꼭 나쁜 게 아니라는 사실을 알 수 있습니다. 모든 질병은 하루아침에 발생하지 않습니다. 오랜 시간 동안 잘못된 식생활 습관을 유지하다 보면 신체의 기능이 차츰 떨어지면서 어느새 질병이라는 종착지에 이르게 됩니다. 몸이 원하는 음식을 적당한 방식으로 먹으면서 신체의 기능이 떨어지지 않도록 음식에 감사하며 내 몸을 사랑할 수 있을 때 생명력은 깨어나 스스로를 치유합니다.

Q32

항생제 내성은 육식으로도 생길 수 있다는 것을 모르는 당신에게

A 항생제는 생명체에 대항하는 물질이라는 뜻으로서 바이러스나 세균, 곰팡이와 같은 생명체를 파괴하거나 죽이는 작용을 합니다. 우리 몸에는 자기 몸과 자기 몸이 아닌 것을 구분하는 면역 시스템이라는 것이 있는데, 자기 몸의 일부분이 아닌 것으로 판단되는 것에 대해서는 면역기능을 발동하게 됩니다. 그런데 면역기능이 발현되는 과정에서 일어나는 증상을 모두 불쾌하고 나쁜 것으로만 이해하면서, 세균이나 바이러스와 같은 타 생명체들과 이물질을 무조건 죽이고 없애기 위한 노력을 기울이게 되었습니다. 다른 생명체들이 모두 인간을 공격하고 위협한다고 생각했던 것이지요. 그 과정에서 항생제에 대해 저항력이 강한 새로운 생명체, 변종이 출현하게 되었습니다. 이것은 과도하게 사용된 항생제로부터 살아남기 위한 생명체의 반란이자 생존 전략이었습니다. 항생제는 위장 세포와 혈액 내 세포에 손상을 주어 위장장애를 일으켜 소화기능을 저하

시키기도 하고, 대장 내의 생태계를 교란시키기도 합니다. 항생제를 오랜 시간 복용한 후에 설사를 하거나 변비가 생기는 것은 이러한 이유 때문입니다.

전 세계 항생제 사용 1위의 멍에를 지고 있는 한국은 항생제 내성률이 선진국에 비해 5~7배에 이르고 있습니다. 병원협회 측에서도 대학병원 입원 환자의 10명 중 1명이 병원성 내성균에 감염되어 있고, 23%가 사망에 이른다고 밝히고 있습니다. 곡물 사료를 먹이는 소나 오염된 먹을거리 때문에 병에 걸리는 가축들에게 사용하는 항생제 또한 날이 갈수록 늘어나고 있습니다. 축산물, 수산물, 횟감, 냉동식품에서 발견된 세균 중 40%가 항생제 내성 상태에 있다고 합니다. 대장균이나 황색 포도상구균, 장구균에 널리 사용되었던 페니실린, 테트라사이클린, 퀴놀론계 항생제의 대부분이 이미 반응하지 않고 있습니다. 마이클 잭슨이 앓았다고 해서 유명해진 MRSA, VRE 와 같이 강력한 항생제 내성균도 급증하고 있습니다.

항생제를 사용한 육류와 우유, 계란을 먹으면 동물의 체내에서 분해되지 않고 남아 있던 항생제가 다시 사람의 몸으로 흡수되어 내성 상태에 빠지게 합니다.

항생제를 사용한 육류와 우유, 계란을 먹으면 동물의 체내에서 분해되지 않고 남아 있던 항생제가 다시 사람의 몸으로 흡수되어 내성 상태에 빠지게 합니다. 현재 내성균에 감염되었을 때 치료할 수 있는 약물은 전혀 개발되어 있지 않습니다. 오직 내 몸의 면역 기능을 활성화시켜 극복할 수밖에 없습니다. 아니면 생명을 잃는 경우도 있습니다. 곡물 사료를 먹인 소에서 생긴 O157균에 대한 저항력을 높이려면 풀을 먹인다고 합니다.

소들도 자기 몸에 맞는 먹을거리를 먹어야 건강한 상태를 회복해서 저항력이 높아집니다. 모두가 제자리로 돌아가지 않으면 대안을 찾을 수 없을 정도로 막다른 골목에 이르러 있습니다.

우리 몸에 맞는 식사, 몸이 원하는 식사를 해야 건강상태를 최적화시킬 수 있습니다. 우리 몸에는 200여 조의 세균이 산다고 합니다. 우리 몸은 헤아릴 수 없이 많은 미생물이 공존하고 있는 생명의 터전이며, 그들로 인해 생명을 유지하기도 하고 생명의 기원으로 환원되기도 합니다. 우리들에게 필요한 것은 뭇 생명체들과의 균형과 조화로운 삶입니다. 모든 생명체들과 인간의 상생과 공존을 꿈꾸는 시대, 지극히 작은 생명체들이 인류의 삶을 역습하고 있는 현장에서 인류의 무지와 무모한 도전을 대신하여 무한 책임을 느낍니다. 우리 몸이 정상적으로 회복되면 세균도 공존을 위한 균형을 찾아갑니다.

인간의 삶은 무수한 관계 속에서 유지됩니다. 어떤 생명체도 관계를 떠나 지속될 수 없습니다. 모든 생명체들이 서로 의존된 관계 속에서 의미를 찾으며 성장합니다. 사람과 사람의 관계, 사람과 자연의 관계, 부모와 자식의 관계, 부부의 관계, 스승과 제자의 관계, 형제와 친구와 이웃과의 관계…… 모든 존재는 관계 속에서 자신의 지위와 이름을 갖고 가치와 의미를 찾아갑니다. 하지만 지금은 분열과 대립과 갈등으로 맞서는 시대입니다. 관계를 떠나서는 어떤 생명체도 살아갈 수 없듯이 다른 생명체들과 어떻게 공존하고 어떻게 상생할 것인가, 어떻게 균형과 조화를 이루어갈 것인가 하는 문제는 이 시대의 가장 큰 화두입니다.

Q33

밀고기, 콩고기로 대신한다는 당신에게

A 건강상의 문제이든, 종교상의 문제이든 육식이 야기하는 문제가 널리 알려지면서 밀고기, 콩고기가 널리 이용되고 있습니다. 채식하는 사람들도 고기 맛을 즐길 수 있다고 선전하고 있는 실정입니다. 밀가루와 콩에서 단백질만 뽑아내 만들어내는 밀고기와 콩고기는 고기를 먹는 듯한 질감을 갖추고 있고 만족감을 준다 해서 고기의 대용식품으로 널리 사용되고 있습니다. 밀단백, 콩단백으로 만들어진 가짜 고기는 각종 불고기용, 돈가스용, 햄용, 쌈용, 샐러드용 등 채식 위주의 식단을 다양하고 풍성하게 해줄 수 있다고 말합니다.

채식주의자들은 사람의 몸이 요구하는 단백질 양이 그다지 많지 않다는 것을 잘 알고 있습니다. 그리고 스스로 검증하고 있습니다. 십수 년이나 육식을 하지 않고도 살 수 있다는 것을 말이지요. 밀고기나 콩고기를 만들어 먹는 것은 단백질을 보충하기 위한 방법론으로 제시된 것이 아닙니다. 그럼에도 불구하고 육류가 아닌 식품에서 단백질을 뽑아내 밀고기와 콩고기와 같은 가공식품을 만들어 먹는 것은 육식을 했던 기억에서 완전히 자유롭지 못하거나, 단지 고기와 같은 쫄깃한 것을 씹고 싶다는 욕망에서 비롯된 것 같습니다.

고기를 먹고 싶은 것은 잘못이 아닙니다. 고기를 먹고 싶으면 먹으면 되는 일입니다. 고기를 먹는다고 해서 누구도 뭐라고 할 수 있는 일이 아니고 더구나 죄를 짓는 일도 아닙니다. 밀고기나 콩고기를 먹으면서 그것을 고기라고 생각하면 우리 몸은 진짜 고기를 먹은 것과 똑같은 반응을 합니다. 육고기는 수천 년 동안 인간에게 허용된 음식입니다. 그런데 야생의 고기로부터 얻었던 단백질을 목축 고기에서 얻으면서 고기의 질은 확실히 달라졌습니다. 사육 방식 역시 갈수록 상업적으로 변모하고 기업적 대량 목축 방식으로 확장되면서 문제가 더 심각해졌습니다. 단백질 함량은 낮아지고 지방 함량이 늘어난 것입니다. 동물들 또한 몸에 맞지 않는 사료와 먹어서는 안 되는 것을 먹으면서 각종 질병에 시달리게 되었고, 그로 인해 동물 의약품의 사용도 많이 늘어나게 되었습니다. 동물들의 몸도 인간의 몸과 같이 화학물질로 범람하게 되었습니다.

부드럽고 맛있는 고기를 얻기 위해 사람들이 동물을 잔인한 방법으로 도살하면서 동물은 분노하며 쓰러졌고, 그 분노의 호르몬이 체내에 박힌 채 식탁에 오르게 되었습니다. 동물의 몸에서 아드레날린이 나오면 근육은 무너지고 살은 부드러워집니다. 이것이 개를 패서 잡아먹으려고 했던 이유입니다. 베이징 덕과 푸아그라가 유명해진 것도 모두 곡물 사료를 폭력적으로 먹인 결과입니다. 한 번쯤 진지하게 동

음식을 먹는 것은 음식의 기운, 음식이 되어준 식물과 동물의 에너지를 받아들이고 소통하는 과정입니다. ❣

물의 입장이 되어, 동물이 한평생 겪었을 아픔을 생각한다면 육식 생각은 갈수록 줄어들 것입니다. 고기를 먹으면서 그 맛과 질감에 길들여진 사람들이 그것을 또다시 즐기고 싶은 마음을 완전히 극복할 수 없었기 때문이었다고 이해할 수는 있습니다. 그래서 대용식이 필요했다고 생각할 수도 있습니다. 하지만 그 모두에 앞서 인간의 먹이가 되어준 동물의 희생에 감사하고 동물이 겪었던 아픔을 조금이라도 느낄 수 있다면 맛과 질감에 대한 쾌락적 욕구는 차츰 극복해 나갈 수 있습니다.

음식을 먹는 것은 음식의 기운, 음식이 되어준 식물과 동물의 에너지를 받아들이고 소통하는 과정입니다. 어떤 음식을 먹든 그것에 대해 죄의식이나 두려움을 가질 필요는 없습니다. 두 손 모아 감사하는 마음으로 받아들이고자 하는 마음이 우선입니다. 음식은 그것이 무엇이냐, 어떠하냐의 문제를 떠나 먹는 사람이 음식에 대해 가지고 있는 마음과 자세에 더 많은 영향을 받게 됩니다. 사람이 어떤 음식에 특별한 의미를 부여하면, 자신이 바로 그것이 되어버립니다. 고기를 먹고 싶으면 감사한 마음으로 먹으면 됩니다. 동물은 오랜 시간 동안 우리의 밥상에 올랐던 친구들이었습니다. 우리의 생명을 유지하는 데 중요한 역할을 했던 동물에게 감사를 먼저 전해야 합니다. 동물들이 살아가는 열악한 환경을 바라보며 불쌍해하기 전에, 마치 인간의 병을 일으키는 주범이 동물인 것처럼 그들을 미워하기 전에, 동물에게도 감사를 전하며 먹으면 되고, 안 먹고도 살아갈 수 있으면 그것으로 됩니다.

밀단백이나 콩단백에 밀고기, 콩고기처럼 고기라는 이름을 부르고 먹으면 우리 몸은 그것을 고기로 인식합니다.

사실 따지고 보면 동물의 사육환경 못지않게 우리 인간들이 살아가는 세상 또한 갈수록 열악해지고 있습니다. 동물이나 사람이나 모두 힘들게 살아가고 있습니다. 그 동안 사람들은 동물을 생명도, 의식도 없는 기계의 부품처럼 대했습니다. 하지만 그렇다고 해서 지금까지 육식을 하거나 폭식했던 자기를 미워할 필요도 없고, 극단적인 두려움과 혐오감에 갇혀 자신의 의식을 고립시킬 필요도 없습니다. 우리의 음식이 되어 준 동물들에게 깊은 감사를 전하면 됩니다. 밀단백이나 콩단백에 밀고기, 콩고기처럼 고기라는 이름을 부르고 먹으면 우리 몸은 그것을 고기로 인식합니다. 채식을 하고자 하는 것은 몸과 마음의 정화를 위해서 시작한 일입니다. 의식의 정화는 무엇을 먹느냐, 먹지 않느냐 하는 문제에 달린 것이 아니라, 그 무엇을 어떻게 대하느냐 하는 것에서 시작됩니다. 고기를 먹으며 식욕과 쾌락을 조절하지 못했던 의식 수준이 밀고기와 콩고기를 먹으며 정화될 수 있다는 말은 할 수 없을 것 같습니다. 인간은 자신이 창조한 세계를 경험하는 존재입니다. 의식의 경험은 믿는 대로 체험한 결과입니다. 그 어떤 것도 내가 고기라고 믿으면 고기가 되고, 콩이라고 믿으면 콩이 됩니다. 내가 음식에 어떤 의미를 부여하고 어떤 의식을 담고자 했느냐 하는 것이 중요한 문제입니다.

밀고기와 콩고기로 만든 햄과 소시지 같은 가공식품 역시 마찬가지로 진짜 가공식품의 피해를 가져올 수 있고, 그것을 볶거나 튀기는 요리법에 해당하는 문제를 고스란히 야기할 수 있습니다. 어떤 것을 먹든 식재료의 문제 못지않게 그 음식을 대하는 사람의 마음과 자세가 중요합니다. 음식을 대하는 태도는 그 사람이 세상을 대하는 태도와 같아 그 사람의 인품과 성격을 그대로 보여줍니다. 세상을 대하는 자세가 곧 자기 자신을 대하는 것이기도 하기 때문에 음식을 대하는 자세 또한 자기 자신을 대하는 태도이기도 합니다. 음식을 소중히 생각하고 감사한 마음으로 대하는 사람은 그만큼 자신의 삶도 사랑하고 소중하게 여길 줄 알고, 자신에게 허락된 오늘의 시간을 늘 감사하게 생각하고 사는 사람입니다.

Q34

발효식품도 동물성이라고 안 먹는 당신에게

A 완벽한 채식을 고집하는 사람들은 된장과 간장, 고추장과 같은 발효식품도 동물성이라는 이유로 거부합니다. 그것이 종교적인 선택이든, 이념적인 선택이든 식품을 선택하는 것은 철저히 개인의 자유입니다. 젓갈 같은 동물성 발효식품이나 된장과 간장, 고추장과 같은 식물성 발효식품조차 살아 있는 생명체를 이용해 만든 동물성 식품이라고 생각하여 먹지 않는 것도 자유입니다. 채식을 시작하는 사람들 중에는 어디까지가 채식이냐고 묻는 경우가 많습니다. 하지만 그것도 자유입니다. 고기, 생선, 우유, 계란 등 어떤 동물성 식품도 먹지 않는 완전 비건 vigan이 되든, 우유만 먹든, 계란만 먹든, 생선만 먹든 모두 자유입니다. 하고 싶은 대로 마음 가는 대로 하면 됩니다. 정해진 답은 없고 자신이 가는 길이 자신만의 정답입니다. 자신이 마음으로 받아들일 수 없는 답은 누구에게는 진리가 될 수 있을지 몰라도 자신에게는 고통일 뿐입니다.

모든 생명은 생명의 사슬 속에서 자신의 생명을 이어왔습니다. 땅 속에 사는 박테리아가 없으면 땅 속에 있는 미네랄이 식물체의 몸 속으로 옮겨지지 않습니다. 질소를 고정하는 박테리아가 없었다면 식물 속에 식물성 단백질이 만들어지지 않습니다. 또한 모든 생명체들이 죽어서 흙으로 돌아갈 때도 미생물의 도움을 받습니다. 생명체들은 살아가는 내내 다른 생명체의 도움을 받다가 죽어가는 마지막 순간에도 다른 생명체의 도움을 받으며 본래의 자리로 돌아갑니다. 다른 생명체들의 도움 없이는 생명의 창조도, 유지도, 파괴도 일어나지 않습니다.

세상에 홀로 존재하는 생명은 없습니다. 이리저리 연관되고 서로 의지하고 있는 관계를 떠나 존재할 수 있는 생명도 없습니다. 우리는 어떤 한 생명체가 내준 몸뚱이를 먹으며 살아갑니다. 다른 생명체의 몸뚱이를 먹고 살았던 인간 또한 누군가의 밥이 될 수 있도록 자신의 몸뚱이를 내놓을 수 있는 것도 당연한 것이 아닌가 생각합니다. 그래서 나눔과 봉사는 특별한 사람들의 몫이 아니라 인류 모두가 함께 해내야 될 공통의 과제입니다. 티베트인들은 지금도 사람이 죽으면 시신을 독수리 밥으로 내주는 조장鳥葬 풍습이 있으며, 시신을 들판이나 바닷가에 버려두고 비바람에 풍화되도록 내버려두는 풍장風葬은 세계 전역에서 시행했던 고대의 장례 풍습이었습니다. 또한 사람이 죽으면 나무 위에 시신을 매달아 까치밥이 되도록 했던 풍속도 있었습니다.

다른 생명체의 죽음에 대한 극단적인 이해는 위험합니다. 죽음은 나쁜 것이거나 끝이 아닙니다. 채식이 육식주의자들의 반대편에 선 종교가 되거나 특별히 신봉하는 신념체계가 되어 투철한 의지를 가지고 관철해야 하는 일이라면 의식이 확장되는 측면에서도 위험한 일입니다. 의식의 확장은 나와의 다름을 허용하고, 사랑과 관용하는 마음이 더 커져감을 의미합니다. 동물성 식품을 기피하거나 극단적인 채식을 채택하기에 앞서 필요

동물성 식품을 기피하거나 극단적인 채식을 채택하기에 앞서 필요한 일이 있습니다. 그것은 다른 생명체에 의존한 채 살아가는 생명의 사슬 속에 있는 나 자신을 자각하는 것입니다.

한 일이 있습니다. 그것은 다른 생명체에 의존한 채 살아가는 생명의 사슬 속에 있는 나 자신을 자각하는 것입니다. 이 깊은 생명의 연대에서 자신의 위치를 발견하고 감사하며, 내가 받은 은혜와 감사를 세상에 되돌리는 것이 먼저입니다.

음식을 발효하면 섬유질로 되어 있는 세포벽이 무너지면서 영양소 용출이 쉬워지고, 최종 분해 상태로 분해되어 사람이 소화하고 흡수시키기가 좋아집니다. 그러면 위장기능이 떨어져 있는 사람들에게 도움이 되기도 하고, 발효과정 중에 만들어진 새로운 영양소와 유기물의 도움을 받을 수도 있습니다. 원래 채식주의 문화가 외국에서 유입된 것처럼, 뿌리깊은 발효식품 문화를 가지고 있는 한국사회에서 발효식품을 거두어내자는 것은 어딘가 본말이 전도된 듯한 느낌이 듭니다. 음식문화는 집단 고유의 사회·문화적 환경을 기반으로 오랜 세월 동안 가꾸어온 풍습과 전통의 핵심입니다. 우리의 전통적인 음식문화는 채식 위주로 가꾸어온 훌륭한 식단이며 충분히 과학적이고 건강하며 생명 경외적이고 미래 지향적인 식단입니다.

Q35

채식을 하면
단백질이 결핍되지 않냐고 묻는 당신에게

🅐 현대 사회는 육식을 통해 단백질을 섭취해야 한다는 말을 거의 진리처럼 받아들이고 있습니다. 하지만 단백질에 대한 환상은 그저 환상일 뿐입니다. 우리 어릴 적에는 현대 영양학이 권장량으로 정해 놓은 것보다 훨씬 더 적은 양의 단백질을 먹으면서도 충분히 잘 성장했고, 지금까지 잘 살아왔습니다. 재미있는 사실은, 단백질에 대한 관심이 좀 유난스러운 사람이 대개 신체적 콤플렉스를 가지고 있는 경우가 많다는 것입니다. 아직도 단백질을 부와 여유의 상징으로 바라보는 사람들도 있지만, 이미 넘쳐나는 육식문화에 길들여진 사람들은 단지 고기 맛을 즐기기 위해 고기를 먹고 있습니다. 병적인 스트레스 상태가 반복되거나 단발적인 힘을 필요로 할 때 육식에 대한 욕구가 늘기도 합니다.

우리 몸의 뼈와 근육은 단백질이라는 영양소 하나만으로 만들어지지 않습니다. 마치 건물을 지을 때 철근, 모래, 시멘트가 모두 필요한 것처럼 다양한 영양소들이 적재적소에 배치되어 자기 역할을 다해야 하듯이 우리 몸도 그렇게 구성되고 서로 협력하면서 움직입니다. 또 음식을 먹는다고 해도 그것이 모두 소화되고 흡수되어 이용되는 것이 아니기 때문에 누구도 자신이 먹은 음식이 성장이나 건강에 도움이 될 거라고 장담할 수도 없습니다. 우리 사회에는 단백질 결핍에 대한 쓸데없는 걱정이 넘쳐나고 있습니다. 단백질이 결핍되면 면역력이 저하된다, 회복이 더디게 이루어진다, 성장이 안 된다……. 거의 '단백질 결핍의 공포'라 할 정도의 이상한 상식이 사회 깊숙이 확산되어 있습니다. 사실 여부와는 상관없는 추측과 공포의 힘은 늘 상상을 초월합니다.

머리카락이 단백질로 되어 있으니까 머리카락이 빠지면 단백질을 더 먹어야 된다고 생각하는 것처럼, 피부에 탄력이 떨어질 때 피부 단백질인 콜라겐을 먹으면 피부가 좋아질 거라는 이야기가 당연한 것처럼 받아들여집니다. 하지만 앞서도 밝혔듯이 단백질과 콜라겐을 먹으면 그것이 머리카락과 피부로 간다는 보장이 없다는 게 문제입니다. 음식으로 섭취한 단백질은 모두 아미노산으로 분해되어 흡수된 다음 필요한 곳에서 필요한 때에 필요한 단백질로 다시 합성되기 때문입니다. 우리 몸은 그렇게 많은 양의 단백질을 필요로 하지 않습니다. 단백질을 소화시키고 흡수시키는 데에도 많은 양의 에너지를 소모해야 합니다. 또 단백질이 에너지 대사에 사용되면 활성산소를 더 많이 만들어내고 탈락된 질소 화합물을 배설하기 위해 간장과 신장이 곤욕을 치르며, 더 많은 영양소와 에너지를 소모하게 됩니다.

우리 몸은 불리한 방식으로 에너지를 섭취하려고 하지 않기 때문에 단백질이 에너지원으로 사용되는 것은 비상시의 일, 응급 사태에 해당하는 일입니다. 단백질은 효소나 항체, 호르몬과 신경전달물질의 원료로 사용되는 것을 우선으로 합니다. 이런 목적으로 단백질이 사용될 때는 최소 상태가 파괴되지 않으며 단백질이 아미노산과 펩타이드 상태를 반복하며 재순환하면서 이용됩니다. 또한 위장관 점막에서 분비되는 효소와 탈락된 점막세포를 다시 소화시키고 흡수시켜 회수하면서 사용하게 됩니다. 이 정도의 단백질이라면 현대 영양학이 요구하는 단백질 양의 1/3만으로도 충분하며, 그것은 곡류와 씨앗, 견과류와 채소를 통해서도 충분히 섭취할 수 있는 양입니다. 단백질 결핍에 대한 불안은 채식에 대한 혐오와 무지에서 비롯되었습니다. 아니, 단백질 섭취를 부추겨야 이득이 되는 집단의 이해관계가 걸려 있었던 문제이기도 합니다.

> 단백질 결핍에 대한 불안은 채식에 대한 혐오와 무지에서 비롯되었습니다. 아니, 단백질 섭취를 부추겨야 이득이 되는 집단의 이해관계가 걸려 있었던 문제이기도 합니다.

채식 위주의 식단이 사람들의 영양에 문제를 일으켰다면 예전보다 더 많은 사람들이 채식을 선호하거나, 이를 통해서 건강을 회복하는 사례가 늘어난다는 것은 불가능합니다. 식사를 통곡식과 채식 위주의 식단으로 바꾸면 심리적인 거부감이 크게 작용합니다. 채식으로 차린 밥상은 먹을 게 없이 느껴진다든지, 손이 많이 가는 채식 요리가 쉽지 않게 느껴지기 때문입니다. 하지만 전통적인 채식 요리방식은 오히려 쉽게 익힐 수 있습니다. 단백질 결핍은 쉽게 일어나지 않지만 실제 단백질 결핍은 밥을 제때에 안 먹는 경향과 위에서 분비되는 '위산의 분비 능력'에 큰 영향을 받습니다. 혈당이 부족하면 아미노산을 에너지로 사용하게 되고, 위산이 분비되지 않으면 단백질이 분해되지 않고 소화되지 않은 채 그대로 장내로 배설되어 장내 생태계의 균형을 깨뜨립니다. 위산 분비 능력을 높여 단백질을 효율적으로 이용하려면 삶이 만족스럽고 기쁘고 즐거워야 하며, 음식을 감사한 마음으로 먹을 수 있어야 합니다. 채식을 하면 단백질이 부족할 것이라는 염려는 불필요한 기우입니다. 그보다는 더 많이 감사하고 더 많이 만족하고 기쁘게 사는 길을 찾는 것이 영양을 제대로 섭취하는 바르고, 빠른 길입니다. 감사한 마음으로 밥을 제때에 잘 챙겨 먹는 것만으로 충분합니다.

채식을 하면 단백질이 부족할 것이라는 염려는 불필요한 기우입니다. 그보다는 더 많이 감사하고 더 많이 만족하고 기쁘게 사는 길을 찾는 것이 영양을 제대로 섭취하는 바르고, 빠른 길입니다.

Q36

채식을 하는 아이들이 키가 크지 않을까 봐 걱정하는 당신에게

A 아이들의 성장은 유전과 영양, 그리고 훈련에 의해 좌우되는 것으로 알려져 있습니다. 그럼에도 불구하고 부모들은 영양만으로 아이들의 키를 키울 수 있다고 생각하는 경향이 있습니다. 아이의 성장 시기와 속도에 관련된 모든 것은 이미 유전적으로 결정되어 태어납니다. 영양을 소화·흡수시키면서 필요와 자극이라는 훈련을 통해 그것이 성장에 얼마나 반영될 수 있는지에 관한 문제는 아무도 모르는 일입니다. '그래도 안 먹이는 것보다는 낫지 않느냐?'는 질문은 어리석을 정도로 효율이 떨어지는 이야기입니다.

아이들은 크고 싶을 때 스스로 알아서 먹습니다. 신체 장기의 기능은 삶의 긍정과 의욕에 의해 활성화되면서 영양 흡수가 촉진되고, 그 이용이 극대화되기 때문입니다. ❥

아이는 스스로 크는 존재입니다. 부모의 사

랑의 입김 아래 크지만 모든 결정은 아이 스스로 하게 됩니다. 아이들은 크고 싶을 때 스스로 알아서 먹습니다. 신체 장기의 기능은 삶의 긍정과 의욕에 의해 활성화되면서 영양 흡수가 촉진되고, 그 이용이 극대화되기 때문입니다. 아이들은 기쁘고 즐거워야 큰다는 이야기입니다. 성장에 관여하는 유전자는 20여 개가 넘는 것으로 알려져 있습니다. DNA 유전자의 정보를 읽어내어 RNA 유전자가 아미노산을 끌고 와서 단백질을 결합해 내는 모든 과정은 아이 내면의 깊은 의식의 결정에 따라 이루어집니다. 현대인들이 먹는 음식의 양은 이미 충분합니다. 누누이 강조하지만 우리가 먹는 것의 반도 흡수되지 않고, 흡수되었다 해서 완전 연소되어 목적한 대로 이용되지도 않습니다. 대체로 불필요하게 저장되거나 비생산적인 용도로 소모됩니다.

신체 장기의 크기와 기능이 '정해진' 상태로 태어난 아이에게 단백질에 의한 자극이 지속적으로 이루어지면 장기가 성장하는 속도보다 사지 말단이 자라는 속도가 더 빨라집니다. 이렇게 되면 작은 장기가 큰 덩치를 지탱하기 위해 더 많은 어려움, 심지어 심각한 질병을 불러오기도 합니다. 뼈는 중력에 의해 단단해지기 때문에 발을 땅에 딛고 뛰어놀면 골 형성이 원활하게 이루어지고, 햇빛을 받으면 비타민 D가 합성되어 칼슘 이용률이 높아지고 세포 분열이 촉진됩니다. 아이가 만약 생각과 근심이 많아 위장기능이 떨어지면 영양의 이용률이 저하되고, 내면에 분노와 두려움이 쌓이면 간장과 신장의 기능이 저하되어 물질의 합성과 분해, 대사를 통해 왕성하게 이루어져야 할 성장 곡선에 차질을 빚게 됩니다.

아이의 키가 안 크는 것은 채식이나 편식과 같은 영양의 문제에서 비롯된 것이 아닙니다. 신체의 크기는 유전적으로 이미 결정되어 있는 데다, 아이 내면이 불안정하고 부모를 거부하는 심리가 음식에 대한 거부와 저항으로 나타나는 경우가 많습니다. 아이들이 부모에게 느끼는 안정감과 신뢰는 공기나 물처럼 절대적으로 중요합니다. 부모에게서 안정감이나 애정이 아니라 괴리감을 느끼는 아이들은 삶의 의욕이 없어서 당연히 식욕을 잃고 음식도 받아들이지 않게 됩니다. 아이가 부모에게 충분히 존중받고 이해받으며, 자신이 사랑받고 있다는 느낌이 충만해지면 아이들은 편안함을 느낍니다. 생존에 대한 안정감을 회복한 아이는 기쁘고 즐거운 일을 스스로 찾아나서고, 따라서 식욕도 함께 증가하면서 기꺼이 성장을 지속하게 됩니다. 보살펴지고 있다는 깊은 믿음과 안정감 속에서 이루어지는 기쁘고 즐거운 일상이 바로 아이의 면역력을 회복하고, 치유와 성장을 돕는 결정적인 요인입니다.

Q37

채식을 하면서 빈혈이 될까 봐 걱정하는 당신에게

A 빈혈이라면 일단 붉은 피가 부족하다는 이미지를 떠올리는 현대인들에게 육류를 통해 철분을 섭취하는 것은 당연한 것처럼 이해됩니다. 핏빛이 도는 붉은 육류는 철분과 단백질을 많이 공급해 주고 빈혈을 치료해 줄 것 같은 착각을 일으킵니다. 우리 몸은 철분을 많이 필요로 하지 않습니다. 철분의 흡수율이 매우 낮은 데는 이유가 있습니다. 철분 흡수가 촉진되면 그만큼 산화반응을 촉진해 노화와 질병을 더 많이 불러올 수 있기 때문입니다.

철분을 비롯한 모든 미네랄의 흡수율은 심리적인 상태가 좌우합니다. 심리적 망설임은 철분의 흡수율을 증가시키고 분노와 슬픔, 걱정 등에 의해서 중금속의 흡수가 촉진되면 상대적으로 철분 흡수가 저하됩니다. 분노와 슬픔도 빈혈을 불러올 수 있습니다. 심리적 불안은 중금속이나 미네랄의 흡수에 결정적인 영향을 주기 때문입니다. 여성성이 강한 사람에게는 구리의 흡수가 촉진되고 남성성이 강한 사람에게는 아연의 흡수가 촉진됩니다. 호르몬을 만들기 위한 기본 전제로서 가능한 메커니즘입니다.

아이들도 심리적인 성향에 따라 영양의 불균형이 올 수 있습니다. 분노가 많은 아이들은 납의 흡수가 촉진되어 과잉행동을 일으키며, 초조함은 수은을, 근심과 걱정은 알루미늄과 카드뮴을, 망설임은 철분의 흡수를 촉진합니다. 이것은 심리적 파장과 특정 원소의 파장이 같을 때 몸이 스스로를 치유하기 위해서 스스로 불러들인 결과입니다. 끼리끼리, 동병상련입니다. 비슷한 것끼리 공명하듯 그렇게 같은 파장과 주파수를 가진 입자들끼리 몰려다니기 때문에 심리상태는 영양의 흡수와 이용에 있어서도 중요한 문제가 됩니다. 육식을 해서 빈혈을 해결할 수 있는 것도 아니고, 채식을 해서 철분이 결핍되는 것도 아닙니다. 철분이나 칼슘이나 미네랄과 관련된 모든 문제는 식생활과 관련이 없다고 해도 과언이 아닙니다.

기쁘고 즐거운 마음은 필요한 만큼의 철분을 낚시질합니다. 영양은 물고기이며 몸은 낚싯대이고 마음은 낚시꾼입니다. 낚시꾼이 마음을 내야 낚싯대를 사용해서 물고기를 낚아챌 수 있습니다. 강에는 물고기가 충분히 많이 있습니다. 물고기 걱정은 이제 그만해도 됩니다. 내가 낚시질을 해야 한다는 마음을 먹어야 하고, 다음으로 어떻게 낚시질을 할 것인가를 생각해야 합니다. 그 선택과 결정은 모두 스스로 하는 것입니다. 우리 몸의 주인은 나입니다. 몸은 마음의 거울입니다. 영양 물질의 세계는 마음

> 기쁘고 즐거운 마음은 필요한 만큼의 철분을 낚시질합니다. 영양은 물고기이며 몸은 낚싯대이고 마음은 낚시꾼입니다.

을 통해서 자신의 의식을 그대로 반영하고 있기 때문입니다.

물질이 이동하는 방식에는 농도 차에 따르는 '수동 확산'과 농도 차에 역행하는 '능동 수송'이라는 방식이 있습니다. 능동 수송은 '필요'에 의해 에너지를 쓰면서 흡수하는 방식입니다. 미네랄은 두 번째 방식, 능동 수송이라는 방식에 의해서 흡수되며 필요에 따라 '자기가 원하는' 신체의 수치를 유지하게 됩니다. 요즘 태어나는 아이들에게 빈혈이 빈발하는 이유는 여러 가지가 있을 수 있습니다. 첫째, 위산의 분비능력이 아직 미성숙한 아이들에게 철분 흡수가 저조한 것은 당연한 일이고, 이는 성장하면서 차츰 해결됩니다. 둘째, 철분 흡수는 충분하지만 조혈 단백질을 만드는 과정에서 필요한 조혈 비타민의 섭취가 곡식이나 채소, 과일을 통해 충분히 이루어지지 않는 경우입니다. 아이들에게 엽산과 피리독신과 같은 조혈 비타민이 모자라는 것은 흔한 일입니다. 비타민 B_{12}라는 시아노코발아민이 결핍되어 생기는 거대 적아구성 빈혈 역시 의외로 흔한 일입니다. 시아노코발아민은 장내 세균이 만든다고 알려져 있는데 서구적 식생활이 아이의 장내 생태계 균형을 교란시키는 원인을 제공합니다. 셋째, 환경오염으로 인해 중금속에 노출되는 경로가 많아졌다는 것입니다. 마음이 불안정한 아이들이 중금속을 흡수해 상대적으로 영양 미네랄의 흡수가 방해를 받게 되는 경우입니다. 환경이 오염되고 심리상태가 불안정한 요즘 같은 시대에는 통곡식의 씨눈이 가진 영양과 채식 위주의 식단이 영양을 제공할 뿐만 아니라 아이들의 건강을 지켜내는 방어벽 하나를 갖추어주는 역할을 합니다.

Q38
고기를 먹으면 가스가 차고 트림 나는 당신에게

A 어떤 것이 정상이고, 어떤 것이 비정상인지, 무엇을 믿고, 무엇을 믿지 말아야 하는지 판단하기가 점점 어려운 세상이 되어가고 있습니다. 우리는 고기를 먹고 소화가 안 되는 것을 든든하다고 믿는가 하면, 밥을 먹고 소화가 잘된 것을 헛헛하다고 느낍니다. 관점의 차이입니다. 이 느낌을 어떻게 인식하느냐 하는 것은 개인의 선택이고 자유입니다. 고단백질 식품과 고지방 식품이 위에서 오랫동안 머물러 있는 동안, 포만감을 느끼는 호르몬 분비가 자극됩니다. 어쩌면 우리의 입맛과 몸이 그 상태에 길들여지고 익숙해져서 정상적인 범주의 상태를 기억할 수 없게 되었는지도 모릅니다. 곡류와 채식 위주의 식사를 주로 했던 동양인의 위산은 서양인들에 비해 원활하게 분비되지 않고, 위의 용적 역시 그들에 비하면 크지 않습니다. 전통적인 식사 패턴이 위의 기능을 더 자극해서 발달시킬 필요가 없었던 셈입니다. 최근 30년 동안 식생활이 급격하게 변화되었다고는 하지만 유전적인 골격을 바꾸어낼 정도로 긴 시간은 아닙니다.

위에서 분비되는 위산은 입에서 들어온 효모나 세균을 살균해 불필요한 것을 용해시키

> 위산분비가 저하되면 살균 작용이 떨어져 위에서 소화되지 않고 있는 단백질을 효모와 세균들이 분해하면서 유기산과 가스를 만들어냅니다. 이 유기산을 우리는 신물로 느끼는 것이고, 가스를 트림으로 배출하게 됩니다. ♥

고, 단백질을 분해시키는 소화효소를 활성화시키며, 미네랄을 흡수시킬 수 있는 이온 형태로 해리시킵니다. 위산의 목적과 역할은 뚜렷합니다. 위산분비가 저하되면 살균 작용이 떨어져 위에서 소화되지 않고 있는 단백질을 효모와 세균들이 분해하면서 유기산과 가스를 만들어냅니다. 이 유기산을 우리는 신물로 느끼는 것이고, 가스를 트림으로 배출하게 됩니다. 위의 운동성이 더 저하된 경우 위는 하수되고 소화된 음식의 배출과 이동이 제한됩니다. 음식이 위에 오랜 시간 동안 머물면 더부룩한 복부 팽만감과 함께 가스가 차고, 지속적인 불쾌감을 느끼게 됩니다. 위산분비가 계속 저하되면 단백질 이용률이 떨어지고 미네랄의 흡수율도 저하됩니다.

위의 기능이 저하된 상태를 말하는 '저산증'과 같은 상태는 의학적인 질병으로 진단하지 않습니다. 현대 의학은 '기능상'의 문제에 접근하지 않기 때문입니다. 생명을 하나의 연속적인 과정으로 이해하지 않는 근본적인 철학의 맹점을 안고 있는 것이지요. 저산증 환자가 약을 먹어서 해결할 수 있는 방법도 없습니다. 위산분비를 억제하는 약은 있지만, 위산분비를 촉진하는 약은 없습니다. 위의 기능을 회복할 때까지 단백질 식사를 제한하고 위의 운동성과 위산의 분비를 정상화시키기 위해서 현미밥과 채식 위주로 만든 반찬을 기쁘고 즐겁게, 규칙적으로 식사하는 방법밖에 없습니다. 복식 호흡을 통해서 자율신경이 안정되면 위장의 기능도 빠르게 회복됩니다. 기쁘고 즐거운 마음은 입안에 침을 고이게 하고 위와 장도 물결치듯 활발하게 움직이게 하며, 위산과 소화액의 분비를 촉진시키게 됩니다. 우리가 먹는 밥과 음식을 대하는 자세와 마음 씀씀이가 몸을 회복시키는 기적을 만들어냅니다.

Q39

우유를 완전 식품이라고 믿고 있는 당신에게

A 밥을 안 먹는 아이에게 이거라도 먹으라며 권하는 우유 한 잔! 아이들은 우유 한 잔에 엄청난 포만감을 느끼며 식욕을 잃어버립니다. 학교 급식을 하기 전인 오전 10시쯤 우유를 먹은 아이가 점심 급식을 맛있게 먹기는 쉽지 않습니다. 편식을 하거나 식사량이 적은 아이들이 먼저 끊어야 하는 식품도 우유이고, 질병을 치료하고자 하는 입장에서 보아도 우유는 그만 먹어야 할 식품 중에 하나입니다.

모든 동물은 이유기 동안만 어미의 젖을 먹고 이유기가 끝난 다음에는 고형의 식사를 하기 시작합니다. 이유기는 유동식에서 고형식으로 옮겨가기 위해 훈련하는 기간입니다. 이유기가 지나면 유당을 분해시키는 효소가 활성화되지 않기 때문에 우유에서 당분을 이용하기는 쉽지 않습니다. 오히려 소화되지 않은 유당은 장내 생태계를 교란시켜 설사나 복통을 일으키기도 합니다. 특히 서양인에 비해 동양인에게 유당을 분해시키는 효소가 더 많이 퇴화되어 있습니다. 소가 제 새끼를 먹이기 위해서 분비하는 젖을 사람이 빼앗아 먹는 것은 미안한 일이자 동시에 고마운 일이기도 합니다. 하지만 그것도 '어쩌다, 적당히'가 아니라 반복적으로 매일 우유를 먹는 습관을 만들어냈다는 것은 거의 난센스에 가까운 일입니다.

우유의 거대 단백질인 카제인은 소화가 잘 되지 않아 알레르기를 일으키거나 국소 호르몬의 합성을 방해하기 때문에 환경의 변화에 즉각 적응할 수 있는 능력을 떨어뜨립니다. 또 카제인 단백질은 칼슘 이온과 함께 '파라카제인칼슘'이라는 불용성의 침전을 만들어 칼슘 흡수를 저해하기도 합니다. 우유에 칼슘이 많다고 해서 우유가 칼슘 섭취에 적당한 식품이거나 완전식품으로 추천할 수 없는 이유가 여기에 있습니다. 앞서 밝힌 것과 같이 칼슘의 흡수는 그렇게 녹록하지 않습니다. 칼슘 흡수는 위산의 분비 능력에 따른 용해율과 관련이 있고, 식사 중에 같이 섭취하는 다른 미네랄과 섬유질의 양과도 연관되어 있습니다. 칼슘 이온 입자의 에너지 상태에 따라 결정적인 흡수 조건이 만들어지기도 합니다. 이 모두가 음식을 대하는 마음과 생리적 필요에 의해서 우리 몸이 스스로 알아서 조절하고 있다는 증거입니다.

인스턴트 식품이나 가공식품이 어쩌다 먹는 비상 식품이듯 우유와 유제품도 어쩌다 가끔 먹을 수 있는 정도면 충분합니다. 그것은 안 먹어도 되는 식품이기 때문입니다. ❣

밥을 안 먹는 아이의 키를 키우기 위해 우유를 먹이면 영양의 불균형과 편식이 더 심해질 수 있다는 이유 하나만으로도 아이들에게 우유와 유제품 섭취를 제한해야 합니다. 질병을 앓는 사람 역시 우유나 유제품이 면역력을 떨어뜨리고 영양 대사와 호르몬 대사를 교란시키기 때문에 제한해야 합니다. 인스턴트 식품이나 가공식품이 어쩌다 먹는 비상 식품이듯 우유와 유제품도 어쩌다 가끔 먹을 수 있는 정도면 충분합니다. 그것은 안 먹어도 되는 식품이기 때문입니다. 우유를 마시면 소화가 안 돼서 먹기 싫어하는 사람들이 락타아제 소화 효소까지 들어간 우유를 굳이 마셔야 할 이유가 없고, 우유 비린내를 싫어하는 사람들이 초콜렛향, 딸기향, 커피향, 캐러멜향을 잔뜩 첨가하고 설탕까지 가득 넣어 만드는 가공우유를 마셔야 할 이유가 없습니다. 살찌는 것이 무서워 칼로리를 제한하는 사람들이 저지방 우유를 골라 먹으며 유기 용매가 잔류되어 있을지도 모를 우유를 마셔야 할 이유가 없고, 우유만 먹으면 속이 부글거리는 어른들이 골다공증을 예방하기 위해 끓인 우유를 하루 1리터씩 먹어야 할 이유는 더더욱 없습니다. 내 몸이 원하지 않은 것을 먹음으로써 목적을 달성할 수는 없는 일이기 때문입니다. 내 몸과 마음을 편안하게 해주는 음식이 우리가 원하는 음식이어야 합니다.

Q40

계란과 우유와 밀가루가 문제가 되는 알레르기 당신에게

A 만약 위장기능과 면역기능이 워낙 좋아 정상적으로 작동하고 있다면 계란의 알부민 단백질이나 우유의 카제인 단백질, 밀가루의 글루텐 단백질, 아니 그 어떤 단백질도 문제가 되지 않을 겁니다. 동양인들의 위장능력에 맞지 않는 많은 양의 단백질, 입자가 큰 거대 단백질이 위장관으로 밀려들어온 것은 최근의 일입니다. 불규칙한 식사습관과 생활습관, 가속화되고 있는 환경오염과 조절되지 않는 스트레스는 사람들의 면역체계를 뒤흔들어 놓았고, 외부의 작은 자극에도 민감하게 반응하게 되었습니다. 적당한 정도의 외부 자극이 들어왔을 때 그것을 적절히 수용하면 문제없이 생활할 수 있습니다. 그런데 현대인들에게는 외부의 자극이 감당할 수 없을 만큼 많이 늘어났고, 자극을 받아들이고 해결하는 면역 시스템에도 문제가 생겼습니다.

인체의 방어 시스템이란 내 몸과 내 몸이 아닌 것을 구분하는 능력을 말합니다. 태아의 세포는 자신의 세포막에 모든 단백질과 탄수화물과 지방의 분자 목록을 가지고 있다고 합니다. 세포는 내 몸인 것과 내 몸이 아닌 것을 정확하게 기억하고 있다는 것이지요. 또 면역세포도 성장하면서 세포막에 다른 분자를 인식할 수 있는 감각기관을 갖게 됩니다. 가장 정상적인 면역반응은 외부 항원의 침입에 적당한 항체를 만들어내 완벽한 '항원 항체 결합 반응'으로 게임을 깨끗이 종료하는 것입니다.

먼저 활동을 시작한 대식세포가 '식작용'을 통해서 처리하고 두 번째로 T세포와 B세포를 통해 항체 합성과 중단의 과정이 적절히 일어나야 합니다. 그런데 이 과정에서 항체가 지나치게 많이 생겨 히스타민 분비가 증가하면 발열, 수포, 부종, 통증, 가려움과 같은 증상이 나타나는데, 이 과정을 신경질적인 면역의 과민반응이라고 하며 알레르기 질환이라고 통칭합니다. 면역세포가 제 역할을 못하는 이상반응, 과잉반응 상태입니다. 21세기는 알레르기 홍수시대라 할 만큼 많은 알레르기 질환이 급증하고 있습니다. 비염과 천식, 아토피 피부염뿐만 아니라 잦은 설사와 두통, 구토, 배뇨장애까지 그 종류와 양상이 갈수록 다양해지고 심각해지고 있습니다.

알레르기는 현대 의학으로 치료되지 않는 질병으로서 증상만을 개선하는 데 목적을 두고 있어 항히스타민제와 스테로이드제와 면역억제제 등이 처방되고 있습니다. 면역반응을 귀신의 장난이 아닌 긍정적인 생명체의 대응과정으로 이해하는 데만도 2,000여 년에 걸리는 세월이 필요했다고 합니다. 면역체계를 정상화시켜서 정상적인 면역반응이 제대로 일어나도록 하는 방법은 아직 발견

> 현대 의학은 현재 생명력을 믿거나 그것을 추동시키는 방법을 고려하지 않고 있습니다. ❣

되지 않고 있습니다. 좀 더 근본적으로 따져보면 질병을 대하는 기존 패러다임의 한계이기도 합니다. 현대 의학은 현재 생명력을 믿거나 그것을 추동시키는 방법을 고려하지 않고 있습니다. 내 몸의 참 주인이 되어 자신의 생명력을 부활시켜 스스로 치유하고 회복하는 문제는 철저히 개인의 영역에 남겨진 상태입니다.

면역체계가 교란되는 것은 원천적으로 자율신경계와 내분비계의 균형과 조화가 깨졌기 때문입니다. 신경과 호르몬의 분비를 안정화시키려면 첫번째, 에너지를 제대로 공급해주어야 하고 두 번째, 심리적인 안정과 행복감이 있어야 합니다. 이 모든 과정에는 사람과 상황의 차이에 따른 시간이 걸리게 됩니다. 누가 무엇을 먹고 좋아졌다고 해서 내가 그것을 먹고 낫는다는 보장이 없고, 누가 얼마 만에 나았다고 해서 내가 그 시간 안에 회복된다는 보장도 없습니다. 다만 균형이 깨진 내 몸에 미안해하며 정성을 다해 내 몸의 생명력이 다시 깨어날 때까지 끝없이 도울 뿐입니다. 자율신경과 내분비계의 균형과 조화가 이루어지면 면역 시스템은 정상화되기 시작합니다.

알레르기를 치료하려면 우선 외부 항원과 내부 항원을 줄이고 생활을 안정시킬 필요가 있습니다. 육식과 계란, 우유와 밀가루 같은 고단백 식품을 제한하고, 가공식품과 인스턴트 식품, 유전자 조작 식품을 피해 화학물질이 몸에 들어오는 것을 차단해야 합니다. 그리고 노출될 수 있는 환경 호르몬의 양을 줄이고, 생명활동이 방해를 받지 않는 쾌적한 환경을 만들어주는 것이 외부의 항원을 줄이는 노력에 해당합니다. 둘째로 위장관의 소화능력을 회복하고 장내 세균에 의한 독소 생성을 줄이며 신체의 불완전한 대사, 중간 대사산물이 축적되지 않도록 노력하는 것이 내부의 항원을 줄이는 노력에 해당합니다. 아울러 곡류와 채식 위주의 식사를 하며 삶에 대한 긍정적인 자세를 가지고 만족스럽고 기쁜 시간을 가지는 것이 중요합니다. 물론 지나치게 무리하지 않는 생활로 삶의 균형과 조화를 이루려는 노력도 반드시 필요합니다. 외부 환경의 문제도 심각하지만, 불안정한 심리상태로 만들어내는 내부의 독소를 꼭 기억할 필요가 있습니다. 방어능력이 회복되면 외부에서 발생하는 문제를 더 잘 극복할 수 있기 때문입니다.

생명은 바람과 같이 늘 출렁이지만 그 유연함으로 인해 탄력을 갖게 되는데 이것은 생명 고유의 특질입니다. 생명은 약하고 부드럽고 연한 것이라 유연하며 탄력적이고, 생명은 어느 상황에서도 자신의 특질을 보전하기 위해 스스로를 지키는 힘을 가지고 있습니다. 알레르기 질환이 증가한다는 것은 우리가 생명력을 회복하는 일에 좀 더 집중할 필요가 있다는 것을 알려줍니다. 옛 사람들은 강하고 억세고 거친 것은 죽음의 무리이고, 약하고 연하고 부드러운 것은 삶의 무리라 했습니다. 우리 삶의 방식이 더욱 약하고 연하고 부드러워질 필요가 있다는 것입니다. 삶이 더 강하고 억세고 거칠어질 필요가 없습니다. 강하고 억세고 거칠어지면 모든 생명이 죽어가야 하기 때문입니다.

Part_ 3
지방과 가공식품에 관한 모든 것

고온에서 복잡하게 요리한 음식과 가공식품이 육체에 미치는 영향에 대해서 살펴보며, 음식 조리에 대한 부담을 덜고 우리 몸은 그렇게 많은 음식을 필요로 하지 않는다는 것을 알아갔으면 합니다. 음식을 준비하고 먹고 나누는 과정이 자신의 몸을 사랑하고 사랑하는 가족과 교감하고 소통하는 시간이 되기를 바랍니다.

Q41

지방이 체질을 바꾼다는 것을 모르는 당신에게

A 지방이 비만의 원인으로 지목되어 원망의 대상이 된 지도 오래되었습니다. 콜레스테롤 또한 심장병을 일으킨다고 해서 부정적으로 인식되었던 생각이 바뀌는 데도 50여 년이라는 세월이 걸렸습니다. 하지만 지방은 효율적인 에너지 저장 수단일 뿐만 아니라 세포막의 성분으로 국소 호르몬과 성 호르몬, 스트레스 호르몬의 원료로 사용됩니다. 몸에서 합성되지 않아 꼭 음식으로 섭취해야 한다는 필수지방산이 결핍되면 외부의 스트레스 반응에 민감해지고 면역기능은 떨어집니다.

60조에 이르는 세포의 모든 세포막에 필수지방산이 채워져 '세포의 유동성'이나 '물질의 투과성'에 관여하면서 세포가 기능을 잘 수행하도록 관문receptor 으로서의 역할을 잘 해내려면 세포막이 필수지방산으로 충분히 포화되는 데까지 많은 시간이 필요합니다. 이것은 하루아침의 노력으로 달라지지 않습니다. 오랜 시간 동안 건강한 식습관을 유지하면서 이룰 수 있는 보이지 않는 영역의 과제입니다. 나쁜 기름을 많이 먹으면 이 같은 근본적인 문제를 안게 됩니다.

지방에는 동물성 굳기름도 있고 식물성 물기름도 있습니다. 동물성 굳기름이라고 불리는 포화지방은 동물성 식품에서만 섭취되는 것이 아니라 탄수화물을 많이 먹었을 때도 합성됩니다. 정확히 표현하자면 인슐린이 많이 나왔을 경우 에너지로 사용되고 남아도는 당분은 모두 포화지방으로 전환되어 체내에 저장됩니다. 당분의 지속적인 과다 자극에 의해서 인슐린이 과잉분비되는 상태가 되면 조금만 먹어도 살이 찌는 체질이 되어버립니다. 체질의 정의는 다양해서 타고났을 때의 상태를 의미하기도 하고, 후천적으로 잘못된 습관에 의해서 변화된 체세포의 성질을 의미하기도 합니다. 인슐린이 많이 나오는 체질로 변하는 것도 후천적인 일이며, 세포막에 나쁜 지방이 들어가 기능이 떨어지는 것도 후천적인 문제입니다.

필수지방산은 모두 불포화지방산으로 되어 있고 식물성 기름을 통해서 섭취됩니다. 필수지방산에는 시스형의 리놀레산과 알파 리놀렌산이 있는데, 리놀레산은 오메가-6 지방산이고 리놀렌산은 오메가-3 지방산입니다. 이 두 가지 불포화지방산의 가장 중요한 역할은 프로스타글라딘 prostaglandin 이라는 국소 호르몬을 만들어서 세포의 환경 변화에 '즉각적으로' 반응하여 균형과 조화 상태를 빠르게 회복하는 것입니다. 중추 센터에 알려 뇌에서 신경전달 신호나 호르몬 분비를 통해서 말단의 상황을 해결하기에는 시급하다는 세포의 적절한 판단이기도 합니다. 신체가 외부 환경 변화에 대해 항상 일정한 조건, 내부 환경을 유지하기 위해 역동적인 변화를 일으키는 것을 생체 항상성 homeostasis 기능이라고 하는데, 필수지방산은 이 과정에서 중요한 역할을 하는 것이지요.

생체 항상성은 근본적으로 시상하부와 뇌하수체의 통제하에 자율신경계의 균형과 내분비계의 조화에 의한 운영 시스템을 통해서 유지됩니다. 현대인들의 편향된 식사, 편향된 사고, 편향된 생활습관은 이 두 시스템의 균형을 무너뜨립니다. 현대인들이 가진 대부분의 질병이 자율신경 실조 상태에서 출발하는 것도 이와 같은 이유 때문입니다. 자율신경 실조증이라고 불리는 이 증상은 오랜 시간 동안 생활습관과 정신적 스트레스에 의해서 비롯되기 때문에 실질적인 삶의 질의 저하를 심각하게 가져옴에도 불구하고 적극적인 치료의 영역에서는 제외되어 있는 상태입니다.

자율신경계는 교감 신경계와 부교감 신경계로 운영되는데, 교감 신경은 신체를 각성하고 흥분하고 물질 영양을 분해시키는 과정에 작용한다면, 부교감 신경은 이완하고 영양의 흡수와 물질의 합성 촉진에 관여합니다. 신체는 철저히 긴장과 이완, 합성과 분해, 창조와 파괴, 질서와 혼돈이라는 역동적인 변화 과정과 끊임없이 균형과 조화를 찾아가려는 힘에 의해서 유지됩니다. 자율신경 실조증은 교감 신경과 부교감 신경의 불균형과 부조화 상태를 의미합니다. 교감 신경계의 만성적인 흥분에 의해서 아드레날린은 고갈되고 부교감 신경 말단의 아세틸콜린 분비는 저하됩니다. 자율신경 실조증을 치료하는 데 있어서 집착하고 분노하는 마음을 조절해서 긴장을 이완시키는 일은 중요합니다. 혈당을 안정적으로 유지하기 위해서 통곡식의 규칙적인 식사를 하고, 좋은 지방산을 섭취하기 위해서 가공식품을 줄이는 일도 신경 세포의 건강을 유지하는 데 있어서 중요합니다. 복식 호흡과 요가와 명상은 부교감 신경을 활성화시켜 잃어버린 자율신경의 균형과 조화를 빠르게 회복시켜줍니다.

신체는 철저히 긴장과 이완, 합성과 분해, 창조와 파괴, 질서와 혼돈이라는 역동적인 변화 과정과 끊임없이 균형과 조화를 찾아가려는 힘에 의해서 유지됩니다.

Q42

기름에 볶거나 지진 것을 좋아하는 당신에게

A 정제한 가공 식용유를 먹기 시작하면서부터 필수지방산 간의 균형이 무너지면서 기름진 음식에 대한 욕구가 더욱 늘어나게 되었습니다. 자연 상태의 식품에서 필수지방산을 직접 얻거나 살짝 볶아 압착해서 짠 기름을 먹었을 때는 필수지방산 간의 균형이 무너지지 않았습니다. 1970년대까지만 해도 정제한 식용유는 소수의 부유한 사람들만이 먹을 정도로 귀한 것이어서 명절날 주고받는 귀한 선물목록 중 하나였습니다. 그러다 보니 기름을 사용한 음식이 귀하게 대접받았고, 뭔가 있어 보이는 요리의 대열에 합류해 잔칫날, 생일날, 명절날, 특별한 날에 지짐이나 튀김이 없으면 대접이 소홀하거나 뭔가 빠진 듯한 느낌을 갖게 되었습니다.

사람들은 점점 식용유를 사용한 음식을 맛있게 느끼기 시작했고, 요리하기도 편하다고 생각하게 되었습니다. 어떤 음식이든 기름에 볶거나 지지거나 튀겨버리면 재료가 본래 가진 고유한 맛과 식감은 사라지지만 고소한 맛과 아삭한 식감은 새로운 즐거움을 줍니다. 하지만 튀긴 음식은 영양과 칼로리가 모두 달라진 완전히 다른 식품이 됩니다. 지난 30년 동안 기름을 사용한 음식을 갈수록 더 많이 먹게 되었습니다. 음식 자체를 먹는 것이 아니라 기름 특유의 맛과 향과 촉감에 길들여졌고, 결국 음식의 주인이 아니라 노예가 되어버린 듯합니다.

어린 아이들도 닭 백숙보다 치킨을, 떡볶이보다 떡꼬치를, 찐 고구마보다 맛탕을 더 좋아합니다. 그나마 혀의 미각세포가 정상적으로 작동하는 경우에는 변질된 기름이나 오래된 기름, 산패해서 찌든 냄새가 나는 기름을 알아내지만, 화학 조미료에 의해 미각 신경이 마비된 사람들은 그것을 구별하지 못합니다. 튀긴 것이라면 무엇이든 좋아하고 아삭한 식감을 즐기게 됩니다.

흰 쌀밥과 흰 설탕, 흰 밀가루와 같이 정제한 식품을 빨리 먹으면 공복감이 빨리 찾아오고 포만감은 지속되지 않습니다. 공복감은 당분으로 해결할 수 있지만 포만감은 천천히 씹어 먹어 뇌의 포만 중추를 자극하거나 위에 오랜 시간 머무르는 지방과 단백질 식품이 아니면 해결되지 않습니다. 위의 용적이 큰 사람들한테 포만감은 쉽게 생기지 않고, 지방과 단백질 함량이 낮은 식품은 포만감을 주지 못해 결국 과식을 하게 됩니다.

정제한 기름은 가공과정 중 변질될 가능성이 높고, 압착한 기름도 보관하거나 유통되는 과정에서 산패되기도 합니다. 불포화지방산은 상온에서 불안정한 상태이기 때문에 지방이 들어 있는 식품은 가공하지 않고 자연에 가까운 상태로 바로 먹는 것이 가장 좋습니다. 산패된 기름은 '과산화지질'이라는 강력한 발암물질을 만들어내고, 우리 몸 안에서 세포의 기름막을 파괴시켜 산화물을 연쇄적으로 만들어냅니다. 산화물의 증가는 항산화 영양소의 필요량을 높이고 노화와 각종 질병의 발병 가능성도 높이게 됩니다.

기름의 파장과 에너지는 음식 고유의 파장을 바꾸어 완전히 다른 음식으로 만들어버립니다. 감자가 1%의 기름을 가지고 있는 것에 비해 포테이토칩은 40%에 육박하는 기름을 갖게 되는데 이는 완전히 다른 식품이라고 해야 합니다. 포테이토칩에 감자의 영양은 없습니다. 포테이토칩을 먹으면서 감자를 먹었다고 할 수는 없는 일입니다. 기름에 튀긴 음식을 먹는 것은 단순히 칼로리만 높은 음식을 먹는 것이 아니라 완전 낯선 식품을 보내 우리 몸을 놀라게 하는 일입니다.

만약 기름진 음식에 대한 욕구를 참을 수 없다면 눌러서 갓 짠 기름이나 씨앗이나 견과류 등을 먹으면 그 욕구가 일정 부분 해소됩니다. 콩류를 비롯해 참깨나 들깨, 땅콩이나 잣과 같은 견과류를 좀 더 먹으면 기름진 음식에 대한 욕구를 조절하는 데 도움이 됩니다. 하지만 이것들도 칼로리가 높은 음식이므로 적당히 조절할 필요가 있습니다. 아무리 몸에 좋은 것이라도 우리 몸은 많이 먹는 것을 원하지 않습니다. 씨앗류나 콩류, 견과류를 반찬이나 양념으로 사용해온 이유가 충분히 있었던 것입니다. 우리 몸은 필수지방산도, 단백질도 많은 양을 필요로 하지 않기 때문입니다. 필수지방산의 결핍이 아닌 단순히 포만감의 문제라면 현미 잡곡밥과 같이 섬유질과 당분이 있는 음식을 천천히 씹어 먹음으로써 지방에 대한 지나친 욕구를 정상적인 수준으로 서서히 되돌릴 수 있습니다.

기름의 파장과 에너지는 음식 고유의 파장을 바꾸어 완전히 다른 음식으로 만들어버립니다.

만약 기름진 음식에 대한 욕구를 참을 수 없다면 눌러서 갓 짠 기름이나 씨앗이나 견과류 등을 먹으면 그 욕구가 일정 부분 해소됩니다.

Q43

튀긴 음식들이 너무 좋은 당신에게

A 모든 음식은 튀기면 고소하고 맛있게 느껴집니다. 또 기름만 잘 사용하면 많은 양의 요리도 쉽고 빠르게 할 수 있습니다. 여름철에는 식중독이나 전염병이 발병할 가능성을 줄일 수 있기 때문에 단체 급식에서도 튀기는 방식을 많이 이용합니다. 배달 음식이 발달되어 있는 우리나라와 같은 경우는 치킨과 돈가스, 피자와 같은 기름진 음식에 노출되기도 쉽습니다. 유독 튀긴 음식을 즐긴다면 스트레스 상태를 반영하는 것으로 볼 수도 있습니다. 국소 호르몬의 원료로 사용되는 필수지방산은 스트레스 상태에서 더 많이 소모됩니다.

장기적으로 집중된 스트레스는 몸의 '생존 반응'을 일으키는데, 생존 반응은 극단적으로 생식기능을 차단

기름진 음식, 튀긴 음식에 대한 과도한 욕구가 있다는 것은 극심한 스트레스로 인해 필수지방산에 대한 욕구가 증가되어 있는 상태라고 할 수 있습니다.

하거나 반대로 항진시키기도 합니다. 스트레스 반응을 전문용어로 '싸움과 도주의 반응 Fighting & Flighting Reaction'이라고 합니다. 위기상황에 맞닥뜨렸을 때 도망치기 위해 우리 몸에서는 남성 호르몬의 분비가 증가됩니다. 스트레스 호르몬과 남성 호르몬이 함께 늘어나는 것이지요. 뿐만 아니라 모든 생명체는 극도의 스트레스 상태에서 자신의 씨앗을 남기고 생을 마감하려 들기 때문에 성 기능이 오히려 항진되는 경우도 있습니다. 기름진 음식, 튀긴 음식에 대한 과도한 욕구가 있다는 것은 극심한 스트레스로 인해 필수지방산에 대한 욕구가 증가되어 있는 상태라고 할 수 있습니다. 그것을 알아차릴 필요가 있는 것이지요. 스트레스가 조절되고 몸과 마음이 안정되면 과도한 지방에 대한 욕구 또한 사라집니다.

또 오랜 시간 동안 계속된 잘못된 식생활 습관으로 인해 오메가-6 지방산의 섭취가 증가되어 있을 수도 있습니다. 그런 경우 오메가-3 지방산의 섭취를 늘려 균형을 이루기 위해서 지방에 대한 전반적인 욕구가 늘어나기도 합니다. 오메가-6와 오메가-3의 이상적인 섭취 비율은 4:1 정도가 가장 이상적이라고 하는데 현대인들은 오메가-6 지방산을 오메가-3 지방산보다 거의 20배 이상 더 먹고 있다고 합니다. 오랜 시간 동안 정제한 기름을 사용한 식품이나 가공식품에 익숙해져 있다면 필수지방산은 결핍됩니다. 필수지방산에 대한 신체 요구량이 증가하면서 지방 식품에 대한 욕구가 전반적으로 증가하는 것은 자연스러운 현상입니다.

몸이 더 좋은 지방산을 원할 때 변질된 기름, 변형된 나쁜 지방산을 먹지 않도록 조심하고, 좋은 지방산을 섭취하기 위해 노력할 필요가 있습니다. 현대인들이 식용유와 가공식품을 많이 먹게 되면서 오메가-6와 오메가-3 지방산의 균형이 무너져버린 것은 심각한 이야기입니다. 오메가-6 지방산의 섭취가 월등히 많아지면 세포는 염증 상태가 됩니다. 오메가-3 지방산의 혈전을 용해하는 작용이나 혈압을 떨어뜨리고 염증을 억제하는 작용도 모두 차단하게 됩니다. 이 문제는 정제한 식물성 기름을 사용한 음식을 제한하고 가공식품 섭취를 줄이는 것만으로도 도움이 될 수 있습니다. 오메가-3 지방산을 더 많이 먹는 것보다 오메가-6 지방산 섭취를 줄이는 것이 우선입니다.

Q44

들깨, 들기름이 싫은 당신에게

참깨나 참기름보다 홀대를 받아왔던 것이 들깨와 들기름입니다. 자연 상태의 식물성 식품 중 오메가-3 지방산인 리놀렌산이 많아 새삼 주목을 받게 된 것이 들깨와 들기름입니다. 참깨의 고소함에 비해서 들깨의 고소함은 상대적으로 덜하고, 불포화지방산의 배합이 다르기 때문에 비린내가 나기까지 합니다. 들깨는 볶아서 강정을 만들어 먹기도 하고 가루를 내어 나물을 무쳐 먹는 데 이용하기도 하고, 때론 들깨탕과 같이 국이나 찌개에 넣어 먹기도 합니다. 참깨나 들깨는 모두 까맣게 볶아서 짜야 고소해지고 기름의 회수율이 높아지지만 높은 온도에 장시간 볶을수록 산화될 위험이 높아집니다. 기름을 짤 때는 살짝 볶아서 짜는 것이 좋고, 압착해서 눌러 짠 신선한 기름을 얻을 수 있다면 좋은 기름을 안전하게 먹을 수 있습니다.

고유의 맛과 향을 가진 들깨와 들기름을 모든 사람들이 좋아하는 것은 아닙니다. 들깨는 유난히 기름지게 느껴지기도 하고 특유의 맛과 향도 있습니다. 또 참깨나 참기름보다는 많은 양을 한꺼번에 먹다 보니 위에 부담을 느끼는 경우도 있습니다. 만약 들깨의 맛과 향이 싫거나 부담스럽다면 미각세포가 자연 상태의 음식이나 몸에 필요한 영양소를 감지하는 장치에 문제가 생겼다고 할 수도 있습니다.

자연 상태의 음식의 맛을 잘 모르고 거부하는 것을 미맹味盲이라고 합니다. 음식은 특별히 좋은 것도, 특별히 싫은 것도 없는 무개성의 상태에서 먹을 때, 가장 맛있고 감사하게 고루 먹을 수 있습니다. 자연적인 미각에 따라 음식을 고루 먹을 수 있는 상태가 영양의 균형을 담보하게 됩니다. 미각의 균형은 영양의 균형이고 오장육부의 건강이기도 합니다. 현대인들의 미각신경은 화학 조미료에 의해서 마비되어 있고 음식 고유의 참맛을 기억하지 못하고 있습니다. 김치, 오이, 콩이 아이들의 의미 있는 편식의 지표라면 들깨는 어른들의 편식의 지표가 되기도 합니다.

또 반대로 몸에 좋다고 한꺼번에 많은 양을 먹어 위에 부담을 주는 경우도 생길 수 있습니다. 좋은 것을 한꺼번에 많이 먹는 것보다 감사한 마음으로 조금씩 꾸준히 먹으면서 식생활에 안착시키는 것이 중요합니다. 지나친 것이 부족한 것보다 못한 경우가 많고, 한 번에 많은 것을 이루고자 하기보다 적은 노력이라도 꾸준히 실천하는 것이 필요할 때도 있습니다. 중요한 것은 제 2의 천성이라는 '습관'을 잘 들이는 것입니다. 몸에 좋은 것을 얼마나 먹느냐 하는 문제가 아니라 변화된 방식을 타고난 천성처럼 생활에 안착시키는 것입니다. 좋은 것, 옳다고 생각하는 것이 생활에 뿌리를 내려 그것이 좋은지도, 옳은지도 모르는 상태가 되어가는 것. 좋다거나 또는 옳다거나 하는 생각조차 없어지는 단계가 되어 특별한 것이라는 생각조차 들지 않을 때 몸은 비로소 그것을 제 몸처럼 하나로 인식하게 됩니다. 특별한 것이 없을 때, 별다른 생각도 노력도 필요 없을 때 음식과 나는 자연스럽게 하나가 됩니다.

Q45 생선 기름이 들기름보다 좋다고 생각하는 당신에게

A 생선 기름과 들기름에는 모두 오메가-3 지방산이 많은 것으로 알려져 있습니다. 몸에서 만들어지지 않아 음식으로 섭취해야 한다는 필수지방산 중에 오메가-3 지방산은 알파-리놀렌산입니다. DHA, EPA는 오메가-3 지방산이지만 몸에서 만들어지기 때문에 필수지방산이라고 하지는 않습니다. 붉은 살 생선에 많다는 오메가-3 지방산은 꼭 음식이나 건강식품으로 먹어야 하는 필수지방산이 아니라는 이야기입니다. 들기름에 들어 있는 필수지방산인 알파-리놀렌산은 세포 안에서 효소의 도움을 받아 DHA, EPA로 전환된 다음 국소 호르몬을 만듭니다. 국소 호르몬은 혈압과 혈당을 조절하고 염증과 통증, 면역조절에 관여합니다. 들기름이나 생선 기름이 좋다는 것은 국소 호르몬의 작용 자체가 중요하기 때문입니다.

생선 기름에 오메가-3 지방산이 많은 것은 사실이지만 생선의 DHA, EPA가 반드시 음식으로 섭취해야 하는 필수지방산은 아니기 때문에 강박관념을 가질 필요가 없습니다.

푸른잎 채소나 들깨와 같은 씨앗류 식품으로 충분히 보충할 수 있습니다. 그럼에도 불구하고 생선 기름이 좋다고 선전된 이유는 평상시에 식물성 식품이나 해조류, 생선류를 먹지 않은 서양인들이 자신들의 식생활을 반성하면서 비롯된 이야기입니다. 그들의 혈중에는 오메가-3 지방산이 아예 검출되지 않은 경우가 많이 있었고, 이런 문제가 심장병이나 뇌혈관 질환의 발생을 증가시킨다고 보고되었기 때문입니다. 그래서 생선 기름을 건강식품으로 권장하게 된 역사가 있었습니다. 물론 전통적으로 다양한 식사를 해왔던 동양인들에게는 꼭 필요한 권고 사항이 아니었습니다.

오메가-3 지방산을 생선에서 섭취해야 한다는 발상 역시 비타민, 미네랄과 같은 미량 영양소가 결핍된 가공식품을 즐기는 서양인들의 식생활 패턴으로부터 근거한 이야기라고 할 수 있습니다. 식물성 식품에 들어 있는 알파-리놀렌산은 '전환효소'의 도움을 받아 DHA, EPA로 전환됩니다. 서양인들이 비타민과 미네랄이 결핍된 육식 위주의 식사를 하다 보니 당연히 미량 영양소 결핍으로 '전환효소$^{detta\text{-}6\text{-}desaturase}$'를 제때에, 제대로 만들어내지 못하는 원천적인 문제를 안고 있습니다. 하지만 우리는 채소나 해조류에서 섭취했던 오메가-3 지방산만으로도 충분했고, 채식 위주의 식단을 통해서 충분한 비타민과 미네랄을 섭취할 수 있었습니다. 이런 상황에서도 결핍이 생긴 이유는 가공된 기름을 통해 오메가-6 지방산의 섭취가 증가했기 때문입니다. 가공 기름 섭취를 줄임으로써 오메가-6 지방산의 섭취를 줄이면 오메가-3 지방산의 상대적 결핍 증상이 해소됩니다.

더욱이 생선을 통해 오메가-3 지방산을 섭취하면 단백질 섭취도 함께 증가하기 때문에 원치 않는 문제에 봉착할 수 있습니다. 생선의 오메가-3 지방산이 심장병과 혈관질환을 예방해 준다고 보고되고 있지만, 혈액은 과도한 단백질의 섭취로 산성화되어 또 다

에스키모인들은 생선 기름을 많이 먹어 심장병을 앓지 않는다고 보고되었지만 그들의 평균수명은 40세를 넘기기 어려웠습니다. 그들은 곡류도, 신선한 채소와 과일도 먹을 수 없었습니다.

른 질병을 불러올 수도 있습니다. 에스키모인들은 생선 기름을 많이 먹어 심장병을 앓지 않는다고 보고되었지만 그들의 평균수명은 40세를 넘기기 어려웠습니다. 그들은 곡류도, 신선한 채소와 과일도 먹을 수 없었습니다. 단백질의 과잉섭취가 수명을 단축시킬 수도 있습니다. 우리는 심장 하나만 건강하다고 해서 건강하게 오래 살 수 없습니다. 리비히의 물통처럼 한쪽이 떨어져 나간 물통에는 떨어져나간 곳까지밖에 물을 담을 수 없습니다.

생선을 먹으면 육식과 같이 고단백, 고지방 식품에 대한 욕구를 일시적으로 대신해 줄 수 있지만 꼭, 반드시, 매일 먹어야 하는 건강식품이라고 말하기에는 한계가 있는 식품입니다. 육류를 통한 단백질 섭취에 대한 착각만큼이나 생선을 통한 지방산 섭취에 대한 생각에서도 자유로워질 필요가 있습니다. 특히 붉은 살 생선에 많이 들어 있다는 오메가-3 지방산에 대한 환상은 이제 버릴 때가 되었습니다.

Q46
연어와 참치가 너무 좋은 당신에게

A 연어와 참치는 오랜 세월 서민들이 먹어왔던 꽁치나 고등어와 쌍벽을 이루는, 대표적인 오메가-3 지방산을 보급하는 붉은 살 생선입니다. 바다의 오염물질은 플랑크톤이 먹고 플랑크톤은 새우, 멸치 같은 작은 생선이 먹고 작은 생선은 좀 더 큰 생선에게 잡아먹힙니다. 연어와 참치는 먹이사슬 중에 윗단계에 있는 생명체들로서 오메가-3가 많은 만큼 그만큼의 오염물질을 많이 포함하고 있습니다. 수은과 같은 중금속이나 다이옥신, 석유화학제품을 통해서 쏟아지는 화학물질은 모두가 지방 친화성을 가지고 있어서 연어와 참치같이 지방이 많은 거대한 생선에 더 많이 농축됩니다. 특히 머리와 내장과 같이 지방이 많은 조직에는 더 많은 오염물질이 축적됩니다.

> 수은과 같은 중금속이나 다이옥신, 석유화학제품을 통해서 쏟아지는 화학물질은 모두가 지방 친화성을 가지고 있어서 연어와 참치같이 지방이 많은 거대한 생선에 더 많이 농축됩니다.

3_ 지방과 가공식품에 관한 모든 것

어두육미魚頭肉尾라는 말은 이제 옛말이 되어버렸습니다. 옛부터 생선 맛을 아는 사람들은 머리를 먹는다고 했는데 생선 머리는 이제 더 위험한 부위입니다. 미국에서는 임신부들이 먹지 말아야 할 식품 첫 번째로 소개된 것이 연어와 참치입니다. 수은 중독이 가장 심한 어류로 분류되었기 때문입니다. 최근 연어와 물개에서 뽑아내 만든 오메가-3 건강 보조식품의 인기가 높다 보니, 바다 생명체들이 무참히 살해되어 바다에 버려지고 그것이 생태계를 오염시키고 있습니다. 오늘날 열악한 환경 속에서 사육당하다가 비참하게 죽어가는 사육 동물의 삶과 연어, 물개의 삶이 다르지 않게 느껴집니다.

미국에서는 임신부들이 먹지 말아야 할 식품 첫 번째로 소개된 것이 연어와 참치입니다. 수은 중독이 가장 심한 어류로 분류되었기 때문입니다.

하루에 한 알, 하루 1,000mg을 먹어서 심장병과 혈관 질환을 예방할 수 있다는 것은 새빨간 거짓말에 가깝습니다. 그것은 오메가-3 지방산이 효과가 없어서 그런 것이 아닙니다. 몸에 좋은 것들이 들어오는 양과 속도보다 나쁜 것들이 들어오는 속도가 더 빠르고 많기 때문입니다. 오메가-3 지방산으로 된 영양보충 식품이 질병을 예방하거나 치료 효과를 거두려면 60조의 세포 전체가 포화될 수 있을 정도의 엄청난 양이 필요합니다. 가공식품과 기름진 음식을 즐겨 먹으면서 영양 보조식품이 효과를 발휘할 수 없습니다. 오메가-3 지방산을 더 먹는 것보다 오메가-6 지방산을 줄이는 일이 더 시급합니다. 밥과 채식 위주의 식단을 주로 하지 않는다면 어떤 건강 보조식품도 효과를 낼 수가 없습니다.

또 오메가-3 지방산의 효과는 각 단위 세포막에서 국소 호르몬을 만들었을 때 나타나는 효과라는 것에 비추어보면, 오메가-3를 섭취했다고 해서 국소 호르몬을 제대로 만들어낸다는 보장도 없습니다. 이 과정에는 아연, 마그네슘, 피리독신, 비오틴과 같은 비타민과 미네랄이 필요하고, 디세츄라제 desaturase 라는 전환효소가 필요합니다. 디세츄라제 효소는 우유나 밀가루, 트랜스 지방, 경화 지방, 알코올, 발암물질, 방사선, 당뇨병 등에 의해서 방해를 받습니다. 빵이나 국수를 먹고 우유를 마시고 가공식품과 술을 마시면서 먹는 오메가-3 지방산은 더더욱 효과가 없다는 이야기입니다.

바닷물이 따뜻해지고 바닷물의 진동수가 높아져 해류의 변화가 심해지다 보니 전통적으로 먹었던 생선들이 바다에서 자취를 감추고 있습니다. 또 심연 깊은 곳에 살고 있던 고대 생명체들이 그 신성함을 과감히 드러내며 표면으로 떠오르기 시작했습니다. 거대 오징어, 거대 갈치를 보면서 이제 바다 생명체들도 그만 먹어야 할 때라는 생각을 하게 됩니다. 그 동안 우리의 먹이가 되어준 것에 감사를 전할 뿐입니다. 태평양, 대서양 앞바다에는 제주도보다도 더 커다란 해양 쓰레기가 산더미처럼 쌓여 있습니다. 사람들이 바다에 방출한 오염물질과 방사선 오염으로 신음하고 있는 바다 생명체들도 이제는 치유의 시간을 가져야 할 때가 아닌가 생각합니다. 이제 연어도, 참치도 보내줄 때가 되었고, 모두 그만 먹을 때가 되었음을 알아채야 할 것 같습니다.

Q47

순식물성 마가린이 버터보다 좋다고 생각하는 당신에게

A 동물성 식품 섭취를 줄이지도 못하면서 식물성이라면 무조건 좋다고 생각하는 사람들이 있습니다. 마가린도 옥수수로 만든 '순식물성'을 자랑하다 보니 동물성 지방인 버터보다 더 좋을 거라고 생각합니다. 만약 옥수수로 짜낸 순식물성 기름이라면 그 기름은 액체 상태여야 합니다. 열대지방 사람들이 먹는 팜유나 코코넛유 등 몇 가지를 제외하고 식물성 기름은 거의 대부분 액상으로 존재합니다. 식물성 기름이 딱딱한 굳기름이 되어 있다는 것은 조금만 상상력을 동원해 보아도 가공과정을 거쳐 굳기름을 흉내 냈다는 것을 알 수 있습니다. 버터향까지 첨가하면서 말입니다. 그렇다면 왜 굳이 식물성 기름을 굳혀서 사용하게 되었는지 궁금증이 생깁니다.

1950년대까지 버터의 사용을 늘렸던 서양인들이 심장질환이 급증하자 대체식품을 생각하게 되었고, 그 과정에서 식물성 기름을 가공한 마가린이 탄생했습니다. 버터 대용으로 사용할 수 있으며 안전하다고 생각하는 것을 개발하게 된 것입니다. 하지만 1970년대까지 마가린 사용을 늘린 결과 심장질환이 더 많이 증가하는 것을 보고 '가공된 식물성 기름'은 동물성 '포화 지방'보다 더 나쁘다는 결론을 내리게 됩니다.

> 트랜스 지방산이 시스형 지방산의 생리 작용을 방해하여 혈관의 변성을 주도하고 면역 기능을 저하시킵니다. ❣

불포화지방산이 들어 있는 기름을 고온, 고압에서 가공하면 '산화된 지방'이 늘어납니다. 뿐만이 아니라 '트랜스 지방'이라는 이성체가 생기는데 이는 자연 상태 '시스형 지방산'의 작용을 방해해서 더 많은 심장질환과 질병을 야기하게 되었습니다. '트랜스 지방'은 시스형 지방산의 결핍을 불러와 기름진 음식을 탐닉하게 만듭니다. 자연 상태에 존재하는 '트랜스 지방'은 5% 내외로 확인되지만 식물성 기름을 가공하면 40~50%까지 증가합니다. 트랜스 지방산이 시스형 지방산의 생리작용을 방해하여 혈관의 변성을 주도하고 면역기능을 저하시킵니다.

산패되거나 변형된 식물성 기름은 자연 상태의 동물성 지방보다 더 나쁘게 작용하는데 이것은 우리 몸에 또 하나의 낯선 괴물이 들어온 느낌입니다. 마가린, 치즈, 스프레드와 이를 사용한 빵, 과자, 가공식품에서 널리 검출되는 '트랜스 지방'을 우리 몸은 아직도 낯설어하며 거부하고 있는 중입니다. 그럼에도 불구하고 현대 사회에서 라면과 과자 등을 가공하는 식품업체들이 식물성 기름을 굳힌 경화유 사용을 늘리는 것은 트랜스 지방의 위협보다 산패된 지방으로 인해 가공식품의 맛이 떨어지는 것을 우려하기 때문입니다. 지방의 산패와 변질을 막는 것은 가공식품의 유통에서 가장 중요한 문제인데, 동물성 지방처럼 포화된 식물성 기름의 산화반응을 중단시킬 수 있기 때문입니다. 빵을 주식으로 하는 문화가 널리 퍼지고 가공식품에 대한 의존도가 날이 갈수록 증가하고 있습니다. 날마다 다양한 서양요리, 새로운 퓨전 요리들이 더 많이 소개되는 시대에 사는 현대인들이 자신도 모르게 섭취하는 트랜스 지방의 양은 갈수록 늘어나고 있습니다. 현미 잡곡밥과 전통적인 채식 위주의 식단은 넘쳐나는 오염물질이나 현대 사회가 새롭게 만들어내고 있는 신생물질로부터 자신을 지켜주는 가장 안전한 방어벽입니다.

Q48
바삭한 과자의 유혹에서 벗어나지 못하는 당신에게

A 과자나 튀김의 바삭함은 고온의 기름에서 튀겨냈을 때 생겨나는 음식의 질감이지만 기름진 음식을 좋아하는 것과 바삭한 것을 좋아하는 욕구는 다릅니다. 기름진 음식이나 튀긴 음식이 당기는 것은 포만감이 부족한 식사를 하거나 스트레스를 받고 있을 때 생겨났던 욕구가 오랜 시간에 걸쳐 이미 뇌에 입력된 습관 때문입니다. 한편 바삭한 것을 맛있게 느끼는 욕구는 수분 없는 음식이 주는 가벼운 식감과 쉽고 편하게 먹을 수 있는 쾌감에서 비롯된 것입니다. 바삭한 과자는 아삭하게 씹히며 입에서 나는 소리에 즐거워지기도 하고 많이 먹어도 많이 먹었다는 느낌이 오지 않습니다. 그 때문에 '칼로리 오버 calorie over' 상태가 되지만 먹을 때 부담감은 없습니다. 그래서 이것저것 따지지 않고 먹다 보면 칼로리도 쉽게 더 많이 섭취하게 되는 대표적인 식품이 과자입니다.

> 이것저것 따지지 않고 먹다 보면 칼로리도 쉽게 더 많이 섭취하게 되는 대표적인 식품이 과자입니다.

만약 오래 보관해서 눅눅해진 과자나 튀긴 요리도 맛있게 느낀다면 이것은 음식을 먹는 쾌감에 대한 중독이 아니라 기름진 음식에 대한 욕구가 강렬하게 증가된 상태라고 보아야 합니다. 모든 식품은 고온에서 갓 튀겨내면 바삭하지만 시간이 경과한 후 상온에서 관찰하면 눅눅한 식품이 되어 바삭한 튀김의 맛이 나지 않습니다. 그래서 과자나 인스턴트 식품처럼 오랜 시간 유통되는 식품에는 산패와 식품의 식감이 떨어지는 것을 막기 위해 산소와 수분을 차단하는 것이 중요한 문제가 됩니다. 과자나 라면 봉지에서 산소를 제거하고 질소 충전을 하거나 실리카겔과 같이 수분을 흡수하는 제습제를 함께 사용하는 이유입니다.

또 과자나 도넛, 쿠키, 튀김의 바삭한 질감을 유지하는 방법 중에 하나가 불포화지방산을 포화시킨 마가린과 쇼트닝을 사용하는 것입니다. 과자나 도넛, 쿠키에 식물성 기름을 그대로 사용하면 원하는 모양을 제대로 만들어낼 수 없기 때문에, 식품의 성형을 위해 식물성 기름을 굳혀 만든 마가린과 쇼트닝을 사용합니다. 쇼트닝과 베이킹 파우더, 각종 식품 가공 첨가제 등은 빵과 과자, 도넛과 쿠키 등의 모양과 질감을 유지하기 위해 다양하게 이용되고 있습니다.

마가린과 쇼트닝은 식물성 기름의 불포화지방산을 수소화시켜 포화지방, 즉 굳기름을 만든 것이기 때문에 산패의 위험을 줄여주는 효과까지 있어 가공식품에서 널리 사용하고 있습니다. 액체 상태의 식물성 기름을 고체의 굳기름으로 만들어서 사용하는 데에는 이 같은 목적이 숨겨져 있습니다. 가공식품에 '식물성 경화유'를 사용했다고 표기하는 것은 모두 이 같은 이유 때문입니다. 경화유라는 것은 딱딱하게 굳게 만들었다는 뜻입니다. 식물성이라는 이점보다 경화유의 위험성을 더 많이 안고 있음에도 불구하고 '식물성'

이라는 이유 하나만으로 소비자들은 무조건 좋게 판단하기 쉽습니다.

수소화 기름, 포화된 기름, 경화된 기름이라고 표현되는 가공된 식물성 기름이 문제 되는 것은 그것이 맛과 가공과 유통과정에서 특정 목적을 증가시키는 것과는 별개로 기름을 가공하는 과정에서 생기는 '트랜스 지방'이 증가하기 때문입니다. 바삭한 과자나 도넛, 쿠키는 상당한 칼로리를 자랑합니다. 자신도 모르는 사이에 바삭한 질감을 즐기는 가운데 트랜스 지방과 칼로리가 내 몸 깊숙이 스며드는 것입니다. 또 세포막에서 불포화 지방산의 대사를 방해해 면역력을 저하시키게 됩니다.

Q49

트랜스 지방만 없다면 모두 좋다고 믿는 당신에게

A 트랜스 지방의 위험성이 널리 알려지면서 '트랜스 제로 식품'이 인기를 끌고 있습니다. 유기농, 무방부제, 무색소 등과 함께 '트랜스 제로 식품'은 꽤나 건강한 방식으로 만들어진 건강한 식품인 것처럼 그럴싸한 이미지로 둔갑해 버렸습니다. 트랜스 지방은 식물성 기름을 고온, 고압에서 수소를 결합시켜 딱딱한 경화유를 만드는 과정에서 만들어집니다. 그런데 또 다른 화학 공법을 이용해서 만든 경화유에 트랜스 지방이 확인되지 않았다고 해서 이것이 안전하다고 장담할 수 있는 근거는 하나도 없습니다.

식물성 기름의 경화 과정 자체가 상업적 목적밖에 없는 데다 새로운 화학공법 과정 중에 논란조차 될 수 없고, 논란을 비켜서 있는 신생 화학물질이 이미 또 만들어졌을지는 아무도 모르는 일입니다. 실제 '수소첨가 반응'이 아닌 '에스테르 반응'을 거쳐서 만들어낸 대체 경화유도 트랜스 지방과 마찬가지로 좋은 콜레스테롤의 수치를 낮추고 당뇨병을 일으킨다고 보고되고 있습니다. 마가린과 쇼트닝에 40~50%에 육박했던 트랜스 지방을 1% 미만으로 조정한 대체 경화유를 만들었다고 해서 인공적으로 만든 '가공 기름'이라는 딱지를 떼어 버릴 수는 없습니다.

어떤 화학적인 공정을 이용해서 지방산의 배열을 바꾸어 가공 기름을 만들었다는 것은 지방산 고유의 구조와 배열을 변형시켜 '신종 화학물질'을 만들어냈다는 뜻입니다. 이것은 또 다른 새로운 화합물이 출현했다는 의미가 되는데, 우리 몸은 신종 화학물질을 이물질로 인식합니다. 이물질의 침입은 곧 면역체계를 자극하게 됩니다. 식품의 가공과 유통과정, 식품의 조리과정, 신체 내에서의 불완전 대사과정 등 다양한 루트를 통해서 새로운 화학물질들이 몸 안으로 들어와 면역체계를 괴롭힙니다.

유럽의 사례에 비추어 국내 식품업체들이 트랜스 지방을 줄이기 위한 노력을 하는 것도 때 늦은 감은 있지만, 가공식품의 장기 유통이라는 관행에서 보면 실제로 대체방식이나 대체 식품의 개발이라는 것은 한계가 뚜렷한 노력일 뿐입니다. 광고되고 있는 '트랜스 제로 식품'은 소비자들에게 공포와 위로를 한꺼번에 주면서 '건강식품'이라는 또 하나의 환상을 만들어내고 있습니다. 가공식품을 먹는 양과 횟수를 줄이는 것 말고 더 근본적인 대안은 없는 듯이 보입니다.

> 이것은 또 다른 새로운 화합물이 출현했다는 의미가 되는데, 우리 몸은 신종 화학물질을 이물질로 인식합니다.

Q50

과메기는 좋은 음식이라고 믿고 있는 당신에게

A 과메기는 청어와 꽁치를 겨우내 얼렸다 녹였다 하는 과정을 반복하며 반건조 상태로 말린 것을 말합니다. 대체로 과메기는 고추장에 찍어 먹거나 미역에 쌈을 싸서 먹고 있는데, 그 특유의 비린내가 많이 나서 거부감을 느끼는 사람도 많이 있습니다. 그럼에도 불구하고 특별한 고향 특산품으로 귀한 대접을 받는 이유는 식품 자체의 문제와는 별개로 지자체 간의 경쟁구도에서 전통적인 지역 음식에 대한 관심이 늘어났기 때문입니다.

청어나 꽁치와 같이 불포화지방산이 많은 등푸른 생선을 공기 중에서 10일 이상 얼렸다 녹였다 하며 말리는 과정을 반복하면 불안정한 불포화지방산이 쉽게 산패되어 변질되기 시작합니다. 산패된 지방, 과산화지질은 강력한 발암물질로 분류됩니다. ♥

청어나 꽁치와 같이 불포화지방산이 많은 등푸른 생선을 공기 중에서 10일 이상 얼렸다 녹였다 하며 말리는 과정을 반복하면 불안정한 불포화지방산이 쉽게 산패되어 변질되기 시작합니다. 산패된 지방, 과산화지질은 강력한 발암물질로 분류됩니다. 사람들은 산화된 과산화지질과 오래된 생선에서 나는 비린 맛과 향을 맛있고 특별하다고 경험합니다. 본래 미각이라는 것은 굉장히 주관적인 법입니다. 개인의 주관적인 판단과 경험을 감각에 반영하기 때문에 어떤 것이 맛있고 귀하다고 해서 유통되는 식품들이 모두 건강한 식품이라고 할 수는 없습니다.

겨울에 명태를 말려 황태를 만들어내는 과정도 같습니다. 상대적으로 청어나 꽁치보다 불포화 지방이 적은 명태도 마찬가지의 문제를 안고 있습니다. 전통적으로 명태를 가공해서 먹은 방법은 내장을 제거하고 말린 북어입니다. 북어는 등푸른 생선보다 보관 과정에서 변질될 가능성도 낮고 특유의 해독능력 때문에 약으로도 사용되었으며, 오랜 시간 동안 전통 제례음식으로 사용되기도 했습니다. 하지만 명태 역시 기름이 많이 있는 내장을 제거하지 않은 채 겨울에 오랜 시간 동안 얼렸다 녹였다 하는 과정을 반복하며 말리면 내장이 터져나와 명태 살을 노란 내장 기름으로 적시고, 또 그 기름이 산패되어 쉽게 변질되는 식품이 되어버립니다. 하지만 북어보다 황태가 더 비싸고 귀하게 대접받는 이유는 내장을 제거하지 않고 그대로 말리는 편리함과 기름에 적셔진 명태 살이 더 부드럽게 느껴지기 때문인 것으로 보입니다. 요즘에는 내장을 제거해서 말린 것도 황태로 팔리고 있습니다.

기름이 많은 등푸른 생선이 공기 중에 오랜 시간 동안 건조된 상태로 유통되거나 내장이나 머리와 같이 유독 지방 함량이 많은 부분이 함께 가공되는 것은 자반이나 냉장고에 오래 두고 먹는 생선만큼이나 위험한 일이 될 수 있습니다. 자반도 소금을 뿌려 공기 중에 말리는 동안 등푸른 생선에 풍부한 불포화지방산이 산패됩니다. 자반은 냉장고가 없었던 시절 내륙 지방 사람들이 생선을 먹을 수 있었던 방식이었습니다. 식품의 유통이 원활해진 현대 사회에 필요한 식품의 가공 처리 방식은 아니라는 뜻입니다. 생선을 냉장고에 넣어 보관해도 시간이 지나면 산패가 진행됩니다. 냉장고라는 곳이 식품의 부패를 막아주기는 하지만 공기와 접촉해서 산화되는 과정을 억제시키지는 못합니다.

Q51

오메가-3 한 알을 삼키며 위로 받고 있는 당신에게

A 건강 보조식품 중에서 가장 각광을 받고 있는 것 중 하나가 '오메가-3'입니다. 혈관을 깨끗하게 하고 각종 심혈관질환을 예방한다고 보고되면서 널리 이용되고 있는 대표적인 건강 보조식품입니다. 가공식품과 육식을 즐기고 과식을 일삼는 현대인들에게 가장 큰 두려움은 자신도 모르는 사이에 몸 어디선가 암 세포가 자라거나 어느 날 갑자기 질병이 들불처럼 몸 안에 번질지도 모른다는 것입니다. 얄팍한 상술이 사람들의 두려운 마음속을 비집고 들어가 오메가-3를 과대 선전하고 있습니다. 그것이 무엇을 말하는지도 모르겠지만 아무튼 먹으면 좋을 것 같은 생각이 들어 사먹게 됩니다. 하루 한 알로 심혈관질환을 모두 예방할 수 있다고 장담합니다. 그 터무니없는 광고에 사람들은 쉽게도 넘어갑니다. 내면의 불안감과 두

> 먹고 자고 생각하고 행동하고 마음 쓰는 자신의 생활습관에 관심이 없는 상황에서 비롯된 미래에 대한 막연한 두려움이 오메가-3 한 알로 사라질 수는 없습니다. ❣

3_ 지방과 가공식품에 관한 모든 것

려움 때문에 안 먹는 것보다는 낫다고 생각하기 때문입니다.

먹고 자고 생각하고 행동하고 마음 쓰는 자신의 생활습관에 관심이 없는 상황에서 비롯된 미래에 대한 막연한 두려움이 오메가-3 한 알로 사라질 수는 없습니다. 육식을 삼가고 채식 위주의 식단으로 소식을 하며 더 건강해지고 싶은 욕심에 삼킨 오메가-3 한 알이 혈관을 깨끗이 청소하고 혈관의 수축을 방지해 줄 수도 없습니다. 두려움과 공포와 불안과 같은 부정적인 심리상태는 강력한 마음의 독소를 만들어내어 혈액을 산성화시키고 혈관을 수축시키기 때문입니다.

인간의 모든 행위는 만물에 대한 감사와 사랑이라는 높은 의식의 범주에서 비롯되었을 때 긍정적인 결론에 이르게 됩니다. 내면 깊숙한 곳에 두려움과 근심이 없고 욕심이 없는 평안한 상태에서 생명에 대한 굳은 믿음은 치유의 싹을 틔우게 합니다. 내면의 든든한 사랑과 평화의 기반에서 나오지 않은 모든 행위는 위태로우며 온전하지 않고, 그 많은 노력과 에너지의 낭비에도 불구하고 부질없는 시간만 보내게 합니다.

외부의 자극에 능동적으로 대처하지 못하면 신체는 스트레스 호르몬과 남성 호르몬을 더 많이 분비하게 되는데, 이때 필수지방산이 더 많이 소모되고 신체 필요량은 증가합니다. 오메가-3 지방산이 가장 많이 분포되어 있는 곳은 뇌와 눈과 신경세포 같은 신체의 중요한 장기들입니다. 가장 많은 정보를 받아들이고 처리하면서 에너지를 가장 많이 소모하는 기관입니다. 우리 몸의 모든 세포막에 불포화지방산이 포화되어 있는 것은 '영양물질의 투과성'과 '세포의 유연성'을 확보하고, 국소 호르몬을 합성해서 긴박한 상황에도 순발력 있게 능동적으로 대처하기 위해서입니다.

결국 60여 조가 넘는 신체 세포의 모든 세포막을 포화시킬 정도로 좋은 지방산을 섭취하지 않으면 의미가 없다는 이야기가 됩니다. 매일 먹는 오메가-3 한 알이 세포막을 완전히 포화시킬 수도 없을 뿐만 아니라 빵과 과자, 도넛과 쿠키, 피자와 치킨을 자주 먹음으로써 섭취한 트랜스 지방과 포화지방, 과산화지질과 같은 산화된 지방을 대체할 수도 없습니다. 좋은 것을 먹기보다 안 좋은 것을 그만 먹는 것이 오히려 효율적이고 긍정적입니다. 또 음식이 만들어내는 독소보다 마음이 만들어내는 독소 또한 더 많고 강력해 우리 몸은 늘 균형과 조화를 잃어갑니다. 오메가-3 한 알로 마음이 만들어내는 독소들을 모두 해독하며 건강을 지켜내는 일은 결코 일어나지 않습니다.

> 좋은 것을 먹기보다 안 좋은 것을 그만 먹는 것이 오히려 효율적이고 긍정적입니다.

Q52

오징어와 새우는
콜레스테롤이 많아 안 좋다고 믿는 당신에게

A 통상 나쁜 콜레스테롤이라고 불리는 LDL이 높은 사람들이 가장 경계하는 대표적인 식품이 오징어와 새우입니다. 하지만 여기에는 단적으로 두 가지의 문제를 안고 있습니다. 기존의 식품분석 중에 콜레스테롤 성분분석이 정밀하지 않다는 데 첫 번째 문제가 있고, 우리 몸 안에서 콜레스테롤 수치를 조절하는 것은 간이라는 사실에 두 번째 문제가 있습니다. 예를 들어 식품 속의 콜레스테롤을 분석할 때 화학적으로 특정 부분에 반응하는 것을 확인해 계산한다면 베타-스테롤과 같이 콜레스테롤을 조절하는 물질도 함께 포함돼 검출되고 있다는 것입니다. 더 중요한 것은 만약 모든 생명이 특정 영양소를 더 많이 가지고 있다면 그것이 문제가 될 정도로 많지 않거나 문제가 되는 부분을 상쇄할 수 있는 또 다른 부분을 가지고 있다는 사실입니다. 그것은 모든 생명체들이 자신의 생명을 유지하는 데 있어서 스스로 불리한 방식으로 영양상태를 유지하지 않고

있고, 언제나 균형과 조화의 방식을 택하고 있기 때문입니다.

새우의 껍질과 꼬리, 오징어의 껍질과 내장을 모두 먹을 수 있다면 콜레스테롤 걱정은 할 필요가 없다는 말도 있습니다. 일물전체식이라 하여 식품의 모든 부분을 아낌없이 먹자는 뜻에서 출발한 이야기입니다. 만약 식품 전체를 먹을 수 있다면 특정 부위만을 선호하면서 깨졌던 영양의 불균형을 바로잡을 수 있을지도 모르겠습니다. 하지만 적게 먹는 것만큼 못하고 안 먹는 것만 못한 경우도 있습니다. 해양 생태계의 파괴로 바다 생명체들이 생존의 위협을 받으면서 오징어는 잡히지 않고 새우는 대부분 양식을 하고 있습니다. 이제 오징어와 새우도 그만 먹을 때가 된 듯합니다. 우리가 해산물을 먹지 않아도 되는 이유는 일차 식품만으로도 충분히 단백질과 지방산을 공급받을 수 있기 때문입니다. 반복되는 이야기지만 우리 몸은 생각보다 그렇게 많은 음식과 영양을 필요로 하지 않습니다.

가장 중요한 사실은 우리가 필요한 콜레스테롤의 2/3가 간에서 합성된다는 것입니다. 콜레스테롤의 합성을 조절하는 간은 식사 조건에 따라 부족한 부분만큼을 더 합성하거나 많이 섭취한 것은 배설하면서 적정 수치를 조절합니다. 만약 계란 노른자를 먹어서 콜레스테롤 수치가 올라간다면 그것은 계란이라는 식품에 문제가 있는 것이 아니라 간에 문제가 있다는 것이지요. 육류와 계란같이 콜레스테롤 수치가 높은 특정 식품을 비정상적으로 많이 먹으면 수치가 올라갈 수도 있고 음식을 제한하면 수치가 조절되는 것도 가능합니

> 만약 계란 노른자를 먹어서 콜레스테롤 수치가 올라간다면 그것은 계란이라는 식품에 문제가 있는 것이 아니라 간에 문제가 있다는 것이지요. ❣

다. 하지만 대부분의 경우 콜레스테롤 수치는 음식에 크게 영향을 받지 않고, 만약 콜레스테롤 수치가 높다고 하더라도 그것이 문제가 되는 것도 아닙니다. 단지 콜레스테롤 수치가 높아서 문제가 되는 것이 아니라 '산화된' 콜레스테롤이 혈관에 변성을 일으켜 아테롬성 동맥 경화증을 일으키기 때문입니다. 혈관질환에 있어 중요한 문제는 산화반응이 왜 비정상적으로 더 많이 일어나느냐 하는 것입니다.

만약 콜레스테롤 수치가 높아지고 있다면 소식하고 절제하는 것은 필요할 수 있겠지만, 그것이 당장 위험이 되거나 질병이 되는 것은 아닙니다. 물론 개별적인 음식 하나하나에 쓸데없이 두려움을 가지고 대할 필요도 없습니다. 간 기능의 회복도 자연적인 식단, 통곡식과 채식 위주의 식단에서부터 시작합니다. 먼저 마음의 문제를 해소할 필요도 있습니다.

Q53

입에 묻은 도넛 가루와 우유 거품이
낭만적으로 보이는 당신에게

A 우리는 모닝커피 한 잔에 하얀 슈가 파우더가 뿌려진 도넛을 아침식사로 대신하라고 권하는 광고를 보는 시대에 살고 있습니다. 진한 커피 향에서 느끼는 인생의 깊은 맛과 하얗고 부드러운 우유 거품 같은 낭만을 꿈꾸게 하는 카푸치노 한 잔 속에서 어쩌면 현실이 아닌 또다른 무언가를 꿈꾸고 있는지도 모르겠습니다. 우리에게 주어진 시간이 여유와 낭만으로 가득 찰 정도로 오늘의 삶이 사랑과 감사, 그리고 평화로 가득할 수 있다면 그 어떤 음식이나 기호식품도 문제가 될 것은 없다고 생각합니다.

삼백三白의 공포식품으로 알려져 있는 흰 쌀과 흰 밀가루, 흰 설탕. 그 가운데 밀가루와 설탕이 들어가는 식품. 설상가상으로 기름에 튀겨 칼로리가 높아지고 완전히 식품의 질이 달라진 대표적인 식품. 그 이름은 바로 도넛! 현대인들이 가장 경계해야 할 식품 모두를 포함하고 있는 도넛을 어느새 편리한 아침식사 대용으로, 아이들이 좋아하는 간식으

> 현대인들이 가장 경계해야 할 식품 모두를 포함하고 있는 도넛을 어느새 편리한 아침식사 대용으로, 아이들이 좋아하는 간식으로 생각하게 되었습니다. ♥

로 생각하게 되었습니다. 무심코 우리들의 생활 깊숙이 파고든 커피와 우유 한 잔의 문화 속에 도넛은 낭만과 추억의 기억들과 함께 슬며시 끼어들어 자리잡기 시작했습니다.

모두가 좋아하는 식품이 되어버린 도넛. 설탕이 들어가지 않으면 맛이 없고 기름에 튀기지 않으면 맛이 나지 않는 식품이 되어버린 밀가루 식품들. 전통적으로 우리가 밀가루를 먹었던 방식은 반죽을 해서 수제비, 칼국수를 해먹거나, 묽게 풀어 낮은 온도에서 적은 기름으로 지짐, 부침을 해먹는 것이었습니다. 아니면 막걸리와 같은 효소식품으로 발효해서 술빵이나 찐빵 정도를 만들어 먹는 것이 전부였습니다. 이제는 밀가루라는 식재료를 단독으로 요리해서 자연스럽게 먹었던 시절의 기억은 사라져가고 없습니다. 현대의 밀가루 식품은 모두 설탕과 우유와 계란과 마가린과 쇼트닝 등을 넣고 높은 온도에서 튀겨낸, 기름이 듬뿍 스며든 식품이 되어버렸습니다.

밀가루 음식을 자주 먹는 것이 위험한 것은 도정한 흰 밀가루의 문제는 접어두더라도 밀가루 자체만을 요리해 먹는 경우가 드물기 때문입니다. 밥을 할 때 설탕과 우유, 계란, 마가린과 기름을 넣는 사람은 없습니다. 하지만 밀가루로 만든 대부분의 식품은 이런 재료를 듬뿍 첨가하는 경우가 대부분입니다. 그래서 밥 세 끼 잘 챙겨 먹는 사람이 밀가루 음식을 자주 먹는 사람보다 훨씬 더 건강할 가능성이 높아지게 됩니다. 편하게 먹을 수 있는 밀가루 음식과 달콤한 설탕, 그리고 기름진 음식 맛에 길들여진 사람이 그 최고의 절정에서 한 선택이 바로 '도넛'입니다. 흰 눈이 덮인 것처럼 곱게 뿌려진 도넛의 슈가 파우더와 뭉게구름처럼 하얀 우유 거품이 주는 낭만은 잠깐 동안 '안구 정화'의 시간을 주었습니다. 그저 보기 좋았던 것만으로 충분합니다.

Q54

기름에 지진 것을
전자레인지에 돌리고 있는 당신에게

A 아주 과학적이고 편리한 주방의 필수품 전자레인지! 하지만 '과학적이다'라고 하는 것이 '건강한 것이다'라고 말할 수는 없습니다. 또 편리함을 주는 것이 반드시 건강에 좋다고 할 수도 없습니다. 많은 사람들이 눈에 보이는 것이 전부라고 생각합니다. 눈으로 볼 수 없는 것은 믿을 수 없다고 말합니다. 그래서 증거와 데이터를 보여달라고 합니다. 하지만 보이지 않는 것에서 더 많은 진실을 찾는 사람들이 보이는 것만 믿는 사람들을 위해 꼭 증명을 해야 할 이유가 있는 것은 아닙니다. 보이는 것만을 진실로 믿는 사람들도 보이지 않는 세상은 없다는 것을 증명할 수 없기는 마찬가지입니다. 역사가 서술자의 의도에 따라 씌어지듯이 데이터라는 것도 실험자의 의도에 따라 얼마든지 만들어질 수 있고 조작될 수 있습니다.

전자레인지는 고주파에 의해 물 분자가 서로 밀고 당기고 충돌하면서 생긴 운동에너지로 음식을 익히는 원리로 작동하는 기계입니다. 고주파는 음식의 물 분자와 당과 단백질, 지방 분자에도 작용합니다. 고주파라는 것이 물질 분자에 흡수되면 진동수가 커져서 물질 고유의 성질 자체를 잃어버리게 됩니다. 모든 물질은 자기만의 고유한 주파수를 갖고 있는데 그것을 잃는다면 그것은 이미 그 자신이 아닌 것이 됩니다.

전자레인지의 고주파는 휴대폰이나 다른 가전제품의 전자파가 가지고 있는 차원보다 더 직접적인 영향을 우리에게 미칩니다. 전자레인지의 고주파는 물뿐만이 아니라 단백질과 지방성분에도 흡수되는데 단백질, 지방 분자 속의 전자의 입출입을 자유롭게 만들어 불안정한 상태의 프리 라디칼을 만듭니다. 프리 라디칼은 또 다른 단백질과 결합해 새롭고 낯선 단백질을 만들어내기도 하고, 지방과 결합해 과산화지질을 만들어내기도 합니다.

전자레인지는 전자레인지가 만들어내는 고주파에 강하게 공명하는 물 분자의 마찰열을 이용해서 음식을 빠르게 익힐 수 있는 편리함을 제공합니다. 하지만 데워지고 익혀지는 음식 안에서 일어나는 물질의 분자적, 원자적 상태의 변화에 대해서는 언급되지 않고 있습니다. 에너지나 주파수와 관련된 것은 물질 분자뿐만 아니라 원자핵의 양자 단위의 이야기인데, 현대 영양학과 현대 의학은 분자 단위의 화학반응만을 대상으로 하고 있어 아직까지 이 부분에 대한 관심이 없습니다. 하지만 특정 집단의 관심 밖 사항이라고 해서 그것이 정말 문제가 없거나 괜찮다고 할 수는 없는 일입니다. 그들이 문제가 없다고 하는 것은 그들이 경험하고 인정한 시야 안에서만 그렇다는 것이지, 그것이 꼭 진실을 반영하고 있는 것은 아닙니다.

식물성 기름이나 동물성 지방에 들어 있는 불포화지방산은 화학적으로 불안정하기 때문에 공기 중에서 쉽게 산소와 결합해 '과산화지질'을 만들어냅니다. 과산화지질과 같은 산화물은 강력한 발암물질로 분류되고 있습니다. 더 큰 문제는 이 과산화지질이 화학적으로 불완전할 뿐만 아니라 그 작용이 강력해 연쇄적으로 산화반응을 일으키면서 조직과 세포 전체를 파괴할 수 있다는 것입니다. 변질된 기름을 먹거나 한번 요리한 기름을 오래 두어 방치하면 과산화지질의 연쇄적 파괴반응을 막을 수 없습니다. 그럼에도 불구하고 우리가 건강을 유지하는 것은 우리 몸 안에서 '항산화 시스템'이 잘 작동하기 때문입니다. 이 항산화 장치가 고장 나면 과산화지질의 연쇄 파괴반응을 피할 도리가 없게 됩니다.

전자레인지는 일상에서 널리 사용됩니다. 먹고 남은 음식을 데워 먹거나 인스턴트 가공식품을 해동하고 데우는 목적으로도 사용하고, 생선이나 육류를 빨리 요리하기 위해 이용하기도 합니다. 하지만 기름에 지진 음식을 전자레인지에 돌리면 과산화지질이 60배 이상 증가하는 것으로 알려져 있습니다. 육류 요리를 편하게 하기 위해 전자레인지를 사용하면 육류의 불포화지방산도 마찬가지의 반응을 합니다. 남겨진 부침이나 지짐, 튀김과 같이 식은 요리를 데우거나, 생선과 육류를 빠르고 편하게 요리하기 위한 방법으로 전자레인지를 사용하는 것은 적절하지 않습니다. 다른 식품의 조리도 마찬가지입니다. 전자레인지는 고주파의 에너지로 분자의 에너지 상태에 변형을 일으켜 식품을 빨리 익히거나 살균을 하는데, 그 고주파의 에너지가 식품 성분을 파괴하거나 변성을 일으키고 또 다른 새로운 화합물을 만들어낼 가능성이 높아집니다.

기름에 지진 음식을 전자레인지에 돌리면 과산화지질이 60배 이상 증가하는 것으로 알려져 있습니다. 육류 요리를 편하게 하기 위해 전자레인지를 사용하면 육류의 불포화지방산도 마찬가지의 반응을 합니다.

전자레인지는 되도록 사용하지 않는 것이 좋습니다. 만약 사용한다면 뜨거운 찜질 타올을 만들거나 행주와 도마, 용기를 소독하는 용도가 적당합니다. 물이나 쌍화탕, 홍삼, 한약을 데우는 용도로도 많이 사용하는데 이것은 기름이 들어간 식품이 아니기 때문에 과산화지질 같은 발암물질이 만들어지지는 않겠지만, 물이 가지고 있는 고유의 에너지 상태가 달라질 수 있기 때문에 충분히 고려할 필요가 있습니다. 편리함은 늘 대가를 요구하고 있습니다. 식품 고유의 성질을 보존하면서 변형을 일으키지 않는 요리 방법은 찌거나 삶거나 데치는 것과 같이 물을 이용하는 것입니다. 물은 열에너지를 변형시키지 않고 잘 전달하는 매체입니다. 비닐 파우치에 들어 있는 한약이나 건강식품을 데울 때는 끓는 물에 담가 데우는 것이 전자레인지를 이용하는 것보다 안전합니다.

Q55

전기오븐레인지가 편하고 폼난다고 생각하는 당신에게

A 식품을 가공하거나 복잡하게 요리하다 보면 식품 고유의 성질이 변하거나 새로운 신생 화합물이 만들어집니다. 우리 몸은 그것을 이물질로 인식하는데, 분해하는 과정에서 영양소를 소모하고 불필요한 면역반응을 일으키게 됩니다. 과산화지질이라는 지방의 산화물이 만들어지면 효소나 단백질, 세포막의 변성을 연쇄적으로 일으키고 고유의 구조를 파괴하고 기능을 떨어뜨립니다. 유지를 지나치게 가열할 때 생기는 중합체들은 소화기를 자극하거나 내장기관을 비대시키기도 하고, 성장을 억제하기도 합니다.

감자나 생강과 같이 탄수화물 식품 중에 들어 있는 아미노산인 아스파라긴산이 높은 온도에서 튀겨질 때 만들어지는 '아크릴아마이드 acrylamide' 또한 발암물질로 분류되어 있습니다. 감자는 1%의 지방을 포함하고 있지만 감자칩은 40%의 지방을 함유하고 있습니다. 감자나 생강을 높은 온도에서 튀기는 과정에서 신생 화합물이 만들어진다면 감자칩은 더 이상 감자가 아니고 생강 튀김도 더 이상 생강이라 할 수 없게 됩니다.

이밖에도 육류의 색깔을 보존하기 위해 사용하는 아질산나트륨을 섭취하면 위산에 의해 '나이트로자민 nitrosamine'이라고 하는 강력한 발암물질이 만들어집니다. 또 '벤조피렌 benzopyrene'과 같이 다환 방향족 탄화수소는 탄소를 함유한 물질이 산화 연소되면서 생성되는 것으로 훈제식품, 숯불로 구운 요리, 볶은 식품의 구운 연기에 포함된 강력한 발암물질이기도 합니다. 식품을 기름에 볶거나 튀기는 과정에서 우리 몸이 원치 않는 '신생 화합물'을 만들어냅니다. 이 음식을 먹으면 우리 몸은 이를 해독하기 위해 많은 항산화 영양소를 소모하거나 면역체계를 가동시켜 지치게 합니다. 식품을 안전하게 섭취하려면 되도록 고온의 기름에서 조리하지 않고 가공하지 않은 채 식품 고유의 성분과 에너지를 그대로 섭취할 수 있도록 찌거나 삶거나 데치는 요리법을 사용하는 것이 좋습니다.

주부들에게 전기오븐레인지는 품격 있는 요리, 근사하고 폼나는 요리, 편리한 요리를 해주는 주방 가전으로 인식되고 있습니다. 모든 재료를 미리 섞어 준비했다가 한꺼번에 빨리 요리를 하면 편리할 뿐 아니라 요리과정 중에 일어나는 다양한 변수들을 줄여주기 때문에 요리를 처음 시작하는 사람들에게는 이만한 제품도 없다고 느껴질 수 있습니다. 전통적인 요리방식은 센 불, 중불, 약불 등 불의 세기를 시간에 따라 적절히 배치하고 뜸을 들이기도 합니다. 우리 조상들은 음식을 할 때 은근한 불에 오랜 시간 끓이는 '곰'이라는 방식을 써왔는데, 이러한 방식은 단백질과 지방의 변성을 막아주었습니다. 화력이 부족한 시대에 불편한 방법이었다고 생각하기에는 그 이점을 살려내는 방식이 훨씬 더 과학적이고 지혜로운 방식이었습니다.

전기오븐레인지의 요리 방식은 가히 폭력적이라고 할 수 있습니다. 식품 고유의 성분을 변질시키고 산화시키거나, 식품 성분 상호 간의 화학반응을 통해서 신생 화합물을 만들어낼 가능성이 가장 높은 요리 방식 중 하나이기 때문입니다.

고온·고압에서 단백질은 결합이 단단해져 분해되기 어렵게 되거나 엉겨 붙게 됩니다. 물론 단백질의 변성이 심해지면 단백질 고유의 제 역할을 할 수 없게 됩니다. 생선이나 육류를 높은 온도에서 익혀내는 것은 단백질과 지방의 변성을 재촉하는 일이 되어버리는 겁니다. 원래 육류나 생선을 익힐 때 겉 표면은 센 불로 빠르게 익혀서 육즙이 흘러나오지 않게 하고, 나중에는 약한 불로 시간을 들여 익힘으로써 식품 고유의 성분이 변형되는 것을 막는 것이 제대로 된 요리법이며 맛과 영양을 모두 살리는 방법입니다.

고온으로 오븐의 온도를 일정하게 설정해야 하는 전기오븐레인지는 단백질을 변성시키고 지방 산화물을 늘립니다. 또한 트랜스 지방과 같이 전이된 신생 지방을 만들어 신체의 내분비 기능을 교란시키기도 하고, 기름과 아미노산이 함께 반응하여 신생 화합물을 만들어내기도 합니다. 또 영양소들 간의 화학반응을 통해 어떤 화합물을 만드는지는 아무도 알 수 없는 문제입니다. 전기오븐레인지의 요리 방식은 가히 폭력적이라고 할 수 있습니다. 식품 고유의 성분을 변질시키고 산화시키거나, 식품성분 상호간의 화학반응을 통해서 신생 화합물을 만들어낼 가능성이 가장 높은 요리 방식 중의 하나이기 때문입니다. 빵이나 과자, 쿠키와 같은 식품이 안전하고 건강한 식품으로 널리 권장될 수 없는 문제가 여기에도 있습니다. 재료의 안전성뿐만 아니라 요리방식에 따른 문제가 보이지 않게 숨어 있습니다.

Q56
활성산소가 무엇이냐고 묻는 당신에게

A 활성산소, 유해산소는 자유기, 유리기, 활성기라고도 불리는 프리 라디칼 free radical을 말합니다. 프리 라디칼은 원자핵을 돌고 있는 외부 전자의 출입으로 외측 궤도에 쌍을 이루지 않은, 1개의 전자만을 가진 '불안정한 원자 상태'를 말하는데, 안정화되려는 경향에 의해 다른 물질에 대한 파괴력을 갖게 됩니다. 자연 상태의 모든 입자는 안정화되려는 경향을 가지고 있습니다. 사람들이 안정과 평화를 원하는 것과 유사합니다.

활성산소는 우리 몸의 세포 안에서 일어나는 대사적 산화반응 과정에서 자연 발생적으로 생기는 부산물이지만, 우리 몸은 즉각 항산화 효소를 내보내 제거합니다. 인류가 지구상에 나타나 산소를 이용하면서부터 인체 내에서 자연적으로 생성되고 수만 년 동안 문제가 되지 않고 지내왔지만 현대인들에게 활성산소는 빨리 늙고 빨리 죽게 하는 가장 큰 원인으로 지목되고 있습니다. 프리 라디칼 이론은 처음에는 가설 수준에서 언급되었을 뿐 크게 주목을 받지 못했습니다. 하지만 현재는 노화와 질병의 가장 큰 원인으로 지

> **활성산소는 우리 몸의 세포 안에서 일어나는 대사적 산화반응 과정에서 자연 발생적으로 생기는 부산물이지만, 우리 몸은 즉각 항산화 효소를 내보내 제거합니다.** ❦

목되어 하나의 이론으로 간주되고 있고, 현대 의학도 이 부분에 대해서는 크게 이의를 제기하지 않고 있습니다.

프리 라디칼은 음식이나 약물, 화학 첨가물에서 비롯되기도 하고 염증이 생길 때도 만들어집니다. 우리 몸 안에서 식균세포가 세균과 바이러스를 죽일 때도 프리 라디칼이 방출되는데, 무엇보다 스트레스를 받았을 때 가장 많이 만들어집니다. 프리 라디칼에는 슈퍼옥사이드 O_2^-, 하이드록시라디칼 OH^-, 발생기 산소 O, 오존 O_3, 과산화수소 H_2O_2, 과산화지질 LOO^- 등이 있습니다. 즉각적으로 제거되지 않은 프리 라디칼은 연쇄반응에 휘말리면서 세포를 구성하는 분자를 파괴하고, 세포는 제 기능을 발휘할 수 없게 됩니다. 따라서 몸에서 만들어지는 활성산소를 제거하기 위한 항산화 시스템은 여러 단계와 방법에 걸쳐 활발하게 작동합니다.

우리의 일상생활에서 활성산소가 긍정적으로 작용하는 경우를 많이 볼 수 있습니다. 공기 중의 물 분자들은 자외선에 의해서 해리되어 강력한 하이드록시라디칼 OH^-을 만들어냅니다. 만약 프리 라디칼의 작용이 없다면 세상은 온통 세균 천국이 될지도 모르는 일입니다. 이불이나 도마를 햇빛에 건조할 때 살균효과를 얻는 것도 프리 라디칼의 작용 덕분입니다. 이불과 도마의 물기는 자외선에 의해 하이드록시라디칼 OH^-이 되어 세균을 죽이고 살균 작용을 합니다. 김칫국물이 묻은 옷을 햇빛에 널었을 때 색소가 파괴되는 것도 위와 같은 작용 때문입니다. 프리 라디칼이 만들어지는 것은 필요악처럼 불가피한 일입니다. 중요한 것은 활성산소를 제거할 수 있는 우리 몸의 항산화 시스템을 제대로 작동시켜 균형을 이루는 것입니다.

Q57

활성산소의 피해를 묻는 당신에게

A 전자는 화학적으로 안정된 배열 구조를 유지하려는 경향이 있고, 통상 두 개의 전자가 한 쌍으로 음전하를 띠게 됩니다. 프리 라디칼은 원자핵을 둘러싸고 있는 전자가 최소한 한 쌍을 이루지 못하고 외톨이 전자를 가진, 불안정한 상태의 원자를 말하는데, 외톨이 전자는 잃어버린 전자 짝을 찾기 위해 매우 공격적으로 돌변합니다. 모든 프리 라디칼은 자신의 불안정성 때문에 다른 물질의 입자에게 전자를 주거나 빼앗아 스스로 안정화되려는 경향을 갖고 있습니다. 하지만 다른 물질의 입장에서 보면 그것은 자신에 대한 공격이자 파괴가 됩니다.

프리 라디칼은 세포막의 물질 분자의 변성을 일으켜 물질의 투과성이나 세포의 유연성을 변질시킬 수 있습니다. 또 리소좀이 손상되면 가수분해 효소들이 흘러나와 세포가 '자가융해'하는데 구내염이나 위궤양, 십이지장궤양, 궤양성 대장염의 발생도 이와 관련되어 있습니다. 만약 미토콘드리아를 손상시키면 에너지를 만들어내는 데 차질이 생기는데 결과적으로 심장병이나 갑상선 기능저하와 같은 질병을 일으킬 수도 있고, 핵막을 손상시키면 유전자 손상에 의해 돌연변이를 일으켜 암이나 자가 면역 질환을 일으킬 수도 있습니다. 얼굴에 끼는 반점 중에는 멜라닌 melanin 색소가 침착해서 생기는 반점도 있지만, 피부 세포의 지방 변성에 의해서 생긴 과산화지질이 단백질과 결합해서 생기는 리포푸시친 lipofuscin 반점이 기미와 검버섯으로 나타나기도 합니다. 가장 무서운 것은 프리 라디칼에 의해 세포막의 불포화 지방산이 산화되어 강력한 과산화지질이 만들어지고, 이 과산화지질의 '연쇄반응'에 의해서 신체 장기의 기능이 저하되어 장기적으로 각종 질병을 일으킬 수 있다는 사실입니다.

우리 몸에서 세포들은 끝없이 생성과 소멸의 과정을 반복하고 있습니다. 프리 라디칼은 생명의 소멸과정을 돕는 신호가 됩니다. 활성산소가 아예 없으면 세포는 살아갈 수 없고, 활성산소가 너무 많아지면 우리 몸을 파괴하는 독성 물질로 작용합니다. 적당한 활성산소, 그리고 그것을 제거하는 항산화 시스템의 정상적인 작동은 세포가 분화하고 성장하는 과정을 돕게 됩니다. 모든 신체 반응의 결과물로 만들어지는 프리 라디칼의 피해는 누구나 피해 갈 수가 없습니다. 그렇다고 해서 생명활동을 유지하는 데 그것이 늘 문제가 되거나 누구에게나 문제가 되는 것은 아닙니다.

활성산소가 아예 없으면 세포는 살아갈 수 없고, 활성산소가 너무 많아지면 우리 몸을 파괴하는 독성 물질로 작용합니다.

현대인들이 과거에 비해 과식과 고지방식, 가공식품, 화학 첨가물과 환경오염 물질, 방사선의 노출 등에 의해서 많은 양의 활성산소에 노출된 것은 사실입니다. 뿐만 아니라 현대인들에게 변화에 긍정적으로 적응하며 스트레스를 처리할 수 있는 능력이 떨어지면서 몸에서 만들어지는 활성산소의 양도 현저히 늘어났습니다. 두려움과 분노, 원망과 후회, 죄의식과 피해의식 등의 심리상태는 아드레날린, 도파민, 코티졸과 같은 체내 물질로 합성되는 과정에서 많은 양의 활성산소를 만들어냅니다. 노화와 질병과 죽음의 안내자로 지목된 프리 라디칼을 어떻게 최소화시킬 것인가 하는 문제는 현대인에게 중요한 문제가 되었습니다.

Q58

항산화제를 먹어도 병이 낫지 않는 당신에게

A 유해산소, 활성산소를 제거한다는 항산화제. 젊음과 건강을 유지하는 최고의 영양제로 알려져 있는 항산화 영양소. 시중에는 많은 항산화제가 판매되고 있습니다. 비타민 C와 토코페롤 tocopherol 등이 대표적이고 포도씨 가공식품이나 솔잎, 녹차 추출물과 같은 가공식품들이 대부분 항산화력을 자랑하며 건강 보조식품으로 판매되고 있습니다. 대부분 건강 보조식품으로 인기를 끌고 있는 것들은 항산화 능력에 기반해서 노화와 질병을 예방한다고 선전하고 있습니다. 토마토의 라이코펜 licopene 이나 가지의 안토시아닌 anthocyanin, 녹차의 카테킨 catechin, 솔잎의 폴리페놀 polyphenol 과 같이 자연계의 식품과 식물에는 많은 항산화 영양소가 있습니다. 자연계의 식물에 무궁무진하게 널려 있는 것이 항산화 영양소라고 할 수 있습니다. 앞으로도 특정 식품의 특정 성분이 항산화 기능을 자랑하며 건강 보조식품으로 만들어질 가능성은 아주 높습니다.

우리 몸 안에서도 활성산소를 제거하는 효소를 만들어내는데, 구리 Cu, 아연 Ze, 망간 Mn

과 같은 미량 영양소로 만들어지는 슈퍼옥사이드디스뮤타제^{SOD}와 셀레늄^{Se}으로 만들어지는 글루타치온페록시다제^{GPX}, 철분^{Fe}으로 만들어지는 카탈라제^{CATALASE} 등이 대표적입니다. 우리 몸에서 일어나는 모든 생화학 반응은 산소에 의한 산화반응이기 때문에 필연적으로 활성산소라는 대사 찌꺼기를 만들게 되어 있는데, 이를 바로 제거하는 시스템 또한 작동되고 있다는 뜻입니다. 에너지를 만들어내는 공장인 미토콘드리아 안에서 일어나는 항산화 시스템은 유전자와 단백질, 지방 입자들이 변성되지 않도록 단계별로 철저하게 이루어집니다.

비타민 C와 같이 영양소 단독으로 항산화 작용을 하는 것들도 있습니다. 많은 사람들이 비타민 C를 비롯하여 항산화 영양소를 다른 건강 보조식품과 함께 다양하게 섭취하고 있습니다. 그럼에도 불구하고 노화와 질병을 예방하거나 질병을 적극적으로 치료할 수 없는 것은 몸에서 만들어지는 활성산소의 '양'을 정확히 측정할 수 없기 때문입니다. 활성산소는 사람마다, 상황과 환경에 따라 만들어내는 양이 다르기 때문에 그것에 대처할 만큼의 양을 늘 섭취한다는 것은 어려운 일입니다.

쥐는 평소에 하루 2~3g 정도의 비타민 C를 합성하다가 고양이 소리를 들려주면 하루 12~13g의 비타민 C를 합성한다고 합니다. 스트레스를 받으면 많은 양의 활성산소가 만들어지고 따라서 많은 양의 항산화 영양소가 필요해진다는 이야기입니다. 사람들은 비타민 C를 스스로 합성할 수 있는 효소가 퇴화되어 있지만 다른 항산화 시스템을 통해서 활성산소를 즉각적으로 제거합니다. 문제는 내 몸이 처리할 수 있는 능력보다 많은 양의 활성산소들이 만들어지거나 섭취되고 있다는 사실입니다.

화학 첨가물을 많이 섭취하거나 오랜 시간 동안 염증 상태에 놓이면 항산화 영양소나 항산화 효소의 요구량이 늘어나고, 스트레스를 받으면 많은 양의 활성산소를 만들어냅니다. 특히 분노와 미움과 원망과 후회와 두려움과 걱정과 같은 감정이 물질화되는 과정에서도 활성산소가 많이 만들어질 뿐만 아니라, 부정적인 감정 자체가 간 기능을 떨어뜨려 당연히 항산화 효소의 합성도 나빠집니다. 어두운 의식은 많은 양의 활성산소를 만들어낼 뿐만 아니라 효소합성을 방해해서 생기는 문제까지 생각하면 설상가상입니다. 항산화제 한 알에 건강에 대한 책임을 모두 지게 하는 일은 없어야 합니다. 영양제 한 알 챙기는 것만으로 당장 위로가 된다고 생각할 수도 있겠지만 그렇다고 해서 노화와 질병을 막을 수 있는 길이 항산화제 한 알에 있지는 않습니다. 질병은 어두운 의식의 결과물이기 때문에 의식이 밝아지지 않는 한 치유와 회복은 기대하기 어렵습니다. 자신의 의식이 향하고 있는 방향을 점검하고 마음 씀씀이에 관한 일상의 문제를 먼저 돌아보는 일이 항산화제 한 알보다 중요합니다.

> 특히 분노와 미움과 원망과 후회와 두려움과 걱정과 같은 감정이 물질화되는 과정에서도 활성산소가 많이 만들어질 뿐만 아니라, 부정적인 감정 자체가 간 기능을 떨어뜨려 당연히 항산화 효소의 합성도 나빠집니다.

Q59

하우스 과일과 채소가
더 맛있고 좋다고 믿는 당신에게

A 비닐하우스는 식물의 생육조건을 일정하게 유지시킴으로써 일정한 수확량을 확보하게 해줍니다. 온도, 습도, 땅의 상태와 같이 식물의 생육에 필요한 모든 조건을 인위적으로 조절할 수 있기 때문입니다. 비닐하우스를 유지하는 데 많은 양의 에너지가 필요함에도 불구하고 기상이변이나 병충해로부터 상대적으로 안전하여 식량 수급량을 안정적으로 조절할 수 있다는 이점 때문에 농촌 사회에 더 많이 보급되었습니다. 이제 하우스 작물은 일반화되었고 사람들은 이것이 노지에서 자란 작물보다 더 깨끗하고 안전하며, 보기도 좋고 맛도 좋고 영양도 좋다고 생각합니다.

하지만 모든 식물체는 잎의 엽록소에서 일어나는 '광합성' 작용에 의해서 유기 영양소가 많이 합성되어야 맛도 향도 영양도 깊어집니다. 유기 영양물질의 합성은 햇빛의 양과 비례해서 늘어납니다. 비닐하우스는 햇빛을 차단하기 때문에 식물체가 받는 햇빛의 양과

질을 모두 떨어뜨립니다. 당연히 영양소의 합성이 줄어들 수밖에 없습니다. 현재 자연적이다, 유기적이다는 표현은 식물체의 생육조건을 인위적으로 조절하는 것을 최소화시켰다는 것을 의미합니다. 이 과정에서 농약과 화학 비료를 줄이기 위한 노력이 기본이었다면 비닐하우스 재배는 불가피한 선택이었습니다.

기상이변과 자연재해가 날로 심각해지고 토양오염이 심각해지는 상황에서 자연농법, 유기농법을 한다는 것은 굉장히 어려운 과정이며 시간이 걸리는 문제입니다. 그럼에도 불구하고 생태계를 가장 자연스러운 상태로 회복하겠다는 인류 양심의 회복과 발현의 과정이라는 측면에서 어떤 노력도 긍정적입니다. 우리가 가치와 의미를 부여하며 기억해야 할 것은 자연 상태의 것들을 통해 크고 작고 잘나고 못나고 덜하고 더한 것들을 모두 받아들이며 '생명의 다양성'을 인정하고 배워가고 있다는 사실입니다.

> 큰 놈은 큰 대로, 작은 놈은 작은 대로, 잘난 놈은 잘난 대로, 못난 놈은 못난 대로, 맛이 있는 놈은 맛이 있는 대로, 덜한 놈은 좀 덜한 대로 자연적인 식품을 '있는 그대로' 모두 감사하게 먹을 때 우리 사회도 다양성을 인정하는 사랑과 관용의 세상으로 한 발 더 나아갈 수 있다고 봅니다. ❦

우리는 기계가 찍어낸 공산품처럼 과일이나 채소 또한 모두 흠집 하나 없이 크고 탐스럽고 먹음직스러워 보이는 것이 가장 좋은 것이라는 생각을 하게 되었습니다. 자연에서 자란 식품에 대한 획일적인 생각은 인간의 의식에도 그대로 반영되어 획일적이고 폭력적인 문화가 싹틉니다. 큰 놈은 큰 대로, 작은 놈은 작은 대로, 잘난 놈은 잘난 대로, 못난 놈은 못난 대로, 맛이 있는 놈은 맛이 있는 대로, 덜한 놈은 좀 덜한 대로 자연적인 식품을 '있는 그대로' 모두 감사하게 먹을 때 우리 사회도 다양성을 인정하는 사랑과 관용의 세상으로 한 발 더 나아갈 수 있다고 봅니다. 우리의 감성이 나와 다른 너를 인정하고 받아들일 수 있다면 고립과 단절감 속에 힘들어하거나 어려워할 필요도 없게 됩니다. 자연에서 자란 유기 식품을 원하는 궁극적인 목적은 어찌 보면 영양이나 안정성만의 문제가 아닙니다. 인간의 삶 또한 자연을 닮아가며 의식이 성장하고 더욱 확장되기 때문입니다.

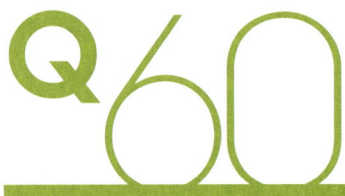

겨울에 딸기와 수박을 먹는 것이 이상하지 않은 당신에게

A 한겨울에 딸기와 수박을 먹는 것이 이상하지 않은 시대입니다. 농업혁명의 쾌거와 세계적인 유통 시스템의 정착 덕에 사람들이 원하는 모든 것을 사계절 내내 먹을 수 있다고 생각하는 시대가 되었습니다. 계절에도 아랑곳하지 않고 다이어트를 위해 아무 때나 고구마와 바나나, 포도, 레몬 등을 먹을 수 있다고 생각합니다. '제철'이라는 의미는 이미 무색해졌고, 제철이 아닌 과일과 채소들조차 제철에 나는 것 못지않은 우수한 영양과 당도와 품질이 보장된다고 믿게 되었습니다.

과일과 채소는 광합성을 통해서 맛을 내는 화합물, 향을 내는 화합물, 영양이 되는 화합물을 만들어냅니다. 그래서 과일은 결실마다, 채소는 각기 다른 뿌리와 줄기와 잎마다 고유의 맛과 향과 영양을 가지게 됩니다. 봄에 나는 과일과 채소는 봄의 햇빛과 바람과 비와 땅이 필요하고, 여름에 나는 과일과 채소는 여름의 햇빛과 바람과 비와 땅이 필요하고, 가을에 나는 과일과 채소는 가을의 햇빛과 바람과 비와 땅이 필요합니다.

우리 몸도 한 계절을 이겨내며 자연과의 조화 속에 자신의 생명을 유지하기 위해서는 제철의 과일과 채소가 필요했습니다. 우리가 먹는 것은 자연이 준 선물이었고, 사람들은 음식을 통해서 자연과 소통합니다. 음식은 그렇게 자신의 생명과 자연이 조화를 이루도록 연결하는 장치였습니다. 생명의 균형과 조화가 깨지면 생명력은 떨어지고 건강은 나빠집니다. 음식과 자신과의 관계에 있어 균형과 조화는 생명을 유지하는 원동력입니다. '제철' 음식을 '적당히' '제때에' '감사한 마음'으로 먹는 것은 몸과 마음의 균형과 조화를 통해 아름다운 생명의 꽃이 활짝 피어나는 것과 같습니다.

> '제철' 음식을 '적당히' '제때에' '감사한 마음'으로 먹는 것은 몸과 마음의 균형과 조화를 통해 아름다운 생명의 꽃이 활짝 피어나는 것과 같습니다. ❣

한겨울에 비닐하우스에서 기른 비싼 수박과 딸기를 먹을 필요가 없습니다. 비닐하우스에서 앞당겨 수확한 작물이 농가의 수입을 늘려준다는 이유로 권장되고 있지만 비효율적인 고에너지 작물입니다. 안 먹으면 생존을 위협할 만큼의 기본 작물이 아니기 때문입니다. 비싼 과일을 먹지 못하는 얄팍한 호주머니를 탓할 필요도 없습니다. 한의학적으로 보면 대부분의 과일과 열대 과일은 위장을 차게 합니다. 성질이 본래 차갑기 때문입니다. 겨울에 비싼 샐러드 채소를 먹는 것보다 삶아낸 묵나물을 먹는 것이 몸을 더 기운나게 합니다. 다이어트를 위해, 변비 치료를 위해, 아이가 잘 먹는다는 이유로 고구마와 바나나를 계절에 상관없이 장시간 먹을 필요도 없습니다. 몸이 원하는 음식은 제철에 햇빛을 받고 자란 건강한 먹을거리입니다. 몸이 원하는 먹을거리들은 잠자고 있는 생명력을 깨웁니다.

Q61

과일을 많이 먹으면 좋다고 생각하는 당신에게

A 과일은 비타민과 섬유질이 많고 바이오 플라보노이드도 많기 때문에 대체로 많이 먹어서 나쁠 것이 없다고 생각합니다. 사람들에게 유혹의 대상인 상큼하고 달콤한 과일은 다이어트나 건강을 위해 주스, 즙, 샐러드, 건조 과일 등 다양한 방식으로 먹는 방법이 소개되고 있습니다. 과일은 물론 인스턴트 식품이나 가공식품에 비해 질이 좋은 자연식품이지만 계절을 불문하고 지나치게 많이 먹으면 건강을 해칠 수도 있습니다.

과일의 당분은 채소보다 포만감을 빨리 주고 과일의 과당은 포도당보다 지방으로의 전환율이 4배나 높습니다. 과일의 당분이 흡수될 때 인슐린의 도움이 필요하지 않다고 해서 한때 당뇨병 환자들에게 널리 권장된 적도 있었습니다. 그러나 장기적으로 보면 오히려 당뇨병 환자들에게 지방 축적을 증가시켜 인슐린 저항성이 높아진다고 밝혀지면서 섭취를 제한하게 되었습니다.

또 한의학적인 관점에서 보면 과일은 성질이 차갑기 때문에 위장을 냉하게 하여 소화 기능을 떨어뜨립니다. 과일의 영양소나 유기산이 식욕을 촉진한다는 영양학적인 이야기와는 별개의 차원입니다. 칼륨과 섬유질이 많아 변비를 치료하고 포만감을 많이 주어 다이어트에 좋다는 바나나가 위장의 기능을 떨어뜨릴 수 있고, 혈관을 깨끗하게 청소해 준다고 믿고 먹은 포도가 기운의 수렴작용으로 인해 마음을 더 조잡하게 할 수도 있습니다.

수입 망고와 리찌와 같은 열대 과일을 한겨울에 많이 먹으면 몸이 오싹해집니다. 수박과 참외가 한여름 더위에 지쳐 있는 몸을 식혀주고 수분대사를 원활하게 해줄 수는 있지만, 위장이 나쁜 사람들에게 여름 과일은 오히려 힘이 빠지게 합니다. 과일은 식후 소화를 돕기 위한 디저트나 하루 일과 중 기분 전환과 활력을 주는 간식 정도로 약간만 먹으면 됩니다. 이왕이면 자신이 살고 있는 땅에서 제철에 수확한 과일이라면 그 맛과 영양이 최고일 것입니다. 우리 몸은 과일로 한 끼를 때우거나, 수입 과일과 하우스 과일을 사계절 언제나 먹는 것을 원치 않습니다.

> **과일은 식후 소화를 돕기 위한 디저트나 하루 일과 중 기분 전환과 활력을 주는 간식 정도로 약간만 먹으면 됩니다.**

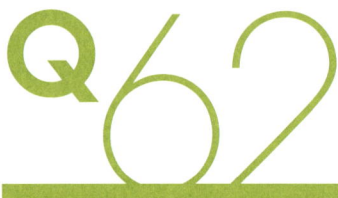

수입 과일이라도
다양하게 먹는 것이 중요하다고 믿는 당신에게

A 편식을 막고 다양한 식품을 즐기기 위해서는 우리나라에서 생산되는 과일이 한정되어 있기 때문에 다양하게 수입되는 과일을 즐기는 사람들이 늘어나고 있습니다. 기본적으로 과일은 일단 많이 먹으면 좋다고 생각하면서, 상큼하고 달콤한 과일 맛을 모두가 즐기기 시작했기 때문입니다. 오렌지, 자몽, 바나나, 체리 등의 수입과일에 사용되는 '수확 후 농약 post harvest'은 국내에서 자란 과일에서 확인되는 농약보다 월등히 많습니다. 또 덜 익은 미숙 과일 상태로 수입되다 보니 영양소 함량이 떨어지고 '카바이드 carbide'로 익는 과정에서 중금속에 오염되기도 합니다. 팜유나 코코넛유와 같이 식물성 포화지방이 많이 들어 있는 열대과일은 체중을 증가시키기도 하고 위장기능을 방해하기도 합니다. 열대과일은 열대지방 사람들이 먹고 사는 식품입니다.

식품의 단맛은 '섬유질 fiber'과 '전분질 starch'이 복합된 곡류 위주의 식품을 오랜 시간 씹었을 때 침에 의해서 탄수화물이 단당류로 분해되어 나는 맛이라고 할 수 있습니다. 정제된 식품과 과일 같은 식품에 들어 있는 단순 당분은 단맛에 대한 중독성을 갖게 하고 폭식 가능성을 높이면서, 당대사를 비롯한 대사과정의 균형을 깨뜨리게 됩니다. 수입 과일까지 찾아 먹으면서 과일을 다양하게 즐기는 것은 영양의 균형과 조화를 찾기 위한 노력과는 거리가 멉니다.

> 수입 과일까지 찾아 먹으면서 과일을 다양하게 즐기는 것은 영양의 균형과 조화를 찾기 위한 노력과는 거리가 멉니다.

과일은 안 먹고도 살 수 있습니다. 과일을 통해 맛과 영양의 다양성을 구하는 것이 오히려 안전하지 못할 때가 많습니다. 과일보다는 다양한 제철 채소를 통해 미량 영양소를 섭취하는 것이 낫습니다. 채소에서도 과일에서 얻을 수 있는 비타민과 칼륨, 섬유질을 얻을 수 있습니다. 채소에는 당분이 많이 들어 있지 않기 때문에 신체의 호르몬과 자율신경계의 균형을 깨뜨리지 않아 많이 먹어도 과일보다 안전합니다.

과일은 충분한 곡류와 채식 위주의 식사를 마친 사람에게 주어질 수 있는 선물입니다. 약간의 후식이나 간식 정도로 말이지요. 만약 변비가 생겼을 때 현미 같은 통곡류나 섬유질이 많은 채소를 먹기보다 바나나와 사과처럼 칼륨과 섬유질이 많은 과일을 먹겠다는 생각은 위험하다는 뜻입니다. 각종 수입 과일과 샐러드를 먹으면서 체중을 감량한 사람들은 극단적으로 칼로리를 제한한 결과이지, 수입 과일의 특정 성분이 다이어트에 효과가 있어서가 아닙니다. 더구나 이런 다이어트는 일시적인 환각이나 최면과 같아서 다시 체중이 반등하는 문제를 가져옵니다. 몸이 원하는 곡류와 채식 위주의 안정적인 식사를 하면 과일만 먹는 '원푸드 다이어트 one food diet'가 갖는 모든 한계를 극복하게 해줍니다. 굳이 농약에 절인 값비싼 수입 과일을 먹을 필요도 없지만, 가끔 먹고 싶다면 어쩌다 한 번 먹는 것으로 만족하는 것이 좋습니다. 몸에 좋고 맛있다고 늘 그것을 먹어야 한다고 생각할 필요는 없습니다.

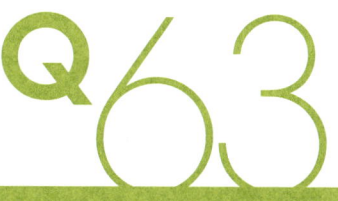

채소를 생으로 먹는 것이 좋다고 생각하는 당신에게

A 비타민은 열과 빛에 약해 쉽게 파괴되기 때문에 채소를 생으로 먹는 것이 좋다는 이야기가 널리 유행했습니다. 채소가 비타민 하나 때문에 먹는 것도 아닌데 말입니다. 더불어 '쌈채소'와 '쌈밥'이 건강한 식단으로 꼽히고 샐러드 채소의 장점이 실제보다 더 크게 부각되었습니다. 샐러드는 대개 아삭한 식감과 상큼한 소스 맛으로 먹습니다. 다양한 맛과 향을 자랑하는 샐러드 소스가 전통적인 간장, 고추장, 된장 양념보다 상큼하고 독특하게 느껴집니다. 영양이 살아 있을 것만 같은 샐러드 채소의 아삭한 식감과 상큼한 맛과 향은 오감을 만족시키기에 충분합니다.

우리 조상들은 예로부터 '생채'와 '숙채'를 함께 먹었습니다. 생채나 숙채를 만들 때 우리는 '소스에 버무리는' 게 아니라 '양념에 무쳐' 먹었습니다. 요즘 된장 양념, 고추장 양념이라고 하지 않고 된장 소스, 고추장 소스라고 말하는 것을 보면 젊은 사람들의 취향에 따라 언어도 많이 변화하는 듯합니다. 또 세태를 충분히 긍정적으로 이해하자면 맵고 짜고 자극적인 것보다 달콤하고 상큼하고 담백한 맛을 즐기고자 하는 현대인들의 취향이 반영된 것이라고도 생각할 수 있습니다. 하지만 가벼운 소스 맛을 즐기다 보면 식재료와 소스가 한정되어 특정 기호식품만 즐기게 되고, 그 결과 편향된 식사를 하는 문제가 생깁니다.

우리 조상들은 생채와 숙채를 다양하게 먹었습니다. 생채도 조직이 연한 것은 바로 먹었지만 조직이 두껍고 억센 것은 숙성시켜서 오래 두고 먹었습니다. 동물 세포가 세포막에만 둘러싸여 있는 것과 달리 식물 세포는 세포막뿐만 아니라 세포벽에도 둘러싸여 있습니다. 식물의 영양소는 세포벽 안에 들어 있기 때문에 이 세포벽이 깨져야 영양소를 충분히 먹을 수 있습니다. 채소를 살짝 데치거나 충분히 발효·숙성시키면 미생물에 의해 세포벽이 무너지게 됩니다. 채소를 데치거나 끓이면 비타민이 모두 파괴된다고 생각하는 것은 잘못된 생각입니다. 비타민과 미네랄, 각종 영양 생리물질은 세포 안에 들어 있기 때문에 셀룰로오스로 되어 있는 세포벽을 무너뜨릴 수 있는 조리법을 사용하는 것이 바람직합니다. '데치거나' '삶거나' '찌는' 조리법은 식품 안전성을 위해서도 바람직하지만 영양소를 충분히 얻을 수 있는 방법이기도 합니다.

> **채소를 데치거나 끓이면 비타민이 모두 파괴된다고 생각하는 것은 잘못된 생각입니다. 비타민과 미네랄, 각종 영양 생리물질은 세포 안에 들어 있기 때문에 셀룰로오스로 되어 있는 세포벽을 무너뜨릴 수 있는 조리법을 사용하는 것이 바람직합니다.**

대부분의 샐러드 채소는 계절에 상관없이 비닐하우스에서 재배되는 고에너지 작물입니다. 당연히 세포의 조직이 연하고 부드럽고 수분이 충분해서 식감이 좋습니다. 하지만 샐러드 채소가 영양과 생리활성 물질을 얻기 위한 최고의 방법이라고 볼 수는 없습니다. 샐러드 채소 고유의 식감이 주는 행복감과 달콤하고 새콤하고 고소한 소스 맛이 원하는 전부라면 가끔 즐기는 것만으로도 충분합니다. 샐러드 채소의 90% 이상이 수분이어서 수분을 짜내고 나면 부피는 얼마 안 됩니다. 채소를 데쳐서 먹으면 부피가 상대적으로 줄어 많은 양을 먹을 수 있고, 그만큼 더 많은 영양소와 섬유질, 생리활성 물질을 섭취하게 됩니다. 채소를 익혀 먹은 우리 조상들은 탁월한 선택을 한 것입니다.

우리 몸은 새콤한 소스가 올라간 양상추 오이 샐러드나 값비싼 파프리카와 샐러리보다 배추김치 한 접시, 제철에 얻을 수 있는 나물 무침 한 접시를 원할 수 있다는 이야기입니다. 생채소를 먹어서 몸이 좋아지는 경험을 하는 것은 몸이 생채소를 통해 집중적으로 얻을 수 있는 영양소를 섭취했기 때문입니다. 그렇다고 해서 그런 식사법을 계속 고집할 필요도 없고, 누구에게나 권장할 이유는 더더욱 없습니다. 음식은 치료약이기 전에 누구나 평생 함께하는 생활이고 소통이고 나눔이기 때문입니다.

Q64

음식의 식감과 맛과 향을 유난히 즐기고 있는 당신에게

A 음식의 식감은 중요합니다. 살짝 데친 숙주나물과 푹 삶아낸 숙주나물의 맛은 천지 차이입니다. 숙주는 원래 반숙을 해서 먹는 채소라서 아삭아삭한 맛이 사라지면 더 질겨져 맛 자체를 잃어버립니다. 조직이 연해서 오래 삶을 이유도 없는 채소입니다. 식품의 제 맛을 살리고 최고의 영양상태를 보존하기 위해 식감을 낼 수 있는 요리법을 무시할 수는 없습니다. 하지만 샐러드 채소와 같이 오직 식감에만 주력하거나 채소보다 더 강한 맛과 향을 가지고 있는 달고 새콤하고 고소한 소스를 즐기다 보면 편식할 가능성이 더 많아집니다.

우리 몸이 특정 맛과 향을 가진 음식을 원하는 것은 오장의 균형을 유지하기 위해서 선호하는 자율적인 생명력의 조절과정입니다. 신맛, 쓴맛, 단맛, 매운맛, 짠맛과 같이 오미五味와 누린내, 탄내, 화한 내, 비린내, 썩은 내와 같은 오향五香은 모두 오장五臟의 기능을 조절하고 균형과 회복을 이루기 위한 것입니다. 건강한 사람이라면 특정한 맛과 특정한 향이 더 좋을 수가 없습니다. 이 맛은 이대로 좋고 저 맛은 저대로 좋을 뿐입니다. 뭔가 더 좋고 뭔가 더 싫은 것이 있다면 그만큼 오장의 균형과 기능이 깨져 있다는 것을 의미하는데, 균형의 회복과 치유의 과정에서 일시적으로 특정 음식의 맛과 향을 선호하게 됩니다.

육체적으로 건강하거나 마음이 평화로운 사람들은 특별히 더 맛있거나 더 좋은 것이 없고 더 사랑하는 것이나 더 싫은 것이 없으며, 더 나쁜 것이 없고 더 미워하는 것이 없습니다.

특정한 무엇을 더 좋아하고 사랑하는 무엇이 있을 때 우리는 그 사람이 개성과 주관을 가지고 있는 것처럼 생각합니다. 하지만 그것은 건강이나 마음의 평화와는 사뭇 거리가 있는 이야기입니다. 육체적으로 건강하거나 마음이 평화로운 사람들은 특별히 더 맛있거나 더 좋은 것이 없고 더 사랑하는 것이나 더 싫은 것이 없으며, 더 나쁜 것이 없고 더 미워하는 것이 없습니다. 우리 사회는 지금 병적인 상황을 '개성'으로 미화하고 포장하고 있는 중입니다. 음식의 맛과 향과 식감을 유난히 강조하는 것은 개인을 병적인 상태로 안내하거나 고착시킬 수 있는 나쁜 습관입니다. 음식의 맛과 향에 대한 취향은 건강상태에 따라 자연스럽게 변화할 수 있는 것이므로 고착된 개인의 기호나 취향으로 간주될 수 없는 영역입니다. 만약 음식을 자꾸 영양이나 맛과 향에 대한 평가의 측면에서 접근한다면 육체적인 건강이나 마음의 평온을 회복하는 음식의 기능을 축소시키게 됩니다.

자신의 상태를 은폐하거나 마취시키는 음식에 대해 '개성과 주관'을 강조하는 태도는 달라져야 합니다. 음식은 조절되지 않는 욕망을 허락하는 쾌락의 도구도 아니며 자신의 상태를 마취시키는 환각제도 아닙니다. 음식은 자신의 생명을 유지하기 위해서 필요한 것을 사랑과 정성으로 받아들이고 감사하게 먹는 것이 중요합니다. 또 원하는 것을 먹을 수 있게 도와줌으로써 생명의 균형과 조화를 찾기 위한 음식의 치유기능을 다할 수 있도록 해야 합니다. 음식은 내가 아닌 다른 생명체와의 연대와 의존 속에 살아온 삶을 어떻게 세상에 다시 되돌리고 살 수 있을까 하는 생각을 할 수 있도록 자연스러운 계기를 마련해 줍니다. 음식은 한 개인의 의식을 사람과 자연과 사회와 인류와 지구로 확장시켜주는 소중한 안내자이자 친구로서의 역할까지 해냅니다.

식품 첨가물은 허가된 것으로 먹어도 된다고 생각하는 당신에게

A 영양학계와 식품업계는 공통적으로 식품 첨가물을 적정 수준에서 섭취하는 것은 하등의 문제가 되지 않는다고 말합니다. 그들은 시중에서 사용하고 있는 식품 첨가물이 모두 임상실험을 마쳤거나 안전성이 확보된 것들이라 안전하게 사용할 수 있다고 주장합니다. 전문가 집단의 판단과는 별도로 조금만 생각해 보아도 식품 첨가물을 조금씩 먹는 것이 당장 문제가 되지 않는다는 것을 경험적으로 알 수는 있습니다.

우리나라에서 미원, 미풍에서 다시다, 맛나, 감치미로, 각종 복합 조미료 등의 개발로 이어지고 있는 화학 조미료를 사용하게 된 지도 벌써 40여 년이 되어가고 있습니다. 그 동안 많은 사람들이 요리에 직접 넣어 사용하거나 가공식품으로 화학 조미료와 식품 첨가물을 먹어왔음에도 불구하고 그것이 우리 몸 안에서 어떤 문제를 일으키고 있는지는 밝혀낼 수도, 알 수도 없습니다. 만약 화학 첨가물로 인해 특정 질병이 유발되거나 악화되었다 하더라도 화학 첨가물과 질병과의 관련성을 입증할 수 없다는 뜻입니다. 단지 화학 첨가물의 섭취를 줄이거나 삼갔더니 질병이 좋아졌다는 추정과 짐작으로 화학 첨가물의 피해를 설명하고 있을 뿐입니다.

질병이 치유되는 과정에는 다양한 요소가 영향을 미치지만 결정적인 것은 자신의 '질병의 치유와 회복에 대한 믿음', '부활하는 생명력에 대한 확신'입니다. 화학 첨가물을 줄임으로써 신체의 건강이 회복되었다면 그것이 첨가물의 직접적인 피해를 줄여서 가능했던 것인지, 아니면 첨가물을 줄이고자 하는 노력이 자신의 몸에 대한 관심과 사랑, 생명력에 대한 믿음이 회복되는 과정에서 긍정적인 역할을 해내며 만들어낸 역사인지, 아니면 이 모두가 기적을 가능케 했는지를 검증하기는 어렵다는 것입니다.

꿩 잡는 것이 매라고, 한 사람의 병이 나은 것이 중요하지 그것을 꼭 설명하거나 납득할 필요는 없습니다. 원인과 치유의 마술에 있어서의 상관관계를 모두 밝혀낼 수도 없습니다. 누가 무엇을 해서 어떻게 나았느냐 하는 방법론적인 접근이 중요한 것은 아닙니다. 오직 한 개인의 병이 치유되어 삶을 감사하고 기쁘게 살아갈 수 있다면 그것이 전부인지도 모릅니다. 생명력에 대한 앎과 믿음, 치유와 회복의 역사가 일어난 것에 대한 감사 앞에 필요한 것도 없어지고, 설명해야 하는 이유 또한 사라져버립니다. 누가 무엇을 해서 병이 나았다고 해서 또 다른 누가 그것을 통해 나을 리가 없습니다. 누군가에게 좋은 것이 반드시 나에게 좋은 것도 아닙니다. 누구나 각자의 경험을 통해서 각자의 길을 갈 뿐입니다. 치료의 방법론에 있어서 우열을 가늠하는 것 자체가 상업적입니다.

우리 몸에는 내 몸과 내 몸이 아닌 것을 구분하는 면역장치가 있습니다. 우리 몸이 살이 되고 피가 되기 위해 받아들이는 음식에 있는 영양물질은 위장에서 흡수되면 간에서 새로운 물질로 합성되거나 에너지를 만드는 과정에 이용됩니다. 몸 안에서 영양물질로 인해 일어나는 일련의 대사과정이 순조롭고 적절하게 일어날 때 건강을 유지하고 있다고 말합니다. 하지만 우리 몸에 필요한 것이 아닌 다른 화학물질이 들어오면 몸은 이것을 먼저 해독하고 분해하는 데 에너지를 집중하게 됩니다. 몸이 당면한 문제를 먼저 해결하기 위해서 그것에 집중하기 때문에 성장과 치유와 회복이라는 생명 본래의 작용은 중지되거나 지연됩니다.

화학 첨가물은 입에서 일단 거부감과 불쾌감을 줍니다. 하지만 화학 조미료는 우리 몸을 지켜주는 경비원인 혀를 마비시켜 화학 첨가물에 대한 거부감을 느끼지 못하게 합니다. 혀의 고유 기능을 상실해 버리는 것이지요. 그 결과 화학 첨가물이 몸 안에 들어오는 것을 막을 수 없게 되고, 위장의 기능을 떨어뜨리거나 위장관의 점막에 손상을 주기도 합니다. 또 흡수된 화학 첨가물이 간에서 분해되는 과정에서 영양물질을 소모시키거나 간에 직접적인 손상을 주기도 합니다. 간에서 대사되지 못한 화학물질이 혈액으로 방출되면 면역세포의 작용으로 제거되는데, 이 때문에 면역세포들의 세균과 바이러스를 제거하는 역할은 지연될 수밖에 없습니다.

> 화학 첨가물은 일련의 대사과정을 통해 몸 안에서는 영양소와 에너지를 낭비시키고, 장기를 혹사시키며 성장과 치유를 지연시킵니다. ❣

어떤 화학물질은 뇌관문 B.B.B을 통과해 뇌에도 침범합니다. 황색 4호 같은 색소는 전두엽에 침투해 집중력과 기억력, 학업능력 등을 떨어뜨린다고 보고되고 있습니다. 화학 첨가물은 일련의 대사과정을 통해 몸 안에서는 영양소와 에너지를 낭비시키고, 장기를 혹사시키며 성장과 치유를 지연시킵니다. 영양이라는 것은 신체의 생명력을 유지하기 위해서 먹고 소화시키고 흡수하고 해독하고 분해하고 합성하는 일련의 생화학 반응을 의미합니다. 화학 첨가물은 특정 단계에서만 개입하기도 하고 신체 전반에 영향을 미치기도 하는데, 기본적으로 영양 대사과정을 방해하여 점진적인 기능저하 상태를 불러옵니다. 때문에 화학 첨가물이 직접적인 질병을 일으키고 있다고 단정지어 말하지 못하고 있는 실정입니다.

현대 과학이 우리 몸에서 일어나는 '생화학 반응'을 밝혀낸 것은 극히 일부에 국한되어 있습니다. 때론 밝혀진 사실조차 가설에 지나지 않을 때도 있습니다. 아직 과학이 밝혀내지 못하고 설명하지 못하고 있는 생명의 신비는 무궁무진합니다. 보이지 않는 세계에 대한 접근과 이해는 인간에게 허락된 지혜로 예리한 직관과 특유의 상상력을 동원해야 조금이나마 추정 가능할 정도입니다. 식품 첨가물을 줄여나가는 과정은 생명의 신비를 담고 있는 우리의 몸을 좀 더 알아가고자 하는 또 하나의 노력입니다.

Q66
라면, 자장면 먹고도 병원에 실려 가지 않는 당신에게

A MSG를 많이 사용한 중국 음식을 먹은 미국 여성이 구토와 호흡곤란, 가슴 통증이 심해 병원에 실려간 사례 이후 서구 사회에서는 화학 조미료 중독을 CRS, '중국음식점증후군 Chinese Restaurant Syndrom'이라고 부르고 있습니다. 화학 조미료 문제라면 우리나라도 1970년대 이후 서구 어느 나라보다 더 심각한 지경에 놓여 있었습니다. 우리나라 사람들이 화학 조미료를 먹고도 병원에 실려가지 않은 이유는 간 기능이 서양인들보다 더 왕성하거나, MSG를 분해하는 데 필요한 비타민 B_6와 비타민 B_6를 활성화시키기 위해 필요한 마그네슘^{Mg}

우리나라 사람들이 화학 조미료를 먹고도 병원에 실려가지 않은 이유는 간 기능이 서양인들보다 더 왕성하거나, MSG를 분해하는 데 필요한 비타민 B_6와 비타민 B_6를 활성화시키기 위해 필요한 마그네슘^{Mg}을 충분히 섭취하고 있었기 때문이라고 생각합니다. ❣

을 충분히 섭취하고 있었기 때문이라고 생각합니다.

비타민 B_6와 마그네슘^{Mg}같은 미량 영양소가 결핍되어도 구토와 멀미 증상이 일어나고 혈관이 수축되거나 압박되어 가슴 통증과 호흡곤란을 일으킵니다. 'MSG 중독증상'과 '영양 결핍 증상'은 아주 유사합니다. MSG라는 핵산 조미료를 분해시키는 데도 비타민 B_6와 마그네슘^{Mg}이 필요합니다. 서양인들의 육식 위주의 식사는 단백질을 대사시키는 데 필요한 B_6와 마그네슘^{Mg}을 동양인들보다 더 많이 필요로 하는데, 채식을 하지 않는 식사로는 B_6와 마그네슘^{Mg}을 충분히 섭취할 수 없습니다. 때문에 화학 조미료 대사에 필요한 영양소가 부족했던 것이 원인이 되었을 것입니다. 서양인들의 비타민 B_6와 마그네슘^{Mg}의 세포 내 보유량이 아슬아슬한 수준에 놓여 있다 보니 동양인들보다 더 빨리 결핍에 이를 수 있고, 화학 첨가물의 피해가 증상으로 드러날 수 있습니다.

이에 반해 전 세계적으로 채소를 가장 많이 먹는 민족으로 알려져 있는 우리나라 사람들은 비타민 B_6와 마그네슘^{Mg}같은 미량 영양소가 쉽게 결핍되지 않습니다. 육식 위주의 식사는 많은 양의 단백질을 대사시키기 위해 더 많은 양의 비타민 B_6를 필요로 하게 되고, 혈액이 산성화될수록 마그네슘^{Mg}요구량이 증가하기 때문에 보다 쉽게 경련과 같은 마그네슘^{Mg}결핍증상을 일으킬 수 있습니다. 젊은 세대일수록 가공식품을 통해서 더 많은 양의 화학 첨가물을 섭취함에도 불구하고 현재의 건강 수준을 유지할 수 있는 것은 곡류와 채식 위주의 전통적인 식사 덕분입니다. 한국 사람이 라면과 자장면을 즐겨 먹으면서도 서양인들처럼 병원에 실려가지 않고 약간의 메스꺼움이나 울렁거림 정도에서 끝날 수 있는 까닭이 전통적인 식습관 덕분이라면 곡식과 채식 위주의 식문화는 더없이 귀하고 소중한 유산이 아닐 수 없습니다.

Q67

유전자 조작 식품의 위력이 파악이 안 되는 당신에게

A 식품에 대한 이런저런 논의 자체를 무력하게 만드는 것 중 하나가 GMO로 불리는 '유전자 조작 식품'입니다. 우리나라의 식량 자급률은 전 세계적으로 가장 낮은 26% 수준이고 그나마 쌀을 빼면 5% 수준으로 떨어집니다. 특히 콩의 자급률은 13% 내외이며 옥수수, 밀과 같은 곡류는 1%에도 미치지 못하고 있습니다. 그런데 '콩'과 '옥수수'는 전 세계적으로 유전자 조작이 가장 많이 행해지는 식품입니다.

유전자는 우리 몸을 이루는 단백질을 합성하는 기본 설계도입니다. 세포 안의 염색체는 생명체 고유의 유전정보를 담고 있고, 유전자에는 생명활동에 필요한 생리물질을 만들어낼 수 있도록 암호가 기록되어 있습니다. 모든 생명체는 유전자를 통해 고유의 형질을 발현하고 후대에 계승해 왔습니다. '유전자 조작'이라는 것은 원하는 유전 형질만을 획득하기 위해 전통적으로 해왔던 '육종 교배' 방식이 아닌 생명공학 기술을 이용해 한 생물의 유전자를 다른 생명체에 삽입해 새로운 단백질을 만들어내는 기술을 말합니다. 인공적으로 유전자를 분리하거나 재조합해서 의도한 특성을 갖도록 만들어낸 농수산물과 이들 농수산물로 가공한 식품을 '유전자 조작 식품'이라고 합니다.

> 새롭게 만들어진 살충 독소가 들어 있는 작물이 우리 몸 안에서 안전하다고 볼 수 없고, 땅 속의 미생물과 곤충과 나비와 새들에게도 안전하다고 할 수 없습니다. ♥

전 세계적으로 유전자 조작을 가장 많이 시도해온 작물이 콩, 옥수수, 감자, 면화 등입니다. '제초제 내성' 유전자 조작 식품은 모든 식물을 죽이는 고독성 제초제를 뿌려도 작물은 죽지 않고 잡초만 죽게끔 하는 것으로 콩과 유채가 대표적이며 유전자 조작 식품의 70%를 차지합니다. 이러한 작물은 잔류 농약이 많아지고 먹이사슬을 끊으며 생태계를 교란시킵니다. 또 '살충 독소' 유전자 조작 식품은 해충을 죽이는 독소를 작물 스스로 만들게끔 유전자를 조작하는 작물로서 옥수수와 면화가 대표적입니다. 새롭게 만들어진 살충 독소가 들어 있는 작물이 우리 몸 안에서 안전하다고 볼 수 없고, 땅 속의 미생물과 곤충과 나비와 새들에게도 안전하다고 할 수 없습니다. 새로운 단백질이라는 것은 한 생명체에 있어서 위험한 도전과도 같은 것입니다.

국내에서 유전자 조작 농산물 표시 대상 품목은 콩, 콩나물, 옥수수, 감자 정도인데 간장, 고추장, 된장, 두부, 물엿, 전분, 케첩, 포테이토칩, 식용유와 각종 가공식품에 들어간 유전자 조작 식품의 종류와 양은 표기되지 않고 있습니다. 식량의 해외 의존도가 높은 우리나라니만큼 우리 몸은 이미 수많은 유전자 조작 식품의 새로운 성분과 독소로 가득 채워졌는지도 모릅니다. 우리 몸은 낯선 성분이나 독소를 이물질로 인식하고 면역반응을 동원하는데 그 과정에서 간과 면역기능은 혹사를 당하고, 영양소를 소모하게 됩니다.

유전자 조작 식품을 줄여나갈 수 있는 방법은 국가 차원에서 '식량 자급률'을 높이고 모든 수입식품에 대해서 '완전 표기제'를 실시하는 것입니다. 하지만 정부는 휴대폰과 자동차, 전자제품을 팔아 벌어들인 수입으로 국제시장에서 값싼 곡류를 사다 먹는 것이 낫다고 판단하고 있는 것 같습니다. 식량은 언제든지 무기화되어 식량 자급률이 낮은 나라의 사람들에게 큰 고통을 가져다주게 될 것입니다. 개인적으로 유전자 조작 식품의 섭취를 줄일 수 있는 길은 우리 농산물을 사용하는 것과 인스턴트 식품, 가공식품 섭취를 줄이는 것밖에 없습니다.

자연의 섭리를 거스르는 행위는 반드시 부메랑이 되어 우리의 삶으로 돌아오게 됩니다. 자연은 정복과 극복의 대상이 아니라 상생과 공존의 삶을 연출하는 곳입니다. 서로의 이웃이자 형제인 모든 생명체들과 자연을 이끄는 섭리는 그 누구도 반할 수 없는 진리의 영역입니다. 인류 또한 자연의 일부로 살아갈 수밖에 없는 존재입니다. 그럼에도 불구하고 특정 집단의 이익을 위해 지금도 행해지고 있는 생명체의 훼손과 자연의 파괴로 앞으로 전 인류가 짊어져야 할 고통이 얼마나 클지는 예측하기가 두려울 정도입니다.

Q68

유전자 조작 식품이 기아를 해결한다고 믿는 당신에게

A 몬산토나 카길과 같은 다국적 식량기업들은 종자 독식과 식량의 매점매석을 통해 전 세계의 수많은 사람들을 빈곤과 기아의 고통 속으로 몰아넣고 있습니다. 유전자 조작을 주도했던 기업은 해충이나 잡초에 대한 식품의 저항성을 높이는 한편 극한 환경에서도 자랄 수 있도록 품종을 개량하고 수확량을 늘려 지구의 식량난을 해결하겠다고 했습니다. 그들은 식품의 맛과 영양을 향상시키고 특별한 약용성분을 생산해 빈민들의 영양을 개선하며, 인류의 질병을 치유하고 제초제와 살충제 사용을 줄여 환경부담을 줄이겠다고 장담했습니다.

하지만 제2차 세계대전 당시 신경가스를, 1970년대에 농약 판매를 주도했던 몬산토는 1980년대 유전자 조작 식품과 농약 판매를 통해 미국 콩의 90%에 해당하는 생산량을 독점했습니다. 그들은 종자기술 특허를 강화한 지적 재산권을 앞세워 독점을 강화하고 통관절차나 안정성의 문제를 무역장벽으로 몰아 전 세계의 식량 패권을 장악하고 있습니다. 한 예로 그들은 전 세계 3위의 면화 생산국이었던 인도에 죽음의 씨앗이라고 불리던 유전자 조작 목화씨인 볼가드를 뿌렸습니다. 볼가드는 풀이 나지 않는 겨울 목화밭에서 목화 잎을 뜯어먹은 1만여 마리의 양들을 몰살시켰고, 이 목화 씨를 심었던 1,500여 명의 인도 농부들을 자살로 몰고 갔습니다.

다국적 식량기업들의 화려한 구호와 외침에도 불구하고 전 세계의 식량과 기아 문제는 전혀 해결되지 않은 채 종자와 식량 독식이 가속화되고 있습니다. 전 세계식량 문제는 '생산의 문제'가 아니라 결국 '분배의 문제'였기 때문입니다. IMF 당시 우리나라의 굴지의 종묘회사가 외국의 다국적 식량기업에 모두 넘어가버린 상황에서 우리의 식량안보에도 커다란 걸림돌이 생겼습니다. 다국적 식량기업들은 전 세계를 돌아다니며 한 나라의 기본적인 산업구조를 무참히 흔들어 놓고 있습니다.

전 세계의 식량과 에너지는 무기화되어 인류의 기본적인 생존권조차 보장할 수 없는 지경에 이르게 되었습니다. 돈과 물질 중심의 패러다임은 자연의 순리를 거슬러 생명의 상생과 공존을 방해하고, 이제는 인류의 숨통을 조이고 있습니다. 음식의 소중함을 깨닫는 것! 전통적인 곡류와 채식 위주의 소박한 밥상의 위대함을 알아차리는 것! 전 세계의 지역 음식, 슬로 푸드가 정착되는 것! 의식주가 안정되어 생존권이 보장되는 것! 농촌사회가 안정을 찾는 것! 상생과 공존을 위해 나눔과 배려가 시대의 정신이 되어야 한다는 것! 등이 지금 얼마나 중요한 일인지를 함께 공유해야 합니다.

Q69

유전자 조작된 콩의 콩기름은 괜찮다고 생각하는 당신에게

A 유전자를 조작해 새로운 성분이나 독소를 만들어낸다는 것은 작물 안에 '새로운 단백질'이 만들어진다는 것을 의미합니다. '새로운 단백질'은 우리 몸이 이물질로 인식해서 면역체계를 자극하는데, 유전자 조작 콩에서 유기용매로 기름 성분만 뽑아낸 콩에는 단백질 성분이 없어서 안전하다고 주장합니다. 압착 방식이 아닌 정제 방식으로 짜낸 기름을 옹호하는 듯한 주장으로 보입니다. 정제한 기름에 남겨질 수 있는 헥산 hexane이라는 유기 용매의 잔류 가능성과 가공과정 중에 산화되거나 트랜스화될 가능성의 문제는 제쳐두고 식물유의 가공방법으로 정제방식을 정당화시키고 있습니다.

기름을 정제하여 가공하면 기름의 회수율이 높아지고 고온에서 조리가 가능해지므로 바삭한 맛을 더 내어 식욕을 증가시킵니다. 하지만 정제 기름에서는 압착 기름을 통해서 보장될 수 있는 산화의 안정성과 기타 영양의 이점을 찾아볼 수 없습니다. 그런데 유전자 조작된 콩에서 회수한 정제 콩기름은 단백질이 없으므로 면역체계를 자극하지 않는다는 이유로 오히려 안정성을 선전합니다. 이것은 유전자 조작된 콩 자체에 문제가 있을 수 있다는 것을 스스로 인정하는 꼴입니다.

지금 유전자 조작된 콩으로 만든 콩기름과 그 밖의 가공식품을 먹는 것은 문제가 없어서가 아닙니다. 우리나라처럼 식량 자급률이 낮은 환경에서 달리 안전하게 먹을 게 없어서 먹는 것이고, 문제가 있을 수도 있는 것을 제대로 알지 못해서 먹는 것뿐입니다. 몸 안에서 이루어지는 생화학 반응은 개체 특이성이라는 '생화학적 개성 biochemical individuality'이라는 것이 있기 때문에 사람들 각각의 몸 안에서 생기는 문제와 피해가 쉽게 검증되지 않습니다. 사람들마다 필요한 영양 요구량이 다르고, 사람들마다 일어나는 대사능력도 모두 다르기 때문입니다.

> 유전자 조작이란 한마디로 자연의 섭리에 대한 도전입니다. 인간이 하지 말아야 하고, 해서는 안 되는 일을 하고 있다는 도덕적 자각과 양심의 각성이 절박하게 필요합니다. ❣

유전자 조작된 콩에서 단백질만 조작되는 것이 아니라 지방산의 구조에 또 다른 이차적 변형이 발생하고 있는지는 아무도 모르는 일입니다. 신생물질이 우리 몸에서 어떤 반응과 문제를 일으킬지는 검증할 수조차 없습니다. 유전자 조작이란 한마디로 자연의 섭리에 대한 도전입니다. 인간이 하지 말아야 하고, 해서는 안 되는 일을 하고 있다는 도덕적 자각과 양심의 각성이 절박하게 필요합니다. 가장 자연스러운 것, 그것을 우리 몸이 원하는 것은 인류 또한 자연과 함께 '더불어' 살아갈 수밖에 없는 운명 공동체 안의 생명체이기 때문입니다.

Q 70
새 제품들로 불임이 될 수 있다는 것을 모르는 당신에게

A 백화점이나 대형 마트에 오래 있다 보면 머리가 아픈 적이 있었을 겁니다. 많은 사람들이 토해 놓은 욕망의 기운 때문에 그렇기도 하겠지만 무엇보다 새 옷, 새 물건이 뿜어내는 화학물질 때문에 그렇습니다. 새로운 합성섬유들이 뿜어내는 화학물질은 우리 몸 전체를 충분히 교란시키기도 남는 엄청난 양입니다. 석유화학 제품 속의 화학물질은 우리 몸에서 환경 호르몬으로 작용합니다.

호르몬은 외부 자극에 대응하고 체내의 항상성을 유지하며 성장과 발육, 생식기능을 조절하고 체내 에너지의 생산과 이용, 저장에 관여합니다. 호르몬은 마치 통신 네트워크처럼 혈액을 통해 체내를 순환하며 표적이 되는 각 세포에 정보와 명령을 전달하는 화학적 신호물질입니다. 모든 척추동물은 호르몬을 분비하는 내분비계를 가지고 유사한 호르몬을 분비합니다. 호르몬은 1조 분의 1g이라는 적은 양으로 신체의 조절을 결정하는데, 이 적은 양의 호르몬이 필요에 따라 즉각적으로 신체의 균형과 조화를 위해 분비됩니다.

환경 호르몬은 생물체 내에서 내분비계의 정상적인 작용을 방해해 생식 이상과 기형, 각종 암을 유발하는 화학물질을 말합니다. 농약과 수은, 납, 카드뮴과 같은 중금속과 비스페놀 A와 같은 플라스틱 성분, 플라스틱 가소제와 강력 세척제 등이 현재 환경 호르몬으로 의심되고 있습니다. 몸 속에 원래 있거나 몸에서 만들어지는 물질이 아니라, 몸 밖에 있던 물질이 몸 속으로 들어와 내분비계를 교란시킵니다. 남자들은 정자수가 줄고 기형 정자가 만들어지거나 정자의 활동성이 약해져서 불임이 될 확률이 높아집니다. 여자들은 자궁벽의 이상 비후와 증식으로 출혈과 자궁 내막염, 자궁근종을 앓는 경우가 현저히 늘어납니다.

> 환경 호르몬은 생물체 내에서 내분비계의 정상적인 작용을 방해해 생식 이상과 기형, 각종 암을 유발하는 화학물질을 말합니다.

환경 호르몬은 생체 호르몬과 달리 쉽게 분해되지 않고 환경과 생체 내에서 수년간 잔존할 수 있습니다. 인체 내에서는 지방조직에 더 많이 농축되는 성질이 있기도 합니다. 해수의 독성을 흡수하면 플랑크톤은 265배로 증가하고, 작은 물고기는 플랑크톤의 500배, 큰 물고기는 작은 물고기의 7만 5,000배에 이르는 환경 호르몬의 독성을 나타냅니다. 과일과 채소보다 생선과 육류와 우유와 계란에 더 많이 노출되어 있습니다. 먹이사슬의 윗단계로 올라갈수록 독성물질의 농축이 심각해지기 때문입니다.

환경 호르몬을 말할 때, 우리는 가장 먼저 컵라면을 떠올립니다. 컵라면에 뜨거운 물을 부으면 찬물보다 더 빨리 환경 호르몬을 용출시키는데 물보다 식초에, 식초보다 기름에,

기름보다 알코올에 더 많이 용출됩니다. 현대인들은 새로운 것, 편리하고 좋은 것에 대한 욕망에서 자유롭지 못합니다. 거기다 판매자들의 자극적인 마케팅 전략이 가세하다 보니 솟구치는 구매욕구에 휘둘리며 살아갑니다. 그 새로운 것으로 인해 우리 몸은 새로운 화학물질들과의 전쟁을 치르고, 마음은 탐욕의 그물에 걸려 편안함을 잃고 있습니다. 적게 쓰고 아껴 쓰고 다시 쓰는 것은 개인의 삶이 건강해지고 더불어 공존하고 상생할 수 있는 길과 맞물려 있습니다.

3_ 지방과 가공식품에 관한 모든 것

Part_4
수유와 이유와
간식과 편식에 관한 모든 것

자연 출산과 모유 수유, 현미 이유식, 자연식 간식에 대한 많은 정보와 웰빙 육아의 열풍 속에서 잊지 말아야 하는 부모들의 마음과 자세에 대해서 함께 나누고자 합니다. 편안하고 행복한 육아의 첫걸음은 부모의 만족한 삶과 기쁨으로 충만한 시간들 속에서 아이와 함께 미래를 꿈꾸는 일입니다.

Q71

임신 중에
좋은 음식을 더 먹어야 한다고 생각하는 당신에게

A 여성에게 임신 기간은 다른 어느 때보다 여성성이 가장 많이 발현되는 시간입니다. 또한 여성의 삶에서 더없이 자연스럽고 행복한 시간이기도 합니다. 그 시간이 여성으로서의 삶이 완성되기 위해 주어진 감사한 시간이라 생각하며 기쁘게 경험할 수 있다면, 힘들게만 느낄 일도 아니고 특별히 유난을 떨 일도 아닙니다. 하나의 독립된 생명체로서 삶이 안정된 후에 경험할 수 있는 또 다른 차원의 영역이 '생식의 경험'입니다.

임신은 새로운 경험이 주어지는 경건한 시간인 것만은 틀림없습니다. 그렇다고 해서 더 특별한 것이 필요한 것은 아닙니다. 전반적인 음식과 영양의 요구량이 증가하는 것은 당연하지만 그것조차 몸이 알아서 영양의 소화, 흡수와 대사율을 조절하면서 충당해 갑니다. 새로운 경험을 선택한 생명은 스스로 힘을 더 발휘하게 됩니다. 임신의 축복을 맞이하는 엄마의 마음이 겸허해지고 행복해지는 것만으로 충분합니다. 새로운 생명체를 자신의 몸 속에서 직접 키워내는 엄마의 마음은 조심스러워 자신과 아이를 섬세하고 부드럽게 잘 돌보게 됩니다. 이 모두가 자연스러운 것이어야 한다는 사실입니다.

임신 전반기에는 '인슐린 호르몬'의 분비가 증가하는데 그것은 아이를 보호하고 키우기 위해서 당분의 흡수를 늘리고 지방층을 늘리기 위한 자연스러운 과정입니다. 임신 후반기가 되면 더 이상 엄마의 영양을 늘릴 필요가 없고 엄마에게 저장된 영양을 꺼내 아이의 성장을 도와야 하기 때문에 '갑상선 호르몬'의 분비가 활성화됩니다. 때문에 임신 말기가 되면 초반부에 추위를 느꼈던 것과 반대로 신진대사가 더 활성화되어 더위를 많이 타게 됩니다. 몸이 알아서 아주 자연스럽게 제 역할을 해내고 있는 그야말로 '생명의 신비'입니다. 임신 사실을 확인한 우리 몸은 자연스럽게 호르몬을 분비하고 자율신경을 조절해서 영양의 흡수를 촉진합니다. 더 많이 먹어야 한다는 생각은 굳이 할 필요가 없습니다. 더 좋은 것, 먹고 싶은 것을 먹어야 할 필요도 없습니다. 몸이 다 알아서 해주고 있으니까요.

> 임신 사실을 확인한 우리 몸은 자연스럽게 호르몬을 분비하고 자율신경을 조절해서 영양의 흡수를 촉진합니다. 더 많이 먹어야 한다는 생각은 굳이 할 필요가 없습니다. 더 좋은 것, 먹고 싶은 것을 먹어야 할 필요도 없습니다. 몸이 다 알아서 해주고 있으니까요. ❣

> 임산부에게 입덧이 당연한 것처럼 이해되고 더 특별한 것을 먹고 싶어하는 것이 당연한 것처럼 받아들여지는 세태는 상식의 전도입니다. ❣

만약 특정한 음식이 먹고 싶다면 임신 전 엄마의 식생활에 영양의 균형이 깨져 있었거나, 호르몬 분비와 자율신경이 안정되어 있지 못하다는 것을 반영합니다. 가장 건강한 임신은 입덧이 없고 더 특별한 것을 먹고 싶은 마음도 없는 것입니다. 임신은 자연스러운 것이고 임신에 따른 변화에 얼마든지 잘 적응할 수 있는 생명력이 있습니다. 임산부에게 입덧이 당연한 것처럼 이해되고 더 특별한 것을 먹고 싶어하는 것이 당연한 것처럼 받아들여지고 있는 세태는 상식의 전도입니다. 비정상적인 것을 당연하게 생각한다면 몸이 보내주는 메시지를 읽어낼 수가 없습니다. 임신 전 산모의 건강상태에 문제가 있었다는 것을 인정할 수 있다면 임신 기간 동안 더 조심할 수 있는 기회가 많아집니다. 임신을 하면 호르몬의 분비가 변하기 때문에 일시적으로 약간의 신체적 변화를 느껴도 그것이 생활 전반에 문제가 되는 정도는 아니며, 더 특별한 행위를 필요로 하는 것도 아닙니다.

이미 우리가 먹고 있는 음식의 양은 충분합니다. 임신을 통해서 호르몬의 변화가 생기면 우리 몸은 스스로 영양의 흡수를 촉진하게 됩니다. 아이는 엄마가 더 좋은 음식, 더 특별한 무언가를 먹기를 원하지 않습니다. 그것은 부모의 잘못된 고정관념이 가져온 착각일 뿐입니다. 우리 몸이 원하는 음식이 엄마를 건강하게 하는 음식이고, 엄마를 건강하게 하는 음식이 아이를 건강하게 합니다. 임신 중에 영양상태에 문제가 생기는 것은 임신 전의 생활습관에 있던 문제를 반영하는 것이고, 임신 중에 신체 증상의 변화를 심각하게 느끼는 것 또한 임신 전에 이미 내분비계와 자율신경계의 균형을 잃었기 때문입니다. 영양의 문제는 당장 먹는다고 해결되지도 않고, 안 먹는다고 해서 당장 문제가 되지도 않습니다.

임신과 더불어 입덧이나 식욕부진, 피로와 무기력과 같은 증상을 유난히 많이 느낀다면 자신의 생활습관을 점검하고 반성할 필요가 있습니다. 좀 더 규칙적으로 식사를 하고, 감사한 마음가짐으로 생활 전반을 바꾸어나가면 됩니다. 생활습관을 점검하고 새생명에 대해 감사하는 마음을 갖는다면 영양과 건강문제가 해결될 뿐 아니라 태아의 성장을 좀 더 편안하게 도울 수 있습니다. 임신 이후 영양이 부족할까 걱정하고 불안해하기보다 더 많이 감사하고 기뻐하면서 마음을 안정시키면 호르몬 분비와 자율신경의 조절이 이상적으로 이루어지면서 새로운 환경에 부족함 없이 적응할 수 있게 됩니다.

Q72

산후 비만과 산후 우울증을 걱정하는 당신에게

A 비만과 우울증은 모두 저혈당증과 관련되어 있습니다. 저혈당증과 관련한 신체 질환과 정신 질환은 별개로 진행되는 게 아니라, 자신이 먹고 있는 음식과 그 음식을 대하는 마음과 자세에 따라 좌우됩니다. 음식을 아무 생각 없이, 소홀히, 아니면 함부로 먹거나 음식과 몸의 관계, 몸과 마음의 관계를 별개로 떼어놓고 생각하다 보면 자신도 모르게 각기 다른 병이 생겼다고 생각하게 됩니다.

출산이라는 과정은 온몸의 에너지를 동원해서 이루어집니다. 갑자기 에너지를 만들어내는 과정에서 신체의 자율신경계와 내분비계가 자극되고 요동칩니다. 때문에 출산 후 산후조리라는 것은 자율신경 계통과 내분비 계통을 빠르게 안정시키는 시간입니다. 건강한 산모라면 특별한 산후조리가 아니어도 생명력에 의해서 스스로 회복되는 것이 정상입니다. 출산 후 자율신경 계통과 내분비 계통이 안정되는 속도가 산모의 몸이 회복되는 속도입니다. 이 두 시스템이 빠르게 안정되어 일반적인 상태로 회복되는 것이 비만과 우울증을 막는 길이기도 합니다.

에너지를 과도하게 만들었다는 것은 그만큼 혈당의 오르내림이 심각해졌다는 것이고, 혈당의 오르내림만큼 마음이 불안해지고 감정의 기복도 심해집니다. 혈당의 오르내림이 출산과정에서만 일어나는 일시적인 상황에 국한된 것이어서 바로 안정적인 혈당을 회복하면 문제는 없습니다. 혈당의 오르내림이 있는 상태에서 끼니를 굶거나 빠르게 소화되는 음식을 폭식하면 혈당의 오르내림은 더욱 심해지고, 높아진 혈당만큼 지방으로의 전환이 증가됩니다. 옛날 산모에게 밥과 미역국을 하루 4~6끼까지 먹인 것은 당분의 대사를 안정시키기 위해서였으니, 이것보다 더 중요한 문제는 없다고도 할 수 있습니다. 당대사가 안정되어야 자율신경계, 내분비계가 빨리 안정됩니다. 혈당이 안정적으로 유지되는 것이 산후조리에서 가장 중요한 관건입니다.

> 당대사가 안정되어야 자율신경계, 내분비계가 빨리 안정됩니다. 혈당이 안정적으로 유지되는 것이 산후조리에서 가장 중요한 관건입니다.

배고프면 짜증이 나는 것처럼 출산 후 혈당의 오르내림이 심해진 상태에서 밥을 제때 안 먹으면 감정의 기복이 심해져 우울증으로 발전합니다. 또한 신체의 불안정이 지속되면 몸이 영양소를 저장하는 패턴으로 전환되기 때문에 대사가 느려져서 출산 후 체중이 줄어들지 않게 됩니다. 이런 이유로 산후 다이어트를 위해 음식을 안 먹으면 그것이 오히려 비만을 일으키고 우울증도 더욱 심하게 만들 수 있습니다. 육아에 쫓겨 엄마가 밥 먹는 시간을 챙기지 못할수록 육아는 더욱 힘들어집니다. 아이를 잘 돌보고 육아의 시간이 행복해지기 위해서 엄마는 자신의 식사를 잘 챙겨야 합니다.

출산 후 신체의 내분비계, 자율신경계, 근골격계 등 신체 시스템이 완전하게 안정되는 데에는 개인의 차이는 존재하겠지만 대략 1년 정도의 시간이 소요된다고 합니다. 출산 후의 식사 습관과 생활 패턴, 마음상태와 육아 태도, 수유 환경 등에 따라 회복 속도에 개인 차이가 있을 수 있겠지만, 그 모두가 비정상적인 것이 아닌 아주 자연스러운 과정이기 때문에 출산 후의 산모는 생명이 회복되는 속도와 생명력의 신비에 자신을 맡길 필요가 있습니다. 산모가 욕심을 부리거나 조급증을 낸다고 해서 출산을 거친 몸이 빠른 속도로 회복되거나 원하는 대로 달라질 수는 없기 때문입니다. 엄마의 몸과 태어난 아이의 생명력의 신비를 믿으며 육아의 시간을 감사하고 기뻐하며 편안하게 받아들인다면 엄마의 몸은 자연스럽게, 그리고 빠르게 회복될 것입니다.

Q73

출산 후 모유 수유를 고민하는 당신에게

A 아기에게 모유 수유를 하고 싶다면 출산과 육아, 모유 수유의 전 과정이 온전히 기쁘고 즐거워야 합니다. 아무리 젖을 먹이고 싶어도 여성으로서의 삶, 엄마로서의 삶, 베풀고 나누는 삶에 만족할 수 없고, 기쁠 수 없고, 인색할 수밖에 없다면 유선이 발달하지 않습니다. 유선조직은 여성 호르몬의 분비와 관련이 있는데, 여성 호르몬의 분비는 심리적인 성향과 맞물려 있습니다. 유선조직이 발달하려면 피리독신과 엽산과 같은 영양소가 필요하며, 여성 호르몬이 만들어지려면 구리와 같은 영양소가 필요합니다. 하지만 영양의 흡수 또한 심리적 상태에 따라 달라집니다. 비타민은 통곡식과 자연적인 식사만으로 충분하고 미네랄은 필요에 따라 흡수됩니다.

만약 워킹맘으로서 아이도 내 손으로 키우고 일도 열심히 하고 싶거나, 전업 주부인데도 육아와 살림이 즐겁지 않다면 자신에게 일어나는 새로운 경험에 온전하게 집중하고 만족할 수 없습니다. 이것도 해야 될 것 같고 저것도 해야 될 것 같은 마음이거나 이것도 하기 싫고 저것도 하기 싫은, 갈라진 마음은 몸의 상태를 원하는 방향으로 이끌지 못하고 원하는 것을 이룰 수 없게 합니다. 몸은 오직 한 마음으로 자신에게 집중하기를 바랍니다. 마음을 하나로 모아 하나만을 꿈꿀 수 있다면 몸과 삶은 그 마음에 반응하게 됩니다. 우리 몸은 마음이 여러 갈래로 갈라져 갈등하는 상황을 원하지 않습니다. 마음의 지시를 받고 있는 몸이 마음의 지시를 혼돈하거나 판단할 수 없으면 몸에서 원하는 일이 일어나지 않는다는 뜻입니다. 그것을 또 욕심이라고도 말합니다. 몸은 욕심에 반응하지 않습니다. 몸은 여러 개의 마음을 원치 않습니다. 몸은 빈 마음, 하나가 된 마음, 통일된 마음에 반응합니다.

만약 한마음으로 모유 수유를 꼭 하고 싶다면 그 일은 이루어집니다. 하지만 갈등하는 마음을 숨긴 채 수유를 하고 싶다고 말한다면 몸은 원하는 대로 되지 않습니다. 몸은 진실되기를 원하고 솔직하기를 원합니다. 고민하거나 걱정할 필요는 없습니다. 내 마음이 진실이라면 그것은 반드시 이루어지는 것이기 때문에 노력도 필요 없고 기적이라 말할 것도 없게 됩니다. 하지만 마음이 하나로 통일되지 않는다면 자신의 상태를 현실적으로 받아들이는 것이 필요합니다. 혼합 수유를 하는 것도 괜찮습니다. 모유의 양은 산모의 심리상태에 따라 달라지기 때문에 시간을 두고 마음을 편안하게 가지면 자연스럽게 원하는 것을 얻게 됩니다. 산모의 영양이 부족해서 젖이 안 나오는 일은 없다는 뜻입니다.

모유의 양은 산모의 심리상태에 따라 달라지기 때문에 시간을 두고 마음을 편안하게 가지면 자연스럽게 원하는 것을 얻게 됩니다. 산모의 영양이 부족해서 젖이 안 나오는 일은 없다는 뜻입니다. ❣

산모들에게만 해당되는 이야기는 아니겠지만 원하

는 것을 얻기 위해 욕심을 낸다고 모든 일이 되는 것은 아닙니다. 저 깊숙한 자신의 내면을 집중해서 들여다보고 하나의 마음으로 자신을 통일시키는 것이 필요합니다. 산모들은 쓸데없는 고민이나 걱정보다 현실을 직시하고 자신의 마음을 들여다보며, 최선이 아니면 차선 안에서도 감사하고 행복한 길을 찾는 것이 먼저입니다.

Q74

모유는 영양이 없을 것같이 느끼는 당신에게

A 모유에는 아기에게 필요한 영양이 충분치 않을 것 같아서 분유 수유를 결정하거나 이유식을 서두르는 경우가 많이 있습니다. 왜 모유에 영양이 적다고 생각하게 되었을까요? 엄마의 식생활에 문제가 있다고 느꼈을 때 엄마들은 자신의 젖을 의심합니다. 반면 식욕이 좋고 잘 먹는 엄마들은 자신의 젖에 영양이 없을 것이라고는 절대 생각하지 않습니다. 그러나 중요한 사실은 아이는 젖이나 이유식과 같은 물질적인 영양만으로 크는 것이 아니라는 것입니다. 음식이 '손맛'이라고 했듯이, 아이는 엄마의 '입김'으로 큰다고 했습니다. 손끝에 마음을 담아 정성스럽게 만든 음식은 맛있습니다. 아이를 바라보는 엄마의 따뜻한 눈길, 손길, 입김, 그 모두가 아이를 성장하게 합니다. 사랑스러운 눈길, 편안한 손길, 따뜻한 입김도 아이에게는 생명의 양식입니다.

우리 몸은 먹는 것만으로 배부르지 않습니다. 사랑에 빠진 사람이 먹지 않아도 웃음이 절로 나고 힘이 나듯이 사랑하면 배가 부릅니다. 아이는 그 사랑에 반응합니다. 부모의 편안함에 기쁨을 느끼고 성장합니다. 아이는 젖만 먹고 크는 것이 아니라 엄마의 사랑과 정성과 넉넉한 마음을 먹고 무럭무럭 성장합니다. 엄마의 에너지는 보이지 않아도 아이에게 전달됩니다. 만약 엄마의 젖에 영양이 없다고 느낀다면 엄마가 좀 더 잘 먹으려고 노력하면 됩니다. 엄마가 식욕이 없어 음식을 먹지 못하겠다면, 아이를 낳은 기쁨은 어디로 가고 무엇이 그렇게 의욕을 떨어뜨리게 했는지 돌아볼 일입니다. 식욕은 의욕이기 때문입니다. 몸은 거짓을 말하지 않습니다.

> 아이는 젖만 먹고 크는 것이 아니라 엄마의 사랑과 정성과 넉넉한 마음을 먹고 무럭무럭 성장합니다. ❣

엄마의 젖에 영양이 없다고 생각하게 된 것은 분유회사들이 벌인 마케팅 전략 때문에 불안감이 증폭된 탓도 있습니다. 소 젖과 엄마 젖을 비교해서 단백질, 지방 등을 비교해 가며 모유의 영양 부족을 들먹인 장본인들은 분유 회사들입니다. 요즘처럼 모유 수유가 당연시되는 분위기에서 6개월만 되면 모유에 영양이 하나도 없는 것처럼 떠벌리기 시작한 것도 분유 회사들입니다. 그들에게 모유를 줄이는 시점은 시판 이유식을 권장할 수 있는 계기가 될 것입니다.

모유의 성분이 변하는 것은 당연합니다. 모유 성분이 변하는 것은 아이의 상태가 변하기 때문입니다. 부모에게서 집중적으로 받은 것으로 충분하다고 판단하거나, 그것이 아이의 몸에 필요 없거나, 아니면 또 다른 방식으로 취할 수 있다고 판단하기 때문입니다. 모유의 성분은 아침, 저녁으로 달라지고 계절에 따라 또 달라집니다. 아침의 젖과 수유를 시작할 때의 젖은 묽고 저녁의 젖과 수유 20분이 경과한 후의 젖은 지방 함량이 높아 포만감을 줍니다. 여름의 젖에는 수분이 많고 겨울의 젖에는 지방이 많습니다.

사람을 철들게 하는 계절 음식을 시식時食이라고 한다면 모유는 대표적인 시식時食입니다. 계절과 때에 맞는 영양을 맞춤으로 다양하게 제공하는 모유는 생명이 가진 신비의 영역입니다. 그것은 단백질 함량이 모유보다 높다는 우유와 산양유가 할 수 있는 일이 아닙니다. 그것은 소들의 젖이고 양들의 젖일 뿐입니다. 소와 양도 자연의 섭리 속에서 자기 새끼를 먹이기 위해서 때에 따라 다양한 젖을 만들어냅니다. 하지만 호르몬을 먹여 강제로 짜낸 젖에 영양과 사랑이 얼마나 담겨 있는지는 모르겠습니다. 뿐만 아니라 젖의 단백질 함량이 높을수록 성장속도가 빨라져 빨리 크긴 하지만 대신 빨리 늙고 빨리 병들어 빨리 죽습니다. 생명체는 대체로 성장기간의 5배에 해당하는 시간을 살게 되어 있는데, 성장이 빠른 생명체는 빨리 죽을 수밖에 없습니다. 엄마의 젖이 시간이 지남에 따라 영양이 없어지는 것이 아니라 성분이 변화하는 것이며, 그것은 당연하고 아주 자연스런 일이라는 것을 이해할 필요가 있습니다.

Q75

분유 먹고 하루 한번 똥 누는 아이를 부러워하는 당신에게

A 　　모유에는 젖당과 수분이 풍부한 반면 상대적으로 단백질 함량은 적습니다. 분유는 그 반대로 카제인과 같은 단백질 함량이 훨씬 더 높습니다. 모유는 아이들에게 필요한 당분을 보충하고 소화 흡수가 잘되며 장내에서 유산균이 증식하도록 도와줍니다. 그래서 모유를 먹는 아기의 변에서는 시큼한 냄새가 나고 묽은 변을 여러 번 보게 됩니다. 아기들의 황금빛 변은 담즙 색소가 산성 상태에서 나타내는 색깔 때문입니다. 아기가 시큼하고 누렇고 묽은 변을 수차례 보는 것은 지극히 정상입니다. 오히려 이같지 않으면 문제라 해야 되겠지요.

분유는 카제인이라는 거대 단백질을 함유하고 있기 때문에 소화 흡수가 어려워 위에서 머무는 시간이 3~4시간이나 됩니다. 그 사이에 장에 도달하는 수분이 적어지니까 변이 딱딱해집니다. 또 단백질과 칼슘은 장내 생태계를 알칼리성으로 바꾸어 유해균의 증식을 돕는데 이 과정에서 단단하고 구린 냄새가 나는 변을 보게 됩니다. 아이가 분유를 먹고 하루 1회 이하로 단단한 변을 보는 것 자체가 오히려 비정상적인 상태라는 것이지요. 변 색깔도 아이가 놀랐을 때처럼 푸르스름하게 됩니다. 장이 건강한 산성 상태가 아니라 알칼리성 상태가 되었다는 뜻입니다.

아기가 묽고 시큼한 변을 여러 번 보는 것은 당연하고 자연스러운 것입니다. 이것을 어른들의 기준에 맞추어 아기 장이 안 좋거나 영양이 흡수되지 않고 있다고 생각하면 곤란합니다. 아기가 찰떡 같은 똥 한 덩어리를 잘 누었다고 생각하는 것은 잘못된 판단입니다. 엄마들이 변을 자주 보는 아기의 장에 문제가 있다고 생각하고, 아기 돌보기를 힘들어하니까 병원에서는 젖을 그만 먹이고 분유를 먹이라고 권장하고 있습니다. 하지만 엄마 젖에 들어 있는 유당은 아기의 뇌 기능을 안정시키고 단백질과 철분은 분유보다 훨씬 효과적으로 흡수되며, 감마 리놀렌산은 뇌 성장과 신체 발육을 도와줍니다.

> 아기가 묽고 시큼한 변을 여러 번 보는 것은 당연하고 자연스러운 것입니다. 이것을 어른들의 기준에 맞추어 아기 장이 안 좋거나 영양이 흡수되지 않고 있다고 생각하면 곤란합니다. ❣

계란의 알부민이나 밀가루의 글루텐, 그리고 분유의 카제인과 같은 거대 단백질은 아이에게 항원으로 작용해 알레르기를 잘 일으키게 됩니다. 또 모유에는 리파아제, 락타아제와 같은 소화효소가 들어 있어 소화에 어려움이 없지만, 분유는 가공과정 중에 효소가 모두 불활성화되어 구토, 설사, 복통, 소화불량, 장 출혈과 같은 유당 불내증을 일으키기도 합니다. 우유에 들어 있는 다량의 칼슘은 물론 다 흡수되지도 않지만 칼슘이 미량 미네랄의 흡수를 방해하기도 하고 오히려 장내 생태계의 균형을 깨뜨리기도 합니다.

엄마들은 분유의 특정 영양성분이 강화되어 있는 것을 좋다고 생각하지만 칼슘과 비타민, 지방산 등을 추가해 인위적으로 조정된 성분이 아기에게 꼭 필요하거나 더 좋다고 할 수는 없습니다. 오히려 불필요한 가공공정 하나가 더 추가되었다고 생각하는 편이 타당합니다. 인위적으로 성분이 조정되고 수차례의 가공과정을 거친 분유의 우수성을 아무리 선전해도 때에 따라 다양한 영양성분을 만들어내는 모유의 이점을 따라갈 수 없습니다. 엄마는 아기의 변화를 좀 더 자연스럽고 편안하게 바라보면서 아기가 어떤 상황에서도 스스로 잘 헤쳐나갈 것이라는 숨겨진 생명력의 신비, 생명의 지혜를 굳게 믿을 필요가 있습니다. 또 엄마들 스스로 자신이 아이에게 보내는 진실한 사랑을 믿고 그 사랑의 빛이 육아의 길을 잘 안내해 줄 거라는 믿음도 필요합니다.

Q76

단유의 시기를 걱정하는 당신에게

A 육아 가이드에서는 단유의 시기를 12개월에서 24개월로 보고 있습니다. 하지만 아이마다 개인 차이가 있는 데다 엄마의 수유 여건에 따라 그보다 좀 더 빠르거나 아니면 좀 더 늦을 수도 있습니다. 언제 젖을 끊는 게 좋으냐는 질문에 대한 가장 이상적인 답변은 아이가 자연스럽게 젖을 찾지 않을 때인지도 모르겠습니다. 마냥 먹일 수는 없는 일 아니겠냐고 항변할 수도 있겠지만 다 커서도 엄마 젖을 먹고 자라는 아이는 없습니다. 육아 가이드에서도 두 돌까지를 제시하고 있지만 부모들은 6개월만 지나도 젖에 영양이 없으니 그만 먹여야 하는 것이 아닌가 의심하고 걱정하기 시작합니다.

이유기의 시기를 24개월까지로 보는 것은 이유 자체가 영양을 보충하는 목적만이 아니라 아이에게 유동식에서 고형식으로 이행하는 '식사 훈련'을 시키는 것이 중요하기 때문입니다. 식습관은 하루아침에 완성되는 것이 아니기 때문에 시간을 넉넉히 두고 진행하면서 자연스러운 일상이 되기 위해 훈련과 습관이 필요합니다. 이유기를 24개월까지 길게 잡는 것은 수유라는 것이 영아 개개인에 따라 '충분히 다양하게' 이루어질 수 있기 때문입니다.

> 젖을 끊는 시기에 대한 판단은 아이의 몸과 마음상태에 근거하되 부모의 직관에 따라 지혜롭고 자연스럽게 이루어져야 합니다. ❣

모든 변화는 자연스러워야 하고, 무엇보다 아이 스스로 변화에 놀라지 않아야 합니다. 아이를 잘못 돌보고 있다고 생각할 수 있는 대표적인 경우가 부모들의 일방적인 태도로 아이를 놀라게 하거나 변화를 강압적으로 강요할 때입니다. 아이마다 모든 것이 다 다릅니다. 그렇기 때문에 언제 어디서나 누구에게나 적용되는 똑같은 육아 방침은 있을 수 없습니다. 육아 방침은 생명의 다양성을 존중하고 인정하는 배려에서 시작되어야 합니다. 아이는 공장에서 만들어진 인형이 아니라 '살아 있는 생명, 감응하는 생명'이기 때문입니다. 살아 있는 생명이기 때문에 아이마다 다를 수 있습니다. 그 다름을 인정하고 아이에 따라, 상황에 따라 배려하는 것이 사랑의 육아입니다.

이유식을 충분히 먹고 있으니 좀 더 일찍 젖을 끊을 수 있는 아이가 있고, 씹고 넘기고 맛보는 훈련과 적응이 좀 더뎌서 더 오랫동안 젖을 먹어야 하는 아이도 있습니다. 또 젖도, 이유식도 다 잘 먹으면서 그냥 습관적으로 젖을 찾는 아이도 있습니다. 늘 젖을 찾는 아이들은 분리불안 상태를 보이는 경우도 있습니다. 만약 다른 심리적인 이유로 젖을 찾는다면 더 많은 사랑과 정성으로 아이를 보살펴야 합니다. 엄마가 자신의 편의를 위해서나 영양이 없다는 일방적인 판단으로 수유를 금지하면 아이는 상처를 받기도 하고, 분리감에서 오는 불안감을 해소할 기회를 잃어버리게 됩니다.

젖을 끊는 시기에 대한 판단은 아이의 몸과 마음상태에 근거하되 부모의 직관에 따라 지혜롭고 자연스럽게 이루어져야 합니다. 육아에서 고정된 룰은 없습니다. 다른 아이가 그렇다고 해서 내 아이도 그래야 한다는 보장도, 이유도 없습니다. 부모의 섣부른 고정관념이나 편협한 지식이 오히려 아이의 생명력의 발현을 방해할 때도 있습니다. 한 발짝의 거리를 두고 내 아이를 바라보면서 신비로운 생명이 피어나는 것을 발견할 수 있다면, 육아라는 신성한 경험은 진정한 사랑의 의미를 깨닫게 하는 시간을 마련해 줄 겁니다.

Q77

자연식 이유식으로 영양이 부족할까 걱정하는 당신에게

A 이유기라는 시기는 '유동식'을 하던 아기가 미음, 진죽, 된죽, 진밥, 된밥을 먹는 '훈련'을 하면서 차츰 '고형식'의 식사습관을 정착시키는 때입니다. 엄마의 모유에는 24개월 정도까지 유당을 분해시키는 소화효소가 활성화되어 있어 아이가 유당으로부터 포도당을 얻어 에너지원으로 사용할 수 있게 도와줍니다. 하지만 이유기가 끝나갈 즈음이 되면 유당을 분해시켜주는 소화효소는 불활성화되고, 이 무렵이면 곡류를 통해 포도당을 얻을 수 있도록 씹는 능력, 넘기는 능력 등이 좋아져서 이제 완전히 밥 위주의 식사를 할 수 있게 됩니다.

이유식이라는 것은 유동식에서 고형식으로 넘어가기 위해 필요한 것이고, 따라서 이유기의 목적은 '영양'보다 '훈련'에 초점을 맞추어야 합니다. 아기들은 음식을 오물오물 씹어 삼키면서 다양한 자연의 맛을 경험하고 기억하며 씹는 능력과 삼키는 능력을 발달시킵니다. 아기들의 위는 처음부터 주머니 모양으로 되어 있지 않고 일직선의 관과 같은 모양을 가지고 태어나는 데다 괄약근의 조임 능력도 취약해서 먹은 것을 자꾸 위로 올리게 됩니다. 아이들이 이유식을 충분히 하면 위는 주머니처럼 늘어나 일정량의 식사를 하게 되고, 위 주머니의 위와 아래를 묶어주는 분문과 유문 괄약근의 조임 능력이 발달하면서 위로 올리고 토하는 증상도 차츰 멎게 됩니다. 나중에는 아이들이 수유나 이유 후에 등을 두드려주거나 곧추 안아서 트림을 시켜주지 않아도 위로 올리는 경향과 횟수가 줄어듭니다.

아기는 어떠한 환경에서도 잘 자랄 것이라는, 아이의 생명력을 믿는 마음이 제일 중요합니다. 아기들의 기본적인 양식은 모유를 통해서 충분히 해결할 수 있다고 믿는 것이 필요합니다. 그리고 아기들이 평생 동안 밥을 씹고 삼켜서 먹는 식습관을 기르기 위해서 '훈련'하는 목적으로 이유식을 해야 하는 것을 명확히 인지해야 합니다.

모유 수유를 하는 엄마들 중에는 자신의 식생활에 문제가 있어서 젖에 영양이 없다고 판단하거나 6개월만 지나도 모유에 영양이 없어져서 더 이상 먹을 필요가 없다고 생각하는 경우가 많습니다. 하지만 그보다 더 큰 문제는 모유에 대한 불신과 수유 과정에서 보여준 엄마의 불안한 마음입니다. 불신과 불안은 아이에게 그대로 전달되어 실제와는 상관없이 나쁜 영향을 미칠 수 있다는 것입니다. 두려움이란 감정이 실체화되어 실제로 염려했던 상황을 만들어낼 수도 있습니다. 지금보다 더 못 먹고 없이 살았던 시절에도 아이들은 엄마의 젖을 먹고 자랐고, 젖이 안 나오면 미음이나 밥 끓인 물로 아이를 키우기도 했습니다. 그렇게 먹었어도 살아갈 수 있었던 것은 아기들에게 가장 먼저 필요한 당분이 보충되었기 때문입니다. 아기들에게도 당분이 안정적으로 보충되는 것은 기본이 되는 중요한 일입니다. 다른 영양소는 당장 결핍되지도 않을 뿐만 아니라 당장 먹는다고 해서 결핍이 해소되지도 않으며, 우리 몸은 그렇게 많은 영양소를 필요로 하지도 않습니다.

이유기를 생후 24개월로 잡는 것은 모든 것이 아주 자연스럽게 천천히, 아기가 놀라지 않고 받아들일 수 있는 시간적 여유를 가지고 이행해야 한다는 것을 의미합니다. 아기에게 주는 엄마 젖을 단순히 영양 가치로만 환산할 수는 없습니다. 사랑과 같은 보이지 않는 에너지는 아기를 키우는 데 있어 가장 중요한 생명의 양식이지만 이는 수치로 환산될 수 없는 의식의 영역입니다. 아기는 어떠한 환경에서도 잘 자랄 것이라는, 아이의 생명력을 믿는 마음이 제일 중요합니다. 아기들의 기본적인 양식은 모유를 통해서 충분히 해결할 수 있다고 믿는 것이 필요합니다. 그리고 아기들이 평생 동안 밥을 씹고 삼켜서 먹는 식습관을 기르기 위해서 '훈련'하는 목적으로 이유식을 해야 하는 것을 명확히 인지해야 합니다.

습관은 하루아침에 만들어지지 않으며, 습관이 정착되는 데는 사람마다, 아기마다 많은 차이가 납니다. 아기의 성격이나 기질에 맞춰가면서 아기가 자연스럽게 받아들일 수 있도록 서서히 훈련을 해가면 됩니다. 나중에 밥을 안 먹고 사는 사람은 없습니다. 마음 바탕에 밥을 준 사람과 밥을 함께 나누었던 사람들에 대한 거부가 깔려 있다면 밥을 싫어할 수도 있습니다. 밥에 대한 거부는 사람에 대한 거부이기도 하기 때문입니다. 밥은 '소통의 매체'로서 본래 마음을 전달하는 기능이 있어 싫어하는 사람과 밥을 먹고 싶은 사람은 없습니다. 또 사람이 의욕이 없으면 식욕도 사라집니다. 충분한 보살핌과 사랑을 받고 있다고 느끼는 아이는 안정감 속에서 즐겁고 기쁘고 활기차게 생활하게 마련이고, 그러면 밥을 거부하는 일은 없습니다.

엄마가 아이들에게 해주는 엄마표 음식은 물론 중요합니다. 하지만 그 음식보다 더 중요한 것은 존중과 배려를 바탕으로 서로 '소통'하는 일입니다. 아이들은 부모에게 존중받고 배려받고 있다고 느낄 때 사랑과 안정감을 느끼며 기쁨과 편안함을 느끼고 그 안에서 마음껏 성장합니다. 엄마가 해준 이유식이 혹시나 영양이 부족할까 걱정하지 마십시오. 우리 몸은 밥과 채식 위주의 소박한 식사만으로도 영양이 충분하니까 아기 이유기의 훈련을 즐거운 마음으로 맞이하세요. 우리 선조들의 전통이 이어지지 않은 채 온갖 상업적인 정보만이 홍수를 이루는 세상이 되다 보니 엄마들이 혼란스러운 것은 당연합니다. 하지만 엄마들이 불필요한 염려에서 하루빨리 벗어나 아이가 '잘 먹고, 잘 싸고, 잘 놀고, 잘 자며' 즐겁고 편안하게 지내는 데에만 초점을 맞추면 엄마와 아이가 함께하는 '단 한번뿐인 지금 이 시간'은 사랑과 행복으로 충만할 것입니다.

Q78
현미 이유식을 먹이며 소화를 걱정하는 당신에게

A 현미가 백미보다 껄끄럽다 보니 소화가 안 된다고 생각하는 분들이 많습니다. 백미에 비해서 배출되는 배변량도 많습니다. 그래서 흡수되지 않은 채 모두 배설되는 듯한 착각을 주기도 합니다. 하지만 관점을 바꾸어 생각해 보면 배변량이 많아지고 배변이 원활해서 장 상태가 좋아지는 것은 건강으로 가는 첫 번째 지름길이기도 합니다. 밥은 백미여야 되고 부드러워야 된다는 이야기는 누가 했을까요? 쌀의 씨눈과 껍질을 모두 제거하기 시작하면서 사람들은 곡식의 씨눈에 있는 영양소를 모두 잃어버렸고, 섬유질이 결핍된 식사로 많은 대사질환을 앓게 되었습니다.

현미에 대한 '막연한 거부감'은 밥에 대한 잘못된 고정관념과 선입견에서 출발합니다. 영양과 섬유질이 풍부한 현미가 바로 우리 몸이 원하는 음식이라는 생각을 한다면 현미 이유식을 하면서 생기는 두려움을 극복할 수 있습니다. 아이들의 위는 약할 것이라는 생각에서도 벗어나야 합니다. 아이들의 위는 아직 미성숙한 상태이지만 그 위를 키우고 단련시키기 위해서 우리 몸이 원하는 음식을 먹일 필요가 있습니다. 아이들의 위는 용적이 늘어나야 하고 위 근육에 탄력이 생겨야 하기 때문에 위의 운동을 조절하는 티아민^{thiamine}과 같은 신경 비타민이 들어 있는 현미 씨눈의 영양이 필요합니다. 현미는 위와 장이 천천히 일하게 해주면서도 성장을 자극합니다. 또 위와 장이 바람직한 구조와 기능을 찾아가는 데 있어서 필요한 영양학적 조건을 제공해 줍니다. 아이의 위는 약한 것이 아니라 훈련을 통해서 성장해야 하는 시기에 있는 것이고, 이런 이유 때문에도 현미가 아이에게 더 필요한 식품일 수밖에 없습니다.

아이의 위는 약한 것이 아니라 훈련을 통해서 성장해야 하는 시기에 있는 것이고, 이런 이유 때문에도 현미가 아이에게 더 필요한 식품일 수밖에 없습니다. ❣

현미 이유식을 할 때 변 속에 보이는 것은 대부분 곡식의 껍질, 섬유질에 해당하는 것인데 이 또한 위와 장을 자극하고 배변을 도와서 완전히 빠져나왔다면 제 역할을 충분히 다한 것입니다. 어른들도 먹은 것의 50%도 채 흡수되지 않습니다. 어른들도 신경을 쓰거나 탈이 나면 소화되지 않은 변을 보게 됩니다. 아이들이 먹은 것이 100% 모두 흡수되어야 한다고 생각하는 것은 완전한 착각입니다. 강물이 바다로 흘러가면서 강기슭에 흙을 쌓아 놓듯이 음식물은 때로는 흡수되고 때로는 배설되면서 그렇게 자신의 역할을 다합니다.

대부분 아이들의 변에서 관찰되는 현미는 전분질이 모두 이용되고 남은 껍질에 해당됩니다. 하지만 만약 눈에 보이는 곡식 알갱이가 너무 많고 아이가 하나도 소화를 시키지 못하는 것처럼 보인다면 죽이나 밥을 짓는 방법에 변화를 주시면 됩니다. 현미를 오랜 시간 불려 푹 무르게 밥을 짓거나 불린 현미를 믹서기에 대충 갈아서 3~4토막을 낸 다음 현미죽을 쑤어 먹이면 아직 충분히 씹지 못하는 아이에게도, 걱정하는 엄마에게도 부담을 덜어줄 수 있습니다. 현미는 아이의 위와 장을 건강하게 해주지, 영양의 흡수가 안 되거나 현미 때문에 위장이 나빠지는 일은 없습니다.

Q79

모유 수유를 해서 아이가 작다고 생각하는 당신에게

A 　모든 동물은 성장기간의 5배에 해당하는 수명을 가지고 태어납니다. 만약 소가 5년의 성장기를 보낸다면 소의 수명은 대체로 25년 정도가 됩니다. 성장기간이 짧다는 것은 곧 수명이 짧다는 것을 의미합니다. 성장기간이 짧을수록 태어나서 몸무게가 두 배가 되는 시간도 짧아지는데, 아기들의 몸무게가 두 배가 되는 시간이 보통 6개월 정도라면, 말은 60일, 소는 47일, 염소는 19일, 개는 8일, 고양이는 7일, 쥐는 4일 정도입니다. 두 배 성장기가 짧아서 빨리 큰다는 것은 곧 빨리 늙고 빨리 죽는다는 것을 의미하는데, 두 배 성장기가 짧은 동물일수록 각 동물의 모유 내 단백질 함량이 높아집니다. 사람의 모유에 5% 정도의 단백질이 들어 있다면 말과 소와 염소는 각각 11%, 15%, 17%의 단백질이, 개와 고양이와 쥐의 젖에는 30%, 40%, 49%의 단백질이 들어 있습니다. 단백질은 성장을 촉진시킬 수 있지만 성장과 노화 역시 그만큼 촉진시키기 때문에 결국 수명을 단축시킨다는 의미입니다.

모유를 먹는 아기들이 분유를 먹는 아기보다 작은 것은 당연하고 자연스러운 일입니다. 분유로 만든 우유는 송아지의 밥이므로 송아지의 성장을 돕기 위한 젖입니다. 영양이 많다고 무조건 좋은 것이 아닙니다. 우리 몸에 맞는 영양이 필요한 것이지요. 우리 몸을 자연스럽고 편안하게 해줄 수 있는 음식! 몸집이 작다는 이유로 분유를 먹인다면 남에게 뒤지지 않았으면 하는 부모의 성급한 마음이 아이들의 노화와 죽음을 앞당길 수도 있다는 것을 기억해야 합니다.

아이의 키는 유전과 영양과 훈련이라는 다양한 환경이 맞물리면서 결정됩니다. 유전적인 요인이나 음식이 전부가 아니며, 훈련만으로 크는 것도 아닙니다. 아이가 성장하는 것은 온전히 아이의 선택과 결정에 의해서 일어나는 신비로운 일이기 때문에, 부모는 아이를 지켜보고 존중하며 정성을 다해서 도울 뿐입니다. 아이들의 키와 몸무게는 아이마다, 시기마다 다른 다양한 성장속도를 그려내고 있습니다. 일찍 크는 아이도 있고 늦게 크는 아이도 있습니다. 클 아이는 크고 작을 아이는 작습니다. 그것은 부모의 노력과 희생으로 달라질 수 있는 영역이 아닙니다.

> 아이가 성장하는 것은 온전히 아이의 선택과 결정에 의해서 일어나는 신비로운 일이기 때문에, 부모는 아이를 지켜보고 존중하며 정성을 다해서 도울 뿐입니다. ❣

모유는 단순히 아이의 성장에 필요한 영양만 주는 것이 아닙니다. 엄마의 사랑과 정성과 희생과 봉사의 마음을 가득 담아 아이의 성장을 도울 수 있는 묘약과 같은 것입니다.

아이에게 젖을 줄 수 있는 것이 감사한 것이고, 그것을 먹을 수 있는 것이 행복한 일입니다. 작아도 이쁘고 커도 이쁩니다. 아이가 작아서 밉고 커서 이쁜 법은 없습니다. 아이를 겉으로 드러나는 외모와 체형으로 판단할 수 없습니다. 아이들은 맑고 순수하고 아름다운 영혼을 가진 존재입니다. 그 맑고 순수한 영혼이 엄마와 인연을 맺고, 새로운 세상을 경험하고 배우기 위해 이 세상을 찾아왔습니다. 어떤 모습을 하고 있든 아이는 부모에게 보석보다 더 소중한 하늘의 선물입니다. 아이의 모습을 있는 그대로 사랑할 수 있고 부모가 흐뭇한 미소로 바라볼 수 있다면 외모와 체형, 그 어떤 상황도 뛰어넘어 아이는 훌륭하게 성장할 것입니다.

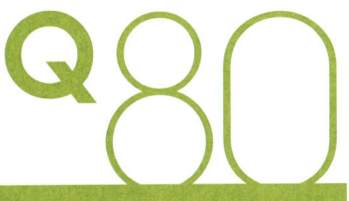

현미 채식으로 키워서 아이가 안 큰다고 걱정하는 당신에게

A 단백질 식품이 힘을 나게 하고 키와 덩치를 크게 해준다는 생각 때문에 단백질 식품으로 대표되는 육류나 계란, 생선이 없는 밥상은 어딘가 부족한 밥상으로 대접받습니다. 엄마들은 고기와 계란이나 우유라도 한 잔 안 먹이면 뭔가 부족하지 않을까, 성장에 문제가 생기지 않을까 늘 노심초사합니다. 고기를 먹고 힘이 난다면 병적인 상황입니다. 육류의 단백질은 혈당을 올리기 때문입니다. 또 육류의 단백질이 덩치를 크게 해준다면 사지 말단의 근육이 더 먼저 자극됩니다. 커져버린 근육을 내부 장기가 통솔하기 위해 더 많은 일을 해야 합니다. 신체 장기의 건강은 실질적 건강 상태를 말하는데, 몸이 커진다고 해서 내부 장기가 커지는 것은 아니기 때문입니다.

대부분의 식품이 단일 성분으로 되어 있지 않습니다. 단백질 식품이라고 손꼽히는 식품도 보통 20~40%까지 해당하는 단백질이 들어 있고, 나머지는 다른 영양소들이 포함되어 있습니다. 육류와 계란, 우유도 예외는 아닙니다. 물론 곡류에도 탄수화물만 들어 있는 것이 아닙니다. 현미나 콩, 수수나 율무와 같은 통곡식, 잡곡 등에도 탄수화물 말고도 단백질과 지방, 비타민, 미네랄 등 다양한 영양소가 들어 있습니다.

못 먹고 없이 살았던 몇 십 년 전만 해도 밥상에서 육류나 계란, 우유는 찾아보기 어려웠습니다. 그렇다고 해서 그 시절을 보낸 사람들이 건강과 외모에 모두 문제가 생긴 것은 아닙니다. 우리 몸은 그렇게 많은 영양소를 필요로 하지 않기 때문입니다. 물론 건강의 균형과 조화가 무너지면서 특정 음식에 대한 욕구가 증가할 수는 있습니다. 그러나 현대 사회에 음식의 치유기능은 사라졌습니다. 사람들은 부와 여유의 상징으로 대변되는 음식을 즐깁니다. 누가 좋다고 하면 먹고 싶거나 먹어야 한다고 생각합니다. 안 먹으면 큰일 날 것 같은 심리적 소외감이 육식 위주의 식생활과 단백질 식품에 대한 환상을 더욱 키웠습니다. 육식을 배제한 식사에 대한 불안한 마음을 바탕으로 해서는 현미식과 채식에 대한 온전한 이해와 실천이 불가능합니다.

채식이냐, 육식이냐 하는 문제는 주식과 부식, 밥과 반찬의 구분이 없는 서양인들이 자신들의 식생활을 반성하면서부터 시작되었습니다. 그들의 편향된 식생활에 대한 반성이었던 것입니다. ❣

육식이냐, 채식이냐 하는 문제는 일단 전제부터 잘못 출발한 경향이 있습니다. 채식이냐, 육식이냐 하는 문제는 주식과 부식, 밥과 반찬의 구분이 없는 서양인들이 자신들의 식생활을 반성하면서부터 시작되었습니다. 그들의 편향된 식생활에 대한 반성이었던 것입니다. 그러나 우리나라와 같이 전통적으로 곡류와 채식 위주의 식생활을 했던 민족에게서 위와 같은 논의는 사실 불필요한 시간 낭비입니다. 채식도, 육식도 동양인들에게는 모두 반찬입니다.

주식과 부식, 밥과 반찬의 문화가 명확히 구분되어 있는 동양의 식사 패턴은 참으로 과학적입니다. 주식인 곡류를 통해서 공급받는 당분이 중심이 되는 것은, 당분이 에너지원으로서 가장 중요하고 적합하기 때문입니다. 우리 몸은 가장 안정적인 방식으로 에너지원이 공급되기를 바랍니다. 그에 합당한 것이 바로 탄수화물을 통한 포도당의 원활한 공급입니다. 그래서 주식을 통곡식으로 하는 것은 중요한 문제가 됩니다. 반찬보다 중요한 것은 밥이라는 사실입니다.

단백질과 지방은 '이차적인' 에너지원으로서 모두 '비상시'에 필요한 에너지원입니다. 단백질과 지방은 신체의 골격을 유지하거나 효소와 항체, 호르몬과 신경전달물질 등의 원료로 사용됩니다. 단백질은 몸에서 아미노산으로 분해된 다음 또다시 재활용됩니다. 이 '재회수 작용'에 의해서 재사용되기 때문에 실제로 많은 양의 단백질이 필요하지 않습니다. 성 호르몬, 스트레스 호르몬, 국소 호르몬의 원료로 사용되는 지방도 적은 양을 필요로 하지만 스트레스가 많은 현대인들에게 지방에 대한 욕구가 늘어나는 것은 당연합니다.

채식을 시작하는 사람들 중 적지 않은 사람들이 영양의 결핍을 걱정하고 육식을 대신할 만한 음식을 마련해야 한다고 생각합니다. 그것은 아직도 반찬이 중요하다고 생각하기 때문입니다. 우리 몸에는 밥이 더 중요하지, 반찬은 말 그대로 부차적으로

채식을 하면 힘을 못 쓰고 키가 크지 않을까 걱정하는 것은 서구인들의 육식 위주의 식사에 대한 동경에서 비롯되었다고 할 수 있습니다. 그것은 우리 몸이 원하는 음식, 우리 몸이 필요로 하는 음식에 대한 무지無知에서 시작합니다. ❧

약간만 필요합니다. 주위를 둘러보아도 밥을 좋아하고 잘 먹는 사람이 건강하지, 반찬을 많이 먹는 사람치고 건강한 사람이 별로 없습니다. 현미 채식이 좋다는 것은 우리 몸이 원하는 현미와 같은 통곡식으로 혈당을 안정시키는 것이 중요하다는 뜻입니다. 또한 우리 몸에 부담을 줄이는 채식 위주의 식사만으로도 영양이 충분하다는 뜻입니다. 전통적이고 소박한 식사로 돌아가는 것만으로도 충분하다는 의미입니다.

채식을 하면 힘을 못 쓰고 키가 크지 않을까 걱정하는 것은 서구인들의 육식 위주의 식사에 대한 동경에서 비롯되었다고 할 수 있습니다. 그것은 우리 몸이 원하는 음식, 우리 몸이 필요로 하는 음식에 대한 무지無知에서 시작합니다. 채식 위주의 다양한 식사를 할 수 있는 우리나라의 전통 밥상은 영양 결핍의 문제를 만드는 것이 아니라 오히려 몸이 필요로 하는 영양을 고루 채워주는 훌륭한 식사입니다.

아이가 크지 않는 문제는 유전과 영양과 훈련에 관련된 다양한 요인을 반영합니다. 우유 한 잔으로 키가 크지 않고 고기 한 점으로 덩치가 커지지 않습니다. 음식을 받아들이고 적극적인 자극과 훈련을 하고자 하는 모든 노력은 아이가 마음을 내야 가능한 일입니다. 아이의 생각이 밝고 건강하며 삶이 기쁘고 즐거울 때 아이는 스스로 몸도 마음도 키워냅니다. 식욕은 의욕입니다. 먹지 않는 아이는 크지 않습니다. 또 마음이 기쁘지 않은 아이는 놀지도 않습니다. 놀지 않으면 식욕은 더더욱 없어집니다. 결론적으로 기쁘게 놀지 않는 아이는 크지 않습니다. 신체가 자극을 받을 시간이나 훈련을 할 마음의 여유가 없습니다. 사랑받는 아이의 마음은 안정되어 있고, 안정감 속에서 비롯된 마음의 평안은 아이를 잘 먹고 잘 싸고 잘 놀고 잘 자게 합니다. 아이는 기뻐야 큽니다. 아이의 성장에 관한 담론은 영양학적 논의나 자극과 훈련과 같은 프로그램에 대한 논의에 앞서,

아이의 삶이 얼마나 편안하고 기쁘고 즐거운지에 관한 관찰에서부터 시작해야 합니다.

돌 지난 아이가 지금 작다고 해서 평생 크지 않는 것도 아니고, 키가 작다고 아이의 마음 그릇까지 작은 것도 아닙니다. 빨리 크는 아이도 있고 늦게 크는 아이도 있습니다. 성장기가 끝나도 작은 사람이 있고 막바지에 성장의 피치를 올려 크는 사람도 있습니다. 성장은 누가 조절할 수 있는 문제가 아니라 오직 본인의 선택과 결정에 따라 일어납니다. 본인이 마음을 내야만 성장할 수 있다는 이야기입니다. 부모가 염려해서 해결될 수 있는 문제가 아닌 것이지요. 큰 아이, 작은 아이가 어우러져 서로 이해하고 배려하고 살아가는 세상이 아름답습니다. 다양한 생명, 다양한 모습들이 어우러져 서로에게 배움을 줄 수 있기 때문에 우리가 사는 세상이 아름다울 수 있는 것입니다.

> 성장은 누가 조절할 수 있는 문제가 아니라 오직 본인의 선택과 결정에 따라 일어납니다. 본인이 마음을 내야만 성장할 수 있다는 이야기입니다. ❣

Q81

간식이 꼭 필요하다고 믿는 당신에게

A 성장기 아이들의 활동량이 많아지고 성장에 필요한 영양의 요구량이 늘어나면서 아이들은 '늘 배고파' 합니다. 허기는 식사의 내용에 따라 달라지겠지만 보통 식후 3~4시간이 지나면 일반적으로 공복감을 느끼게 됩니다. 공복감은 혈당이 떨어졌음을 의미하는데 이 시간에 아이들이 식사를 할 수 있으면 생활하는 데 문제가 생기지 않습니다. 이것은 하루 4끼 이상의 식사를 한다는 것을 의미합니다.

아이마다 활동량이 달라 칼로리 요구량도 다르기는 하지만 아이들이 하루 3끼의 식사만으로는 공복감을 참아야 하는 문제가 생깁니다. 공복감을 참는 것이 반드시 문제가 되는 것은 아닙니다. 건강한 사람들은 배가 고프면 저장된 당분을 끌어다 쓰는 영양 분해 시스템을 활성화시킵니다. 평소에 늘 많은 음식을 먹으면 음식을 저장하는 능력은 발달해도 그것을 끄집어내서 쓰는 능력은 퇴화됩니다. 그래서 가끔 일일 단식이나 과격한 운동을 통해 영양이 저장된 창고를 완전히 비워내고 청소하는 것도 좋습니다. 아이들이 가끔 공복감을 느끼는 일이 나쁜 것은 아니라는 뜻입니다. 일 주일에 하루라도 땀을 많이 흘리는 2~3시간의 과격한 운동이나 힘든 노동도 좋습니다. 일상이 즐거운 아이들은 배고픈 것도 잘 참습니다.

아이들이 먹는 주식의 횟수를 늘릴 필요가 있다는 뜻입니다. 아이들도 어른처럼 반드시 하루에 3끼만 먹어야 한다고 생각할 필요는 없습니다. 어른들이 다이어트 할 때처럼 오후 6시가 지나면 아이에게 음식을 주면 안 된다고 생각할 필요도 없습니다. 3끼의 식사를 해도 배고파하는 아이에게는 보통 간식을 주는데, 간식은 주식에 영향을 미치지 않을 정도의 탄수화물 식품이면 충분합니다.

간식은 보통 먹기 쉬운 음식으로 되어 있어 빨리 먹게 됩니다. 대개의 간식이 맛있고 먹기 편한 데다 달고 부드럽고 기름진 경우가 많다 보니 간식을 좋아하는 아이들은 수고를 들여가며 밥과 반찬을 먹어야 하는 주식이 싫어집니다. 더 빨리, 더 간편하게, 더 맛있는 음식을 찾는 경향이 습관으로 정착되면 조금씩 자주 먹는, 입이 짧은 아이가 됩니다. 밥을 먹고 나서는 일정 시간 동안 공복 상태를 유지하는 것이 좋은데 잦은 간식은 식사습관을 방해합니다.

> 대개의 간식이 맛있고 먹기 편한 데다 달고 부드럽고 기름진 경우가 많다 보니 간식을 좋아하는 아이들은 수고를 들여가며 밥과 반찬을 먹어야 하는 주식이 싫어집니다. ❣

> 아이들에게는 간식을 주는 것보다 주식의 횟수를 늘리는 편이 낫습니다. 주식을 늘릴 수 있는 상황이 아니라면 간식을 주되, 주식에 영향을 미치지 않을 정도의 음식을 식사하기 두 시간 전에 주는 것이 좋습니다. ❣

아이들에게는 간식을 주는 것보다 주식의 횟수를 늘리는 편이 낫습니다. 주식을 늘릴 수 있는 상황이 아니라면 간식을 주되, 주식에 영향을 미치지 않을 정도의 음식을 식사하기 두 시간 전에 주는 것이 좋습니다. 만약 밥과 주식을 멀리하는 아이라면 아예 간식을 주지 않는 편이 낫습니다. 특히 밥을 안 먹는 아이들은 우유 한 잔, 요구르트 하나, 주스 한 컵만으로도 공복감이 해소되어 식사습관을 바로잡을 수가 없습니다. 밥을 제대로 제 시간에 먹기 전까지는 제한할 필요가 있습니다. 제때에 밥을 잘 먹는 아이가 건강한 아이입니다. 부모도 밥을 안 먹는 아이를 위해서 매번 간식을 준비해야 한다는 강박관념에서 벗어날 필요가 있습니다. 많은 시간과 노력을 들여서 간식을 준비할 필요가 없습니다. 만약 그런 시간이 허락된다면 반찬 한 가지라도 더 만들어서 아이가 밥을 잘 먹을 수 있도록 배려하는 편이 낫습니다.

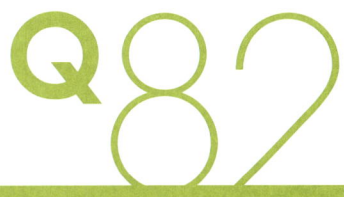

Q82

밥 안 먹는 아이에게 우유라도 주고 싶은 당신에게

A 밥을 안 먹는 아이에게 '뭐라도' 먹이고 싶은 마음은 어떤 부모나 마찬가지일 것입니다. 하지만 밥을 먹지 않는 아이들에게 주는 우유 한 잔은 식습관을 더 망가뜨리는 원인이 되기도 합니다. 우유의 지방과 단백질은 위에 머무르는 시간이 길기 때문에 포만감이 지속되어 밥을 먹어야 할 때 식욕이 생기지 않게 합니다. 아이들에게 습관적으로 주는 요구르트나 플레인 요구르트 또한 당분 함량이 높아 공복감을 없애주기 때문에 아이들에게 밥 생각이 나지 않게 합니다. 밥 안 먹는 아이들을 위해 엄마가 아이가 좋아하거나 영양이 좋다는 간식을 만들어 먹여야 한다고 생각하면, 아이는 엄마가 해준 특별한 음식을 기다리면서 더 편식을 하게 되고 제때에 밥 먹는 습관을 놓치게 됩니다. 오븐에 빵을 굽거나 뭔가

> 우유의 지방과 단백질은 위에 머무르는 시간이 길기 때문에 포만감이 지속되어 밥을 먹어야 할 때 식욕이 생기지 않게 합니다.

특별한 요리를 많이 만드는 집에서 자란 아이들이 오히려 먹고 싶은 것만 먹는, 편식 경향을 더 보이기도 합니다.

밥을 안 먹는 아이들에게 억지로 음식을 먹일 필요가 없습니다. 아이도 배가 고파보아야 밥을 먹어야 한다는 것을 알게 됩니다. 아이가 밥을 안 먹겠다고 떼를 쓰고 편식을 할 때 부모가 큰일이라도 날 것처럼 불안해하기보다 음식의 소중함과 감사함을 가르칠 시간이라고 생각하고, 한 발짝 떨어진 자리에서 아이를 지켜보며 기다려주는 것이 좋습니다. 더불어 아이가 왜 편안하고 맛있게 식사를 하지 못하는지, 그 이유에 대해서 관심을 가지고 살펴볼 필요가 있습니다. 아이들의 식욕 역시 삶의 의욕이나 기쁨과 관련되어 있습니다. 아이에게 힘들고 슬픈 그 무엇이 있다면 부모만이 알 수 있는 일입니다. 밥을 안 먹는 아이에게는 더 큰 사랑과 배려와 위로와 관심이 필요합니다. 안정감을 잃은 아이들은 산만해지고 자신이 무엇을 해야 하는지 생각조차 할 수 없습니다. 무엇을 먹느냐, 얼마나 먹느냐 하는 문제는 그 다음입니다. 아이가 밥을 안 먹는다면 엄마보다 아이에게 더 화급한 문제입니다. 밥을 안 먹는 문제를 두고 아이에게 상처가 되는 말을 할 필요도 없고, 부모와 아이의 관계가 나빠질 필요도 없습니다. 부모는 아이에게 어떤 말과 행동을 하기에 앞서 늘 조금 더 지켜보는 자세를 갖는 것이 좋습니다. 가장 큰 사랑은 뭔가 행동을 취하기 전에 기다리며 바라볼 수 있는 힘에서 나옵니다.

엄마가 음식과 식생활에 대해 가지고 있는 생각이 상식적이고 보편타당한 것이라면 아이들은 언젠가 부모처럼, 부모만큼 하게 됩니다. 음식에 대한 엄마의 철학과 습관은 아이들에게 그대로 전달됩니다. 아이는 부모에게 물드는 존재입니다. 엄마가 밥이 중요하다고 생각하면 밥 잘 먹는 아이가 되고, 엄마가 밥은 중요하지 않으니까 먹고 싶은 것으로 한 끼 때우면 된다고 생각하면 아이들 또한 엄마의 생각대로 행동하게 될 것입니다. 아이는 생활 속에서 부모의 생각과 말과 행동에 의해 소리없이 물드는 존재라, 부모들의 식습관과 생활은 곧 아이의 식습관과 생활이 되어갑니다. 아이들의 식습관을 잘 잡아주기 위해서는 부모가 먼저 음식에 대한 생각을 정리하고, 바른 식생활을 먼저 실천해야 합니다. 아이에게 부모는 교과서이기 때문입니다.

Q83

생과일 주스는 매일 먹어도 좋다고 믿는 당신에게

A '생', '순', '갓'처럼 인간의 원초적이고 순수한 감각에 호소하는 말도 없을 듯합니다. 뭔가 자연 그대로의 생명력이 생생하게 살아 있을 것 같은 느낌을 주는 말이니까요. 만약 시판되는 과일 주스가 모두 과일을 바로 갈거나 바로 짜서 만든 것이라면 이런 표현과 강조는 의미가 없을 겁니다. 인공적인 것들이 난무하는 세상이다 보니 이렇게 더 과장하고 강조하는 광고가 출현하지 않았나 생각합니다.

시중에 유통되는 대부분의 과일 음료는 수입한 '농축 과즙'에 물과 당분을 비롯한 다양한 첨가제를 집어넣어 가공해 만든 것들입니다. 영양과 안전성 논란에 휩싸이는 것도 당연합니다. 과일즙을 농축시키는 과정에서 영양소는 파괴되고 섬유소는 모두 제거됩니다. 시중에 유통되는 오렌지 주스에 비타민 C가 살아 있다고 생각하는 것은 완전한 착각입니다. 100% 오렌지 주스를 자랑해도 수입 농축 과즙액에 물과 당류가 추가되어 유통됩니다. 산화를 방지하거나 신맛과 영양 효과를 주기 위해 비타민 C나 구연산 등이 추가

되어도 100% 오렌지 주스로 분류됩니다. 100%라는 표현을 보고 우리는 오렌지 외에는 아무것도 들어가지 않은, 오로지 오렌지만을 짜서 만든 신선한 주스를 상상합니다. 하지만 그런 주스는 유통시키는 것 자체가 불가능합니다.

> 100%라는 표현을 보고 우리는 오렌지 외에는 아무것도 들어가지 않은, 오로지 오렌지만을 짜서 만든 신선한 주스를 상상합니다. 하지만 그런 주스는 유통시키는 것 자체가 불가능합니다. ❣

가족에게 영양이 살아 있는 주스를 먹이고 싶은 부모들은 집에서 주서기를 이용해 신선한 주스를 만들어 먹입니다. 시판되는 주스에 비해 훨씬 더 건강하고 좋은 것은 맞습니다. 하지만 음료와 주스 문화에는 기본적으로 '편리에 대한 욕구와 양적인 욕심'이 들어 있습니다. 채소나 주스를 갈아서 먹으면 통째 먹는 것보다 많이 먹고, 빨리 먹고, 쉽게 먹을 수 있습니다. 주스의 신선함이 주는 이점보다 많이, 빨리, 쉽게 먹는 문제 때문에 오히려 문제가 생길 수 있습니다.

 우리 몸은 액체 상태로 당분을 섭취하는 방식을 가장 위험하게 인식합니다. 아기들의 이유기가 끝난 다음 유동식에서 고형식 식사를 하는 이유는 복합 탄수화물과 같은 고형의 식사를 통해 당분을 천천히 흡수시킨다는 뜻이 숨겨져 있습니다. 그러나 과일즙을 내면 섬유질이 모두 파괴되거나 제거되고 단순 당분만 남아 혈당이 빨리 올라갑니다. 일시적으로 단순 당분이 가끔 들어오는 것을 몸이 문제 삼지는 않습니다. 몸은 '생체 항상성 homeostasis' 기전에 의해서 얼마든지 균형을 잡을 수 있기 때문입니다. 하지만 복합 탄수화물을 통해 천천히 흡수해야 하는 당분을 정제한 단순 당분을 통해서 습관적으로 보충하면 갑작스럽게 대량 흡수된 당분이 호르몬 분비를 교란시킵니다. 그 결과 저혈당증과 비만과 당뇨병으로 진행을 앞당깁니다.

과일을 껍질째 먹을 때와 강판에 갈아 먹을 때, 그리고 주스로 만들어 마실 때 혈당이 올라가는 속도가 각기 다릅니다. 주스로 마실 때 혈당이 가장 빠르게 올라갑니다. 음식을 자연 그대로 먹는 것이 가장 자연스러운 일임을 알려주는 좋은 사례입니다. 과일을 갈아서 먹으면 많은 양을 먹을 수 있으니까 주스로 만들어 마시는 방법이 널리 소개되고 있습니다. 과일이 건강에 이로운 것은 비타민과 각종 생리활성 물질과 섬유질 때문이지, 과일 속에 다량으로 들어 있는 단순 당분 때문이 아닙니다. 과일을 지나치게 많이 먹거나 주스로 만들어 마시면 과일을 통해 얻을 수 있는 영양학적 이점보다 당분의 피해를 더 빨리 보게 됩니다. 과일은 주스로 만들어 마시는 것보다 적은 양을 먹어도 씹어서 먹는 것이 좋습니다.

Q84

우유를 대신해서
발효 유제품과 두유를 주고 싶은 당신에게

A 우유를 꼭 마셔야 하는데 우유 자체에 문제가 있거나 마셨을 때 문제가 생긴다면 우유를 대체할 만한 식품을 생각할 수도 있습니다. 하지만 반드시 우유를 마셔야 할 필요가 없기 때문에 실은 그것을 대체할 음식을 고민할 필요도 없습니다. 우유는 아이들의 성장에 반드시 필요한 식품으로 간주되고 있지만, 이유기가 지난 시기에 식품의 영양을 고형식이 아닌 유동식에서 섭취할 이유는 없습니다. 이유기가 지나면 우유의 유당을 분해하는 소화효소도 퇴화될 뿐만 아니라 유동식으로 자꾸 영양을 섭취하다 보면 치아와 위장관을 비롯한 신체기능이 퇴화되기도 합니다.

우유를 마실 필요가 없다면 소화기능이 약한 사람에게 추천되는 요구르트나 플레인 요구르트 같은 발효식품을 꼭 먹어야 할 이유도 없어집니다. 모든 발효식품은 미생물에 의한 분해가 일어나기 때문에 소화·흡수되기 쉬운 최종 형태로 분해되어 위장관의 부담을 줄여줍니다. 그래서 우유를 마시면 속이 불편한 사람도 발효 유제품을 먹으면 속이 편하거나 유산균의 증식으로 대장운동이 활발해지는 것을 경험하기도 합니다. 그렇다고 해서 남아 있는 유당이나 카제인과 같은 영양소의 부담이 완전히 사라지는 것은 아닙니다. 또 유산균이 필요하다면 다른 발효식품을 이용할 수도 있습니다. 발효과정이 낙농과 우유 생산과정에서 노출될 수 있는 안정성의 문제를 모두 제거할 수도 없습니다.

> 우유나 유제품은 꼭 먹어야 하는 식품이 아니라 기호에 따라 어쩌다 가끔 먹는 식품이어도 충분합니다. ❣

우유나 유제품은 꼭 먹어야 하는 식품이 아니라 기호에 따라 어쩌다 가끔 먹는 식품이어도 충분합니다. 어쩌다 한번 먹을 수 있는 식품 정도로 인식해도 충분하다는 뜻입니다. 우유와 유제품을 반드시 먹을 필요가 없으니, 두유 역시 그다지 필요한 음식이 아닙니다. 콩은 좋지만 꼭 두유를 만들어 매일 마셔야 할 이유는 없습니다. 음료나 유동식을 통해서 영양을 섭취할 필요가 없기 때문이기도 하고, 많은 양의 단백질을 한꺼번에 보충해야 할 필요가 있는 것도 아니기 때문입니다. 두유라면 여름 한철 집에서 불린 메주콩을 껍질째 갈아 국수에 말아 먹는 콩국수로 먹거나, 고혈압이나 성인병 치료를 목적으로 일정 기간 아침, 저녁으로 갈아 마시는 것 정도면 충분합니다. 콩은 일상적으로 밥에 넣는 잡곡으로, 된장이나 청국장과 같은 발효식품으로, 또는 콩나물이나 두부, 콩비지와 같은 식품으로 먹는 것만으로도 충분합니다.

아이들에게 우유 대신, 물 대신 두유를 마시게 할 필요도 없고, 콩으로 가공한 식품을 많이 먹이면서 콩에 들어 있는 여성 호르몬 때문에 '성조숙증'이 오지나 않을까 걱정할 필요도 없습니다. 여성 호르몬처럼 작용하고 있는 콩의 아이소플라본isoflavone은 자연계에 존재하는 항산화 물질입니다. 자연계에 존재하는 생리활성 물질은 '과잉증'이나 '결핍증'을 모두 해소할 만큼 균형을 찾아주는 역할을 합니다. 폐경기 여성들에게 여성 호르몬과 같이 작용한다고 해서 권장되고 있는 콩이나 석류 속에서 발견되는 유사 호르몬은 항산화 기능을 하는 한편, 호르몬 관문에 적극적으로 작용하면서 호르몬이 결핍되면 결핍을 보완하고 과잉되어 있으면 과잉 작용을 억제합니다. 그 식품이 항산화 기능을 하든, 호르몬과 비슷한 작용을 하든, 그것을 받아들이는 관문이 만들어져 있지 않다면 작용은 일어나지 않습니다. 아이들에게 콩으로 만든 음식을 먹이면서 성조숙증을 걱정할 필요는 없다는 이야기입니다. 아이들에게 호르몬을 받아들이는 관문이 어른들처럼 만들어져 있는 것은 아니기 때문입니다. 오랜 세월 동안 콩을 많이 먹어온 우리 민족이 콩에 대한 문제를 지적한 사례는 없었던 것으로 알고 있습니다. 서구 사회가 그 동안 안 먹던 콩을 본격적으로 섭취하면서 혹시나 하는 우려가 만들어낸 가십거리 정도가 아닐까 생각합니다. 우유나 유제품, 두유는 아이가 가끔, 아니면 어쩌다 한번 먹을 수 있는 간식 정도로 생각하면 좋겠습니다.

Q85

효소 음료, 발효 음료가 아이들에게 좋은지 묻는 당신에게

A 발효식품, 효소식품이 유행하면서 매실 효소, 오미자 효소, 산야채 효소 등 다양한 종류의 효소식품, 발효음료들이 시장에서 선을 보이고 있고, 아이들에게도 권장되고 있습니다. 효소식품은 50%의 설탕을 이용해 영양소를 용출해내며 아울러 부패를 막고 미생물이 성장할 수 있는 조건을 만들어줍니다. 효소식품에는 식품 고유의 영양소가 용출될 뿐만 아니라 미생물에 의한 발효과정에 의해 본래의 식품에는 없었던 영양소가 만들어지기도 합니다. 발효식품의 이점을 충분히 얻기 위해서는 충분한 발효숙성 과정이 필요합니다. 그 과정에서 설탕은 미생물의 먹이로 사용되며, 설탕의 직접적인 피해도 사라집니다.

효소식품은 15~20배로 희석해서 마시게 되는데, 이렇게 마시는 효소음료는 영양소라는 '물질적 차원'이 아니라 물질 입자의 '에너지 상태'를 섭취하거나 자극한다고 보는 편이 타당합니다. 이를 자연의학에서는 '동종 요법'이라고 하는데, 더 높은 배율로 희석할 수록 물질과 독성의 피해는 사라지고, 에너지의 작용은 더 강력해진다는 이론을 전제로 합니다. 현재 효소음료를 동종 요법에 준해서 마시는 사람은 많지 않습니다. 대부분 단맛의 취향 정도에 따라 희석률을 조정해서 마십니다.

아기들에게 권장되는 효소음료는 물질 차원의 선택에서 시작되었습니다. 효소음료에는 비타민과 미네랄이나 각종 유효한 생리물질이 많이 들어 있다고 생각합니다. 그렇기 때문에 먹는 양과 횟수에 집착하게 됩니다. 젖병을 떼어야 하는 아기들이 많이 희석되지 않은 효소음료, 단맛이 진하게 남아 있는 상태의 효소음료를 자주 마시면 오히려 단맛에 중독될 가능성이 생기기도 합니다. 단순 당분에 길들여지면 아이들은 어지간한 단맛에 만족하지 못하게 됩니다. 밥을 오랜 시간 동안 씹었을 때 나는 단맛을 기다리지 못하고, 오히려 밥을 맛없게 느끼거나 싫어하는 이유가 되기도 합니다.

효소음료는 당분을 섭취하기 위해 먹는 식품이 아닙니다. 효소식품을 통해서 비타민과 미네랄과 같은 미량의 영양소와 항산화 영양소와 같은 생리물질을 보충할 수는 있습니다. 하지만 본래의 방식은 에너지 차원으로 섭취하는 것이었다는 사실을 기억할 필요가 있습니다. 이유기의 아기들에게 희석한 효소음료를 젖병에 담아 매일 마시게 할 필요는 없습니다. 어른들 역시 효소음료의 이점을 얻으려면 오랜 시간 충분히 발효시킨 것을 높은 배율로 희석한 다음, 천천히 더 강력한 에너지를 섭취한다는 생각으로 음미하며 마실 필요가 있습니다.

Part_5 식생활을 바꾸며 궁금해지는 모든 것

새로운 시작은 늘 가슴 설레는 일이기도 하지만 때론 두렵기도 합니다. 새로운 세계로 향하는 발걸음이 좀 더 기쁘고 즐겁기를 바라며, 자신이 얼마나 용기 있고 지혜로운 사람인지 스스로를 격려할 수 있는 시간이 되었으면 좋겠습니다.

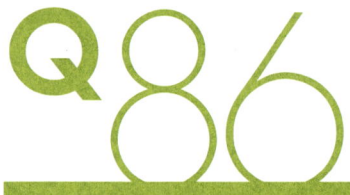

어지러우면 일단 빈혈을 걱정하는 당신에게

A 어지러움을 느끼면 우리는 대체로 빈혈을 의심합니다. 하지만 어지러움은 저혈당증과 같은 뇌신경 대사가 안정적으로 이루어지지 않을 때나 인체의 균형을 유지해 주는 귀의 세반고리관에 문제가 생겼을 때도 발생할 수 있습니다. 앉아 있다 일어날 때 회전감이 심한 어지러움증이 있다고 해서 모두 철분 결핍에 의한 빈혈이라고 단정할 수가 없습니다. 빈혈이라 해도 철 결핍성 빈혈도 있고, 헤모글로빈을 합성하는 데 필요한 비타민 B_6 나 엽산 folic acid, 시아노코발아민 cyanocobalamine 과 같은 조혈 비타민 결핍에 의한 빈혈도 있습니다. 하지만 대부분의 사람들이 어지럽기만 하면 철분이 모자란 빈혈일 거라고 생각합니다.

그 중요하다는 철분의 신체 흡수율은 10% 정도에 불과합니다. 철분 흡수율이 낮은 것은 철분 수치가 높아지는 것을 우리 몸이 원치 않는다는 뜻입니다. 철분 수치가 높아지면 산화반응이 촉진되어 노화현상이 빠르게 진행됩니다. 이런 이유로 몸은 알아서, 필요에 따라 미네랄의 흡수를 조절합니다. 몸은 '필요'라는 환경에 반응하는데, 특히 미네랄의 흡수는 필요에 따라 에너지를 써가면서 능동적으로 흡수를 촉진합니다. 농도 차이에 역행해서 일어나는 '능동 수송' 방식은 미네랄 흡수를 위한 몸의 적극적인 환경적응 메커니즘입니다.

단백질의 소화도 위산의 영향을 많이 받고 있지만 미네랄 또한 일단 위산의 분비가 충분히 된 다음 이온 형태로 용해되어야 비로소 흡수될 수 있는 자격을 갖추게 됩니다. 미네랄 결핍을 걱정하는 분들은 첫째, 위액이 잘 나올 수 있도록 기쁘고 즐겁고 감사한 마음으로 생활하는 것이 더 중요하다는 사실을 알아야 합니다. 둘째로 미네랄의 흡수는 무의식의 영향을 받고 있다는 사실입니다. 미네랄은 필요에 따라 관문 receptor을 만들어내는데, 관문 receptor이 만들어지지 않으면 흡수되지 않습니다. 관문은 인간의 노력과 의지대로 만들어지지 않습니다. 이와 같이 미네랄의 흡수는 무의식의 지배를 받게 되므로 미네랄의 흡수를 조절하고 싶다면 무의식의 세계에 접근해야 합니다. 미네랄의 흡수는 깊은 의식과 관련되어 있어 먹는다고 결핍이 해소되는 것은 아닙니다.

생리와 같은 출혈이 있을 때 철분 흡수율이 일시적으로 30% 이상 올라가는 것도 자율적이고 능동적인 생명의 작용입니다. 임신부와 영아들에게 흡수율도 높지 않고 위장 장애를 많이 일으키는 철분제의 보충이 꼭 필요한 것은 아닙니다. 칼슘과 철분을 함께 먹지 말라고 하는 것도 이유가 있습니다. 칼슘과 철분 같은 미네랄은 모두 +2가 이온으로 해리되는데 같은 크기의 이온들끼리는 상호 경쟁적으로 흡수되기 때문입니다. 외상이나 출혈로 인한 심각한 결핍 상태가 아니라면 철분의 인위적인 보충은 의미가 없습니다. 강가의 물고기는 충분합니다. 다만 물고기를 낚시질하는 것은 어부의 '마음'입니다. 철

> 어지럼증을 느낄 때 밥을 제때에 잘 챙겨 먹어 혈당을 안정적으로 유지할 수 있다면 대부분의 증상을 개선할 수 있습니다. 또 통곡식과 채식 위주의 식단으로 자연식을 하고 있다면 비타민과 미네랄 결핍을 걱정하지 않아도 됩니다.

분이나 칼슘과 같은 영양 보충제를 섭취하는 것은 강물에 물고기를 풀어 놓겠다는 것인데, 강물에는 이미 물고기가 충분한 상태입니다. 자연 상태의 곡식과 채식 위주의 식단으로 규칙적인 식사를 하고 스트레스나 가공식품으로 인해 칼슘과 마그네슘 같은 미네랄을 잃어버리는 일을 막을 수 있다면 철분제나 칼슘제 같은 영양 보충제는 꼭 필요한 것이 아닙니다.

어지럼증을 느낄 때 밥을 제때에 잘 챙겨 먹어 혈당을 안정적으로 유지할 수 있다면 대부분의 증상을 개선할 수 있습니다. 또 통곡식과 채식 위주의 식단으로 자연식을 하고 있다면 비타민과 미네랄 결핍을 걱정하지 않아도 됩니다. 육고기의 피가 철분을 보충해 주는 것이 아니라 육식의 거대 미네랄은 미량 미네랄의 흡수를 오히려 방해합니다. 또 지나친 육식은 오히려 혈액을 산성화시켜 칼슘과 마그네슘을 소모시킵니다. 밥을 잘 먹는 아이들이라면 조혈 비타민 결핍에 의한 빈혈을 걱정할 필요도 없습니다.

Q87

칼슘을 먹으면 키가 큰다고 믿는 당신에게

A 칼슘과 철분 모두 미네랄이 흡수되는 기전은 똑같습니다. 먹는다고 해서 모두 흡수되는 것은 아니라는 것입니다. 칼슘은 카제인과 같은 단백질을 만났을 때 '파라카제인칼슘 paracaseincalcium'과 같은 불용성의 침전이 만들어져 흡수가 안 될 뿐더러 오히려 장내 생태계를 파괴하는 역할을 하기도 합니다. 칼슘을 많이 먹는다고 해서 흡수가 더 되는 것도 아니고, 칼슘이 흡수된다고 해서 모두 뼈로 가거나 성장에 반영되는 것도 아닙니다. 뼈가 많은 양의 칼슘을 보유하고 있긴 하지만 건물을 지을 때 시멘트와 자갈, 모래와 철근과 같은 여러 가지 요소가 결합되는 것과 같이 단백질과 비타민, 그리고 다른 미네랄의 결합으로 형성됩니다. 뼈 단백질인 '오스테오칼신 osteocalcin'은 칼슘만으로 만들어지는 것이 아니라 비타민 K와 같은 보조 영양소의 결정적인 도움이 필요합니다. 비타민 K는 녹색 채소로 섭취되거나 장내 세균에 의해서 합성되는데, 결국 채식을 하거나 장이 건강한 사람들이 뼈도 튼튼하고 잘 클 수 있다고 할 수 있습니다.

성장에 관여하는 유전자는 20여 가지에 이른다고 합니다. 유전자가 발현되지 않으면 영양학적인 충족이나 자극과 훈련과 같은 물리적인 노력이 모두 의미가 없어집니다. 그런데 유전자는 의식의 지배를 받습니다. 의식의 결정에 따라 단백질을 합성합니다. 크고 싶다는 생각이 성장 호르몬을 만들어냅니다. 분노라는 감정이 아드레날린이라는 물질 분자를 만들어 몸을 긴장시키듯, 기쁨이라는 감정은 도파민, 세로토닌, 성장 호르몬과 같은 물질 분자를 만들어 육체의 변화와 성장을 조절합니다. 기쁘지 않으면 성장 호르몬은 합성되지 않습니다.

삶이 편안하고 기쁘고 즐거울 때 기존의 세포가 새로운 세포로 교체되고 재생되면서 조직의 수를 늘려가는데, 이것이 바로 성장입니다. ❣

성장이란 소화, 흡수, 동화, 배설, 호흡, 순환, 반응, 적응, 운동과 같은 신체의 대사와 생존 기능이 안정적으로 일어난 다음의 일이기 때문에 단순히 무엇을 먹거나 어떤 것을 한다고 해서 일어나지 않습니다. 삶이 편안하고 기쁘고 즐거울 때 기존의 세포가 새로운 세포로 교체되고 재생되면서 조직의 수를 늘려가는데, 이것이 바로 성장입니다. 유전자와 영양, 심리, 사회 환경, 그리고 자극과 훈련이라는 다양한 요소가 작용해서 아이들의 키와 몸무게, 성장 속도를 결정합니다. 어떤 특정 요소를 각별히 신경 쓴다고 해서 해결되는 문제가 아니라 아이들의 생활 전반이 안정되고 기쁘고 즐거울 때 몸도, 마음도, 생각도 커가는 '전인적인 성장'을 이룰 수 있습니다.

신체의 '성장'은 먹고사는 문제, '생존' 다음의 일이라는 것을 꼭 기억할 필요가 있습니다. 밥을 잘 먹고 잘 자고 잘 뛰어노는 아이가 자기 스스로 언제, 얼마나 자랄 것인지를 결정합니다. 부모는 다만 아이의 안정적인 삶을 헤아리고 돌볼 뿐이지, 아이의 키를 키우기 위해서 부모가 무엇을 할 수 있다는 생각은 어불성설입니다. 아이들 키가 커가는 것만이 성장이 아닙니다. 어른들의 몸도 성장 호르몬에 의해서 매일 새로운 세포로 교체되고 치유와 회복 과정이 일어납니다. 삶에 대한 안정감의 회복, 정신적 충족감은 성인들의 질병 치료에 있어서도 중요한 문제입니다.

> 부모는 다만 아이의 안정적인 삶을 헤아리고 돌볼 뿐이지, 아이의 키를 키우기 위해서 부모가 무엇을 할 수 있다는 생각은 어불성설입니다. ❣

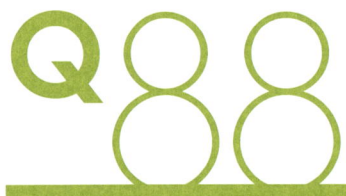

우유 마시며 골다공증을 예방하려고 하는 당신에게

A 아이들은 성장을 위해, 어른들은 골다공증을 예방하거나 치료하기 위해 우유를 마셔야 한다고 생각합니다. 그것도 하루 1,000ml 정도가 권장되는데, 이 정도라면 유당 불내증을 일으킬 수 있는 양이기도 하거니와, 알레르기 질환의 발생 빈도를 높이기도 합니다. 더욱이 우유가 주는 포만감 때문에 전체적인 식사 균형까지 무너지게 됩니다. 밥을 안 먹는 아이들에게 우유 한 잔은 큰 포만감을 주고, 밥이 더 싫은 아이를 만들어버립니다. 많은 양의 우유를 매일 마시면 식생활 전체의 불균형을 일으킬 가능성이 높아집니다. 대부분의 성인들에게도 유당은 잘 분해되지 않고 우유의 카제인 단백질은 잘 소화되지 않습니다.

나이가 들어 신체 기능이 떨어진다는 것은 위액과 소화액의 분비가 떨어져가는 것을 말합니다. 그래서 많은 양의 육류나 유제품의 단백질을 분해하기 어렵고 다른 식품도 소화시키기가 어려운 상태가 됩니다. 낮아지는 소화능력이 나이가 들수록 소식을 해야 하는 하나의 이유가 됩니다. 이런 전제를 놓고 보면, 특정 질병을 예방하고 치료하기 위한 목적으로 특정 식품을 더 먹어야 한다는 것은 설득력을 가지지 못합니다.

채식하는 집단보다 육류와 우유를 주로 먹는 집단에서 골다공증 발생률이 현저히 높게 나타납니다. 그것은 육류나 유제품처럼 황^S, 인^P 같은 산성 미네랄이 많은 식품이 오히려 칼슘^{Ca}과 마그네슘^{Mg}과 같은 미네랄의 흡수를 방해하거나 배설을 촉진하기 때문입니다. 뼈에서 칼슘^{Ca}이 빠져나오는 이유는 따로 있습니다. 칼슘^{Ca}의 99%는 뼈에 있고 1%는 혈액에 존재하는데, 1% 칼슘^{Ca}의 역할은 뼈에 있는 99% 칼슘^{Ca}의 역할 못지않게 중요합니다. 1%의 혈중 칼슘은 이온형과 결합형으로 존재하는데, 이 비율을 통해서 혈액의 산, 알칼리가 균형을 이룹니다.

혈액이 산성화되는 경향을 띠면 몸의 신체 반응이 느려지고 암과 같은 질병이 발생할 위험도 높아집니다. 뼈에서 칼슘^{Ca}이 빠져나왔다는 것은 혈액의 산성화를 막기 위해서 우리 몸이 살기 위한 '생존 반응'을 하고 있다는 것을 말합니다. 뼈에서 칼슘^{Ca}이 빠져나온다고 해서 뼈가 당장 어떻게 되는 것은 아닙니다. 그럼에도 불구하고 뼈가 심각한 골밀도 감소를 보이고 골절 위험까지 안고 있다면, 이는 오랜 시간 동안 혈액이 산성화되도록 방치한 결과이며 지금도 그 과정에 있다는 것을 반영합니다. 혈액이 산성화된 것은 육류와 정제식품 위주의 식사를 주로 하면서 극도의 스트레스로 소변을 통해 칼슘^{Ca}과 마그네슘^{Mg}의 배설이 증가된 결과이지, 평소에 칼슘이나 우유를 먹지 않아서 그런 것이 아닙니다. 만약 혈액이 산성화되고 있는데 생활 속에서 이를 해결하기 위한 적절한 조치를 취하지 않은 채 골다공증을 예방한다고 호르몬제를 먹어 뼈의 칼슘^{Ca} 유출을 차단하면 혈액은 더 위급한 '산성 상태'에 빠지게 됩니다.

골다공증을 예방하기 위해서 여성 호르몬제나 기타 호르몬제를 복용하면 실제로 고혈압, 암과 같은 질병의 발병 가능성이 높아집니다. 유리창에 붙어 있는 파리 한 마리를 잡으려고 망치로 유리창을 깨버리는 격이지요. 호르몬제를 먹기 전에 혈액을 산성화시키는 음식을 바꾸고, 마음의 상태에 주목해야 합니다. 특정 증상과 질병을 예방하고 치료한다는 이유로 우유나 호르몬제, 또는 칼슘제를 먼저 선택하는 것이 결과적으로 섣부른 결론이나 무모한 판단이 될 수 있습니다. 건강에 문제가 생기면 약으로 해결하려는 조급함을 버리고, 자신이 주로 먹는 음식에 문제가 있지 않은지, 또는 삶을 받아들이는 태도에 문제가 있지는 않은지 찬찬히 돌아보아야 합니다. 자신의 마음과 삶을 반성하는 것은 쉽지 않은 일이지만 돌아보지 않고 앞으로 나아갈 수는 없는 일입니다.

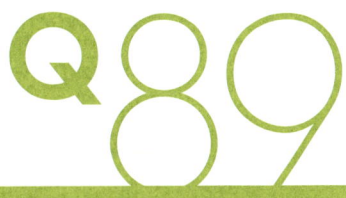

씹는 것이
치아 건강에 나쁘다고 생각하는 당신에게

A 이는 씹으라고 있고 혀는 맛보라고 있습니다. 부드러운 빵은 입에서 사르르 녹고 국수는 목으로 후루룩 넘어갑니다. 그래서 빵과 국수는 제대로 씹을 수 없고, 맛볼 수도 없습니다. 사람의 앞니가 음식을 자르면 어금니는 그것을 부수고 으깨고 가는 역할을 합니다. 앞니가 없으면 무엇이든 먹기 힘들지만 송곳니 하나 뺀다고 해서 크게 문제 되지 않는 걸 보면 육식에 필요한 송곳니는 현대인들에게 큰 역할을 하지 못하고 있습니다.

요즘 아이들의 변화된 식습관이 턱관절에 변형을 가져오고 있습니다. 음식을 충분히 씹어서 먹는 훈련을 제대로 못하다 보니 하악골이 발달하지 못하고 치아가 날 공간이 확보되지 않아 치아가 앞뒤로 밀려나거나 비뚤게 배열됩니다. 치아로 음식을 충분히 씹으면 이와 잇몸 사이의 혈액순환이 원활해져서 치아가 건강해집니다. 또 씹는 동안 뇌의 포만중추가 만족하기 때문에 과식을 방지하고, 뇌의 혈류량이 7배 이상 증가해 뇌 기능까지 원활해집니다. 씹는 동안 침샘이 발달해 면역물질, 항노화 물질, 소화효소 등도 충분히 만들어집니다. 치아가 썩거나 잇몸이 흔들리면 식욕도 떨어지고 위장기능도 함께 저하됩니다. 음식을 충분히 씹는 것만으로 신체의 기능이 원활하게 유지되며, 충분히 씹은 음식은 소화의 부담도 덜어주어 위장관 기능도 좋아집니다.

치과 의사들은 음식을 많이 씹어 먹으면 치아가 마모되고 약해진다면서 딱딱한 음식을 먹지 말라고 하지만, 이것이 나빠진 치아와 잇몸을 보호하는 일시적인 처방이 될지는 몰라도 근본적인 대안이 될 수는 없습니다. 치아는 분명 씹기 위해서 있는 것입니다. 치아 건강은 음식의 종류와 먹는 방법에만 영향을 미치는 것이 아닙니다. 치아 건강은 척추 건강과 자세, 목 근육의 뭉침, 얼굴 표정, 마음 상태에 따라 다르고, 안면근육과 이와 잇몸 사이의 혈액순환이 원활하느냐에 따라서도 좌우됩니다. 큰 틀에서 보면 우리 몸 전체의 건강 상태를 얼굴과 치아가 말해 주고 있다고 해도 과언이 아닙니다.

치아 건강은 척추 건강과 자세, 목 근육의 뭉침, 얼굴 표정, 마음상태에 따라 다르고, 안면근육과 이와 잇몸 사이의 혈액순환이 원활하느냐에 따라서도 좌우됩니다. ♥

전통적인 식사를 규칙적으로 하는 것만으로도 영양은 충분히 제공됩니다. 칼슘을 더 먹으려고 하기보다 칼슘을 잃어버리지 않는 식생활과 마음가짐이 더 중요합니다. 청량음료나 가공식품은 칼슘 흡수를 방해하고, 부정적인 감정은 칼슘을 소변으로 빠져나가게 합니다. 통곡식과 채식 위주로 차린 음식을 충분히 씹고 즐겁게 먹는 것만으로도 충분합니다. 치아 건강에 관심이 많다면 입 주변의 순환이 원활해지도록 밝은 마음으로 활짝 웃으며, 안면의 혈액순환이 원활해지고 자율신경의 균형을 잘 유지할 수 있도록 평소에 자세를 바로 하면 좋습니다.

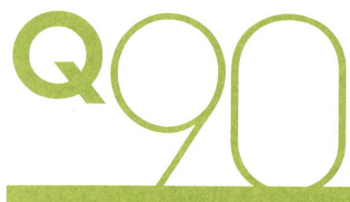

미네랄 흡수에
마음이 관련되어 있다는 것을 모르는 당신에게

A 미네랄은 몸의 구조와 기능 유지에 필요한 '영양 미네랄'과 일반적으로 유해 작용을 하는, 중금속으로 알려져 있는 '독성 미네랄'로 구분합니다. '영양 미네랄'에는 100mg 이상을 필요로 하는 '대량 미네랄'과 100mg 이하로 필요로 하는 '미량 미네랄'이 있습니다. 여기서 주목해야 할 사실은 영양 미네랄과 독성 미네랄도 상호 경쟁적으로 흡수되고, 대량 미네랄과 미량 미네랄도 서로 경쟁을 한다는 것입니다. 어떤 미네랄이든 흡수될 가능성은 똑같이 존재합니다.

미네랄은 기본적으로 '필요'에 의해 흡수됩니다. 생리적 필요가 발생하면 우리 몸은 에너지를 써가면서 미네랄을 능동적으로 흡수하기 위해 노력합니다. 그럼에도 불구하고 위산의 분비능력이 떨어져 '저산증'이라고 하는 위의 기능상의 문제를 앓고 있는 사람들에게 미네랄은 이온 형태로 해리되지 않아 잘 흡수되지 않습니다. 미네랄을 흡수하는 첫 번째 조건은 위산의 분비능력입니다. 현재 위산분비를 '억제'하는 약은 개발되어 있지만 '촉진'하는 약물은 없습니다. 현대 의학은 위산의 분비 저하 상태와 같은 신체의 '기능'적인 문제에는 관심이 없습니다. 위산을 잘 나오게 하는 방법은 감사하고 기뻐하며 즐겁게 생활하는 길뿐입니다. 인간의 심리상태는 오장 육부의 기능과 직접 관련되어 있습니다.

생각이 많고 걱정 근심이 많으면 위장기능은 곧바로 저하됩니다. 위 점막은 위축되고 위산을 비롯한 위액의 분비는 저하됩니다. 위산은 입에서 들어온 세균이나 효모 등을 살균하고, 단백질을 분해시키는 소화 효소를 활성화시키며, 미네랄을 이온화시켜 흡수되도록 합니다. 위의 기능이 떨어져 위산이 잘 분비되지 않으면 위에서 지적한 '세 가지' 문제를 모두 일으킬 수 있습니다. 입을 통해 들어온 세균과 효모가 완전히 죽지 않으면 위에서 이상발효가 일어나 트림과 가스가 차고, 단백질이 소화되지 않으면 췌장의 부담이 커져 알레르기 가능성이 높아집니다. 또 미네랄이 흡수되지 않아 특정 미네랄의 결핍 증상을 야기할 수도 있습니다.

> 생각이 많고 걱정 근심이 많으면 위장기능은 곧바로 저하됩니다. 위 점막은 위축되고 위산을 비롯한 위액의 분비는 저하됩니다. ❣

> 어떤 심리상태에 놓여 있느냐에 따라 몸이 끌어들이는 세균과 바이러스가 다르며, 특정 상태의 마음은 특정 영역의 미네랄 흡수를 촉진하기도 합니다. ❣

영양의 효율적인 이용이나 신체 기능의 회복이 모두 '마음' 하나에 달려 있다 해도 지나치지 않습니다. 미네랄을 비롯해 세상에 존재하는 모든 물질은 고유의 파장과 주파수를 가지고 있습니다. 같은 주파수 영역에 존재하는 물질은 서로 끌어당기며 상호 공명하게 됩니다. 어떤 심리상태에 놓여 있느냐에 따라 몸이 끌어들이는 세균과 바이러스가 다르며, 특정 상태의 마음은 특정 영역의 미네랄 흡수를 촉진하기도 합니다.

여성성이 강한 사람은 여성 호르몬을 만들기 위한 재료로 '구리^{Cu}'라는 미네랄의 흡수를 촉진시키고, 남성성이 강한 사람들은 남성 호르몬을 만드는 데 필요한 '아연^{Zn}'이라는 미네랄의 흡수가 활발하게 일어납니다. 초조한 마음은 '수은^{Hg}'을 끌어들임으로써 세포의 수용체를 마비시켜 신체기능 전반을 약화시키고, 망설임은 '철분^{Fe}'을 끌어들여 산화 반응을 촉진해 흰머리나 노안, 근종, 물혹 등을 만들 수 있습니다. 분노와 적개심이 끌어들인 '납^{Pb}'은 전두엽에 손상을 주는데 이는 정신분열과 과잉행동을 일으킵니다. 그런가 하면 슬픔과 외로움은 뇌에 '알루미늄^{Al}'을 침착시켜 우울증이나 치매 같은 뇌질환을 일으키기도 합니다. 근심과 걱정, 불안은 위장기능만을 떨어뜨릴 뿐만 아니라 '카드뮴^{Cd}'을 끌어들여 면역기능까지 떨어뜨립니다.

우리가 어떤 '생각'을 갖고 어떤 '의식'으로 살아가느냐에 따라 영양의 흡수가 결정되고 건강상태가 달라집니다. 영양의 상태는 의식의 반영입니다. 몸과 마음은 둘이 아니라 하나입니다. 몸은 거울처럼 마음을 비추고, 마음은 다시 몸에 투영되어 자신을 드러냅니다. ❣

미네랄은 신체의 골격을 유지하고 효소의 성분 역할을 할 뿐만 아니라 신체의 산, 알칼리 균형을 유지합니다. 생존과 직결된 결정적인 문제에 관여하는 것입니다. 신체의 산, 알칼리 균형을 유지하는 것과 같은 중요한 문제는 '시상하부와 뇌하수체'의 결정을 따릅니다. 시상하부와 뇌하수체의 결정은 자율신경계의 균형과 내분비계의 조절로 나타나 말단 세포에 명령을 전달합니다. 자율신경계와 내분비계는 '의식'에 의해 조절되면서 균형과 조화를 이룹니다. 생체 항상성은 이 두 시스템을 통해 유지되고 환경에 적응력을 발휘하게 됩니다. 우리가 어떤 '생각'을 갖고 어떤 '의식'으로 살아가느냐에 따라 영양의 흡수가 결정되고 건강상태가 달라집니다. 영양의 상태는 의식의 반영입니다. 몸과 마음은 둘이 아니라 하나입니다. 몸은 거울처럼 마음을 비추고, 마음은 다시 몸에 투영되어 자신을 드러냅니다. 몸을 알 수 없을 때는 마음을 보아 몸을 이해하고, 마음을 알 수 없을 때는 몸을 보아 마음을 헤아려 바로잡으면 됩니다. 미네랄을 통해 알려주는 몸과 마음의 신비는 우리의 상상 너머에 있습니다.

Q91
늘 소화가 안 된다고 생각하는 당신에게

A 유독 소화기능이 약한 사람이 있습니다. 그리고 항상 소화가 안 된다고 말하는 사람도 있습니다. 타고난 체질은 어쩔 수 없는 일이기도 합니다. 하지만 그렇다고 해서 신체의 특정 기능을 유지할 수 없다는 것은 아닙니다. 오히려 약하고 안 좋다는 인식이 자신의 건강을 방해하는 경우가 더 많습니다. 위장의 운동과 기능은 자율신경에 의해서 조절됩니다. 자율신경 중에 교감신경이 흥분하면 위 기능은 저하되어 위 점막이 수축하고 소화액 분비가 감소합니다. 반대로 부교감 신경이 활성화되면 위장 기능은 활성화되고 위는 점액으로 촉촉해지며 소화액의 분비도 왕성해집니다. 또 위장관의 점막 세포는 2~3일 만에 새롭게 복구되는 세포들로서 위장관에 염증이 생겨도 잘 관리하면 며칠 안에 새롭게 회복할 수 있습니다.

위가 나빠서 음식을 잘 못 먹거나 자주 체한다면 단순히 음식에 문제가 있다고 할 수 없습니다. 위장관의 기능은 자율신경에 의해 좌우되고, 자율신경의 균형과 조화는 의식의 조화에서 이루어집니다. ♥

위가 나빠서 음식을 잘 못 먹거나 자주 체한다면 단순히 음식에 문제가 있다고 할 수 없습니다. 위장관의 기능은 자율신경에 의해 좌우되고, 자율신경의 균형과 조화는 의식의 조화에서 이루어집니다. 음식을 대하는 마음과 자세는 곧 삶을 대하는 마음과 자세와 같은데, 그 음식과 삶을 대하는 자세가 자율신경을 조절한다는 뜻입니다. 긴장하고 흥분하고 분노하면 자율신경의 균형이 자꾸 깨집니다. 교감신경이 자꾸 흥분하는 경향을 가진 사람들은 입에서 침이 마르는 것과 똑같이 위 점막도 말라서 위축되고, 위 기능이 떨어집니다. '저거 먹으면 체하는 것 아냐……?'라는 부정적인 생각이 위장의 운동을 정지시켜버릴 수 있습니다.

음식을 감사하게 맛있게 먹고 기뻐하고 즐거워하면 입에서 침이 고이듯 위장운동도 활성화되어 위액 분비가 원활해집니다. 부정적인 생각과 쓸데없는 걱정은 위장의 기능을 나쁘게 합니다. 음식을 먹을 때 음식 자체와 씹는 행위에 집중하고 위장이 잘 소화시키고 있다는 것을 믿으면 몸도 음식을 잘 소화시켜 받아들이게 됩니다. 적절한 의욕은 바람직한 식욕으로 나타나고, 정상적인 식욕은 아무리 위가 약하게 태어난 사람일지라도 위장 기능을 정상적인 수준으로 회복하게 합니다. 위장병은 의욕 상실, 마음의 우울증 상태입니다.

> 음식을 감사하게 맛있게 먹고 기뻐하고 즐거워하면 입에서 침이 고이듯 위장운동도 활성화되어 위액 분비가 원활해집니다. 부정적인 생각과 쓸데없는 걱정은 위장의 기능을 나쁘게 합니다.

> 우리가 매일 먹는 밥과 음식에 숭고한 생명 순환의 원리가 담겨 있습니다. 밥을 통해 감사와 헌신과 봉사와 같은 의식의 대각성과 상승이 일어납니다.

위장관의 능력에 비례하는 자신만의 식생활 방법을 찾을 수는 있지만 위장관의 능력이 남보다 떨어진다고 해서 매번 소화가 안 되거나 늘 체기가 있는 상태로 살아야 하는 것은 아닙니다. 다른 생명체에 의지해서 살아가는 인간에게 음식을 먹는다는 것은 다른 생명체를 내 몸에 받아들여 살과 피를 만들어가는 과정입니다. 이 세상에 홀로 존재하는 생명은 없습니다. 인간의 삶은 다른 생명체의 도움을 받아 영위되고, 그 매개체인 음식을 먹는 시간은 감사와 헌신의 기도를 함께하는 시간이기도 합니다. 내 생명을 이어주기 위해 한 생명체가 밥이 되어주듯, 내 생명 또한 누군가의 밥이 되는 것이 생명의 순리입니다. 우리가 매일 먹는 밥과 음식에 숭고한 생명순환의 원리가 담겨 있습니다. 밥을 통해 감사와 헌신과 봉사와 같은 의식의 대각성과 상승이 일어납니다. 나의 하루, 오늘의 이 시간을 허락하는 뭇 생명과 자연에 감사하는 마음을 가지고 있다면, 위가 움직이지 않아 생기는 소화불량이나 이유도 모른 채 위 점막이 회복되지 않아 고생하는 만성 위염 같은 위장질환으로 오랜 시간 동안 고생할 필요는 없습니다.

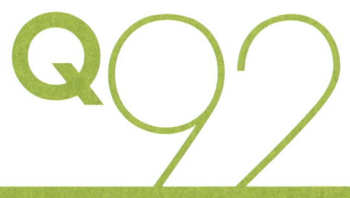

배고픈 것을 못 참고 먹어도 먹어도 배고픈 당신에게

우리 몸을 인류학적으로 바라볼 때, 인류는 기아와 빈곤에 단련되어 혈당을 떨어뜨리면서 지방을 합성하는 호르몬보다 지방을 분해하면서 혈당을 올리는 호르몬을 더 많이 분비해 왔다고 합니다. 인슐린처럼 에너지를 저장하는 호르몬은 한 가지지만 그에 비해 에너지를 분해하는 호르몬은 글루카곤 호르몬, 갑상선 호르몬, 부신피질 호르몬, 부신수질 호르몬 등 여러 종류입니다. 그것은 생명력의 비밀 같은 것입니다. 우리의 몸은 '생체 항상성 homeostasis' 메커니즘에 의해 주어진 환경에서 끝없이 역동적으로 반응하며 적응해 왔습니다.

우리 몸은 한두 끼를 굶어도 스스로 균형을 찾을 수 있게 되어 있습니다. 하지만 오랜 시간 동안 잘못된 식생활을 고집하거나 특정 식품만을 선호하고, 편리한 식생활만을 추구하면서 긴장과 스트레스 속에 에너지를 소모시키는 생활을 지속하면 생명력 자체가 고갈됩니다. 안 좋은 음식을 먹었을 때 이를 해독하는 능력이나 식사를 불규칙적으로 할 때 신체를 정상 수준으로 회복시키기 위한 능력은 현대인에게 현저히 저하되어 있습니다. 그래서 밥을 한두 끼 굶어도 별 문제가 없고, 힘든 일을 하거나 스트레스를 받아도 하루 이틀 쉬고 나면 피로가 회복되고, 초경이나 폐경, 출산과 같은 호르몬의 변화가 있어도 그것을 자연스럽게 느끼는 경우는 찾아보기가 어렵습니다.

많은 사람들이 한 끼만 굶어도 배고픈 것을 못 참고 손발이 떨리거나 속이 울렁거리고 머리가 아프거나 힘이 빠져 탈진하는 경험을 합니다. 조금만 힘들게 일하면 몸은 심한 피로감을 느끼며, 장기적인 스트레스를 받으면 신체의 균형이 심각하게 깨지기 시작합니다. 건강한 사람이라면 생리를 해도 하는 줄 몰라야 하고 폐경기가 와도 불편한 갱년기 증상이 없어야 합니다. 또 임신과 출산에도 입덧과 출혈이 없는 것이 정상입니다. 자율신경의 균형이 깨지면 조그마한 환경의 변화만 있어도 우리는 그 변화를 심각하게 경험하게 됩니다. 중요한 것은 자율신경의 균형과 조화를 잃지 않도록 하는 것입니다. 현미 잡곡밥과 채식 위주의 규칙적인 식사를 강조하는 이유가 바로 이것입니다. 신경 세포가 원하는 에너지원의 안정적인 공급인 것이지요.

규칙적인 생활습관을 유지하고, 극단적인 사고에서 벗어나 남에게 관대해지고, 스스로에게 자유를 주는 것은 균형과 조화를 되찾기 위한 노력입니다. 어떤 병이든 특정 증상이 심각하게 느껴지는 것은 몸이 균형과 조화를 잃어버렸기 때문입니다. 자율신경의 균형과 조화를 회복하는 것은 삶의 온전한 치유 과정입니다. 자율신경계와 내분비계의 균형과 조화는 자신의 내면이 밝은 의식으로 깨어날 때 회복되기 시작합니다.

몸은 거짓을 꾸미지 못합니다. 의식은 몸에 그대로 투영되어 나타납니다. 증상, 문제, 고통, 질병이 나타나는 것은 의식이 어두워졌음을 말합니다. 따라서 자율신경계의 균형도 함께 깨졌다는 것을 의미합니다. 하지만 이미 깨진 균형 때문에 일어나는 증상으로 인해 조급해지지 말아야 합니다. 먹고 자는 습관, 생각하고 말하고 행동하는 습관, 마음 쓰는 습관 등 자신의 생활을 하나씩 점검하는 계기로 삼아 생명의 균형과 조화를 되찾을 수 있도록 노력하면 됩니다. 자신의 상태를 정확히 알아차리고 좀 더 밝은 마음으로 노력할 수 있다면, 몸이 하던 것을 못했을 때 못 견디는 중독증상이나 금단증상으로부터 자유롭게 됩니다.

배가 많이 고프다는 것은 혈당이 많이 떨어졌다는 것을 말합니다. 혈당의 오르내림이 심해 견디기 어려운 지경이 되어버린 것이지요. 흰 쌀밥, 흰 밀가루, 흰 설탕과 같이 정제한 식품과 섬유질이 결핍된 식품을 주로 먹고, 끼니를 굶었다가 폭식을 하는 경향을 가지고 있는 사람들은 혈당의 오르내림 증상을 심하게 겪게 됩니다. 이를 저혈당증이라 하는데, 이 과정이 지속되면 학업능력과 일의 효율이 저하되고 비만과 우울증, 당뇨와 각종 성인병을 불러오게 됩니다. 저혈당증 상태는 배고픔을 참지 못하게 하고 기호식품에 대한 중독을 일으킵니다. 몸이 스스로 혈당을 올릴 수 없을 때 빵이나 아이스크림, 청량음료, 육류, 커피나 담배, 술과 같은 기호식품에 대한 중독이 나타날 수 있습니다. 정제한 단순 당분이 혈당을 올리고, 카페인과 니코틴과 알코올과 같은 기호식품의 특정 성분들이 혈당을 올립니다. 육류의 단백질도 혈당을 올립니다. 특정 음식이나 기호식품에 대한 욕구가 모두 사라져서, '있으면 먹고 없으면 안 먹어도 그만!'인 상태가 되어야 몸이 균형과 조화를 회복했다고 할 수 있습니다.

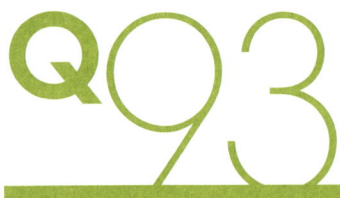

건강이 안 좋을 때
안 좋은 음식이 더 먹고 싶은 당신에게

A 건강이 좋지 않을 때 더 안 좋은 음식이 당기는 것은 위급한 상태에 놓인 몸이 조급해졌기 때문입니다. 설탕이 많이 들어 있는 식품을 잘못 먹어서 병이 난 사람들은 단 것을 더 좋아하게 되고, 기호식품도 더 찾게 됩니다. 지방 섭취를 잘못해서 면역력이 떨어지거나 스트레스에 취약해진 사람들이 기름에 지진 음식을 더 좋아하게 됩니다. 필수 지방산이 더 필요하기 때문입니다. 화학 조미료에 많이 노출된 사람일수록 조미료가 들어가지 않은 음식은 모두 맛이 없게 느껴집니다.

중요한 것은 '자각'입니다. 자신이 단 음식과 기름진 음식, 조미료가 들어간 음식을 좋아하고 있다는 사실을 자각해야 합니다. '앎'만으로도 행동의 방향을 바꿀 수 있습니다. 단 음식에 대한 욕구가 유난히 증가할 때 그것을 알아차리고 인정한다면, 당분 섭취를 어떻게 조절해야 하는지에 대해서 생각할 수 있습니다. 기름진 음식에 대한 욕구가 유난히 증가할 때도 그것을 관찰하고 인정하면, 지방 섭취를 어떻게 제한해야 하는지 차분하게 생각할 수 있습니다. 또 자신이 화학 조미료 맛을 좋아한다는 것을 알아차리면, 앞으로 음식의 맛은 무엇으로 낼 것이며 무슨 맛을 즐겨야 하는지에 대한 질문에 접근하게 됩니다.

몸이 안 좋을 때 안 좋은 음식을 더 찾는 것처럼 보이는 것은 어쩌면 당연합니다. 몸에 문제가 생겨서 특정 기호가 생기는 것 또한 그 문제를 해결하기 위해서 드러난 것이니까요. 문제를 해결하기 위해 드러나는 것은 감추는 것보다 훨씬 훌륭합니다. 정작 중요한 문제는 문제가 드러났을 때 그것을 문제로 느끼지 못하고, 그 문제가 보여주는 메시지를 읽어내지 못하는 데 있습니다. '알아차림'은 마음공부 과정에서만 필요한 것이 아니라 식생활을 바꾸는 데 있어서도 중요합니다. 삶의 모든 순간이 공부를 하는 훈련장이기 때문입니다.

만약 초기 단계에서 몸이 보내는 첫 번째 신호를 알아차리지 못하면 몸은 더 강력한 메시지를 보냅니다. 몸이 나빠질수록 더 달고 더 기름지고 더 많은 조미료가 든 식품을 좋아하게 되는 것입니다. 그것은 몸이 또 다른 메시지를 강력하고 친절하게 보내는 것입니다. '욕구와 감정'은 자신을 되돌아보라는 신호이기도 합니다. 우리 몸은 너무나 신비롭게도 생명의 균형과 조화를 위한 메시지를 끝없이 보내고 있습니다. 그것은 살기 위한 것이지, 죽기 위한 것이 아닙니다. 생명은 스스로를 끊임없이 돕고 있고, 하늘도 스스로 돕는 자를 끊임없이 돕고 있습니다.

Q94

단것을 좋아하지 않는데도 혈당과 혈압이 오르는 당신에게

🅐 단것을 좋아하지 않는데도 혈당이 조절되지 않거나, 체중이 많이 나가지도 않는데 혈압이 조절되지 않는 경우가 종종 있습니다. 이렇게 되면 단것을 좋아하거나 폭식을 하거나 비만인 사람이 혈당과 혈압이 올라갔을 때보다 더 당혹스러워집니다. 우리 몸은 이미 음식 때문에 잘못되었다고 배웠기 때문입니다. 사회적인 통념이 반드시 옳은 것도 아니고, 개인의 특수성을 모두 설명할 수도 없습니다. 물론 잘못된 음식으로 인해 질병이 발생하는 것도 사실이지만, 우리 몸은 음식이 아닌 다양한 요소와 원인에 의해서 반응한다는 것을 잊어서는 안 됩니다.

자신의 주관적인 경험과 가치관은 주변 환경에서 받는 스트레스의 역치를 다르게 합니다. 어떤 사람들은 똑같은 상황에서도 민감하게 반응하지만 또 어떤 사람들은 변화무쌍한 조건 속에서도 담담하게 적응합니다. 혈당과 혈압은 단순히 한 가지 요인에 의해 좌우되지 않습니다. 혈당과 혈압을 만들어내고 유지하는 기관의 기능과 메신저로서의 호르몬과 신경전달물질의 분비 정도에 따라 좌우됩니다. 또 유전적이거나 오랜 시간 동안 고착된 의식의 경향에 따라 특정한 패턴으로 나타납니다. 혈당과 혈압이 오르고 떨어지는 것은 하루 이틀 사이에 나타난 문제가 아니고, 한두 가지 음식에 의해 야기될 수 있는 일이 아니라는 뜻입니다.

자신이 어떤 의식의 경향성을 가지고 있으며, 그것이 어떤 패턴으로 드러나고 있는지를 알아차리는 문제는 중요합니다. 혈당과 혈압이 높이 올라가는 것은 내 몸이 '비상사태'를 선언하고 싸우거나 도망칠 준비를 하고 있다는 것을 의미합니다. 삶의 매순간을 '생존의 위협'으로 느껴 긴장하고 맞서게 되면 우리 몸은 그에 따른 호르몬을 분비해 전투 태세를 갖추게 됩니다. 특정 상황에서 멀리 도망치거나 아니면 피투성이가 되도록 싸우고 싶다는 것입니다. 극단적인 의식의 성향은 아드레날린의 수치를 높입니다. 자신이 마주한 것이 어떤 상황이든 그것은 자신을 알아가고 인생을 배우기 위한 과정이라고 파악할 수 있을 때 우리는 '도망자'나 '전사'가 아니라 '여행자'가 됩니다. 무대의 '주인공'이 아닌 '관객'이 되어 자기 자신을 바라보게 됩니다.

> 혈당과 혈압이 높이 올라가는 것은 내 몸이 '비상사태'를 선언하고 싸우거나 도망칠 준비를 하고 있다는 것을 의미합니다. 삶의 매순간을 '생존의 위협'으로 느껴 긴장하고 맞서게 되면 우리 몸은 그에 따른 호르몬을 분비해 전투 태세를 갖추게 됩니다. ❣

음식이 아니라 다른 이유로 혈당과 혈압이 조절되지 않고 있다면 음식 때문에 혈당과 혈압이 오른 사람들보다 더 큰 의식의 세계에 다가갈 기회가 주어졌다고 생각하면 됩니다. 이해할 수 없고 받아들일 수 없는 상황을 극복한 사람들과, 누구보다 더 큰 고통과 아픔을 겪은 사람들에게 주어지는 선물입니다. 자신의 인생을 한 발짝 떨어져 바라볼 수 있다면, 삶을 호기심 가득한 눈으로 즐기는 여행처럼 느낄 수 있다면, 몸은 빠르게 긴장을 풀고 생명력은 여행자가 여행을 잘 끝낼 수 있도록 충전되기 시작합니다.

Q95

육식을 안 하는데도 콜레스테롤이 오르는 당신에게

A 계란과 오징어, 새우는 '콜레스테롤cholesterol'이 높다는 이유만으로 괜한 비난을 받고 있습니다. 식품 속의 콜레스테롤 수치가 실제로 혈중 콜레스테롤 수치에 미치는 영향은 작다고 보고되고 있습니다. 뿐만 아니라 그 수치는 콜레스테롤 수치를 떨어뜨린다고 알려져 있는 베타 시토스테롤ß-sitosterol과 같은 영양물질도 함께 포함한 수치로도 알려져 있습니다. 분석의 오류가 있었다는 것이지요.

대부분의 사람들은 150~250mg/dl의 콜레스테롤 수치를 유지하고 있는데, 심장병을 예방하기 위해서는 150mg/dl 이하로 유지해야 하고, 그러기 위해서는 완전 채식을 해야 한다고 권장되고 있습니다. 최근에는 높은 콜레스테롤 수치가 반드시 문제가 되는 것은 아니라는 보고도 있습니다. 혈중에서 콜레스테롤이 산화되지 않는다면 문제를 일으키지 않는다는 것이지요. 서양인들처럼 육류와 고지방 식품, 가공식품에 일상적으로 노출되어 있다면 음식이 몸에 미치는 영향이 커지게 됩니다. 전통적으로 곡류와 채식 위주의 식사를 해온 동양인들에게 지나친 육류 섭취가 몸에 문제를 일으키는 것도 당연합니다.

만약 우리 몸에 맞는 곡류와 채식 위주의 식사를 주로 하면서 육류는 생일날이나 잔칫날, 명절날과 같이 특별한 날 가끔 먹는다면, 우리 몸은 자기 스스로 '알아서' 적정 수준의 콜레스테롤 수치를 유지했을 겁니다. 우리 몸은 대략 하루 2.0~2.5g의 콜레스테롤을 필요로 하는데, 음식물에서 0.5g 정도를 섭취하면 간에서는 나머지에 해당하는 양인 하루 1.5g 정도를 합성합니다. 간이 하루 필요한 콜레스테롤의 2/3 정도를 만들어내는 셈이지요. 필요하다고 해서 다 먹어야 되는 것도 아니고, 안 먹는다고 해서 만들어지지 않는 것도 아니라는 뜻입니다.

만약 콜레스테롤 수치가 조절되지 않아 심장병과 혈관질환의 위험을 가지고 있다면 음식뿐만 아니라 간장의 기능과 역할에도 관심을 가져야 합니다. 전적으로 간의 문제라고 해도 지나치지 않습니다. ❣

콜레스테롤은 성 호르몬, 스트레스 호르몬의 원료로서 생명을 유지하는 데 없어서는 안 되는 중요한 물질입니다. 우리 몸은 그 중요한 것을 전적으로 '섭생'에만 의존하지 않고 스스로 만들어내고 있습니다. 몸이 필요한 만큼 만들어낸다는 것은 아주 중요한 사실입니다. 음식을 통해 콜레스테롤을 100mg 먹었을 때 혈중에 반영되는 콜레스테롤 수치는 4mg/dl 정도라고 합니다. 계란이나 오징어, 새우를 먹는다고 해서 걱정할 정도로 콜레스테롤 수치가 올라가지 않는다는 뜻입니다. 몸은 우리가 음식으로 먹어서 혈중 농도가 올라갈 정도로 콜레스테롤을 만들어내지 않기 때문입니다. 몸은 그렇게 스스로 알아서 해내는 신비한 생명력과 조화력을 가지고 있습니다.

만약 콜레스테롤 수치가 조절되지 않아 심장병과 혈관질환의 위험을 가지고 있다면 음식뿐만 아니라 간장의 기능과 역할에도 관심을 가져야 합니다. 전적으로 간의 문제라고 해도 지나치지 않습니다. 콜레스테롤 수치는 간이 조절하기 때문에 간 기능이 떨어지면 당연히 콜레스테롤 수치가 조절되지 않을 수 있습니다. 간 기능은 폭식과 육식에 의해 나빠질 수 있고, 분노와 같은 적대적인 감정을 가지고 있을 때도 나빠집니다.

물질을 합성하고 분해하고 몸에 들어온 독성 화학물질을 해독하는 장기도 간입니다. 많은 일을 하고 있는 간장의 기능이 떨어져 콜레스테롤 수치가 조절되지 않는다면, 그것은 단순히 음식 한두 가지를 먹거나 피해서 해결할 수 있는 문제가 아닙니다. 홍합의 타우린이 간에 좋다는 소문이 나면 가락동 시장에는 홍합이 동이 나지만 홍합을 먹고 간이 좋아진 사람은 없습니다. 간은 묵묵히 많은 일을 하고, 병이 들어도 티가 나지 않는다고 해서 '침묵의 장기'라고도 합니다. 간은 생활 전반을 반영하고 관장하면서 초소의 문지기 같은 역할을 하는 장기입니다.

콜레스테롤은 성 기능이나 면역 기능과 관련된 중요한 역할을 하지만 변성된 콜레스테롤이나 산화된 콜레스테롤은 무기로 돌변해 혈관을 파괴하기도 합니다. 지방의 산화는 항산화 시스템의 붕괴에서 비롯됩니다. 밝은 의식으로 생활 전반을 관리하고 마음을 다스린다면 콜레스테롤 수치가 너무 낮거나 너무 높은 사람 모두 정상 수준으로 회복될 수 있습니다. 또 콜레스테롤 수치와 상관없이 변성을 막아 건강을 유지할 수도 있습니다.

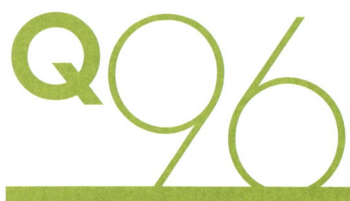

식생활을 바꾸었는데도 알레르기가 좋아지지 않는 당신에게

A 우리 몸의 방어기능인 면역 시스템은 '내 몸'과 '내 몸 아닌 것'을 구분하는 능력을 발휘하고 있습니다. 우리 몸은 내 몸이 아닌 것으로 판단되는 세균이나 바이러스나 화학물질과 접촉하면 면역반응을 동원해 항체를 만들어내고, '항원과 항체의 결합'을 통해 항원의 침입을 적극적으로 막아냅니다. 이 과정에서 이물질의 공격이나 외부 자극이 많아지거나 몸이 신경질적으로 반응해서 필요 이상의 항체를 만들어내는 과민반응을 '알레르기 질환' 상태라고 부릅니다. 남아도는 항체는 몸에서 '히스타민 histamine'을 분비하게 하고 가려움증과 부종, 발열과 발적, 콧물과 기침, 호흡곤란과 통증 등을 일으킵니다.

알레르기 질환들을 앓게 되면 일상생활에 주는 불편이 크기 때문에 항히스타민제와 같은 약물을 먹어 증상을 없애려고 하게 됩니다. 물론 항히스타민제 복용이 근본적인 치료

방법은 아닙니다. 항히스타민제는 증상에만 일시적으로 대응합니다. 내 몸이 왜 신경질적으로 과민하게 반응하는지 현대 의학은 설명하지 못하고 있습니다. 히스타민이 많이 분비되는 신체 부위에 따라 두통, 비염, 천식, 아토피성 피부염, 위장염, 방광염 등을 일으킵니다. 모두 신체의 다른 부위에서 일어나는 과민반응이라 다른 질병으로 오해할 수 있지만 증상이 일어나는 기전은 다르지 않습니다.

식생활을 바꾸거나 환경을 개선해서 알레르기 질환이 좋아졌다고 보고되는 것은, 그만큼 항원의 공격, 출입을 제한했다는 의미입니다. 생명 활동과는 하등 관련이 없는 화학 첨가물을 제한함으로서 알레르기 질환이 호전되는 경우도 있습니다. 이를 '회피 요법'이라고 합니다. 계란이나 우유, 견과류와 새우 같이 통상적으로 알레르기를 자주 일으키는 식품으로 주목되는 음식에 대한 반응을 먼저 확인한 후 해당되는 음식을 제한하는 것도 마찬가지입니다. 계란의 알부민 albumin 이나 밀가루의 글루텐 gluten, 우유의 카제인 casein 같은 거대 단백질이 알레르기를 많이 일으키기 때문에 그것을 제한하는 것은 의미가 있습니다. 또 개인에 따라 급성 발작을 일으킬 수 있는 알레르기 질환 중에는 호흡곤란과 같은 위급한 상태로 전개되는 경우가 있기 때문에, 몸이 정상적인 기능을 회복하기까지 음식을 제한하거나 알레르기를 일으키는 항원을 제한하는 것은 의미가 있습니다. 하지만 회피 요법은 근본적인 치료법이 아니며 질병에 대해 수동적으로 대처하는 방법입니다.

만약 면역체계의 기능이 잘 유지되어 외부 이물질의 공격에 절적하게 대응하고 있다면 문제가 될 것은 없습니다. 특히 단백질을 소화할 수 있는 양만 섭취하고 자신의 소화 능력으로 완전히 분해시켜 최종 분해 산물인 아미노산만 흡수할 수 있다면 몸이 그것을 이물질로 판단해 대응하는 일은 일어나지 않습니다. 그래서 위장기능이 회복되는 것은 알레르기 치료에 아주 중요한 문제가 됩니다. 마음이 편안하고 기쁠 때 증상이 호전되는 것은 당연합니다.

또 면역기능을 유지하는 대식 세포나 킬러 세포, 임파구들이 제 역할을 잘 해내고 있다면 항원 물질을 피해가면서 살 필요도 없게 됩니다. 하지만 식생활 변화와 환경오염으로 인해 우리가 노출되는 '항원의 양'은 늘어났고, 이것을 시기적절하게 제거할 수 있는 '면역기능' 또한 약해진 것이 사실입니다. 그럼에도 불구하고 성인 알레르기 질환은 대부분 심리상태에 따라 치료와 악화를 반복합니다. 이것은 아이들보다 어른들이 스트레스와 같은 정신적 요인에 더 민감하게 반응하고 있기 때문입니다. 아이들도 예외는 아니지만 성인의 알레르기 질환이 개선되는 데 더 많은 시간이 소요되는 이유는 그 원인이 단순히 한두 가지 외적 요인으로 파악되지 않기 때문입니다.

식생활을 바꾸어도 알레르기가 좋아지지 않는다고 느끼는 것은 우리 몸이 심리적인 요인에 더 많이 좌우되고 있다는 것을 의미합니다. 질병은 '오랜 생활습관과 의식의 결과물'로 생깁니다. 그래서 질병은 자신의 삶을 되돌아보라는 '감사한 메시지'이기도 하며, 진심으로 자신을 사랑하는 방법을 알려주는 친절한 안내를 받는 시간이기도 합니다.

심리적 긴장과 스트레스는 자율신경계의 조절과 호르몬의 분비를 교란시키며, 그 다음으로 무너지는 시스템이 면역체계입니다. 자율신경의 균형이 무너지면 위장관의 기능이 떨어지고 장 점막의 투과성에 변화가 생깁니다. 이로 인해 음식을 완전하게 소화시키지 못하고, 완전하게 소화되지 못한 중간 대사물이 흡수되면 우리 몸은 이를 이물질의 공격, 항원의 침입으로 판단해 면역체계를 발동합니다.

오랜 시간 동안 불규칙한 생활습관과 극도의 스트레스에 노출되어 긴장과 흥분을 반복해온 현대인들의 자율신경 균형이 무너져 있다는 것은, 알레르기 질환뿐만 아니라 어떤 질병도 일어날 수 있는 가능성이 충분하다는 사실을 반영합니다. 식생활을 바꾸어도 알레르기가 좋아지지 않는다고 느끼는 것은 우리 몸이 심리적인 요인에 더 많이 좌우되고 있다는 것을 의미합니다. 질병은 '오랜 생활습관과 의식의 결과물'로 생깁니다. 그래서 질병은 자신의 삶을 되돌아보라는 '감사한 메시지'이기도 하며, 진심으로 자신을 사랑하는 방법을 알려주는 친절한 안내를 받는 시간이기도 합니다.

질병에 우리의 의식이 반영되어 있다는 이야기는 자신이 가진 의식의 경향성을 점검하지 않으면 질병은 치료되지 않고, 원치 않는 방향으로 흘러갈 수 있다는 것을 의미합니다. 언제나 부족과 결핍을 경험하고 후회와 불만과 분노 속에 살아가고 있다면, 우리 몸은 삶의 현장이 자신이 살아가기에 부적합하다고 판단해 생명을 단축시켜 삶을 마감하고자 하게 됩니다. 하지만 반대로 삶에 만족을 느끼고 작은 것에도 감사와 축복을 확인하며 즐겁고 평안하게 살아가는 사람들에게 질병은 잠깐 방문한 손님일 뿐, 깊게 뿌리를 내릴 수 없습니다.

질병은 자신이 놓인 상황이 개선되기를 바라는 수동적인 자세와 특정 상황에서 벗어나고 싶어하는 회피 심리를 반영한 결과물입니다. 질병은 스스로 불러들인 어두운 의식의 결과물인 것입니다. ❣

우리가 아픈 것은 자기가 아프고 싶어 아픈 겁니다. 몸은 주인이 알아차릴 수 있도록 끊임없이 메시지를 보냅니다. 질병은 자신이 놓인 상황이 개선되기를 바라는 수동적인 자세와 특정 상황에서 벗어나고 싶어하는 회피 심리를 반영한 결과물입니다. 질병은 스스로 불러들인 어두운 의식의 결과물인 것입니다. 아이가 학교 가기 싫으면 배가 아프고, 여성이 행복하지 않으면 자궁에 문제가 생깁니다. 직장에서 스트레스를 받는 남편이 쓰러지는 것은 스스로 불러들인 일이며, 자신의 부정적인 의식을 반영한 결과입니다. 주어진 삶의 조건에서 감사와 행복을 발견하고, 고통과 아픔 속에서도 늘 길을 찾는다면 몸의 메시지는 자신의 삶을 인도하는 '가이드' 역할을 합니다.

흔들리지 않고 피는 꽃은 없고, 아프지 않고 크는 아이가 없으며, 고통 없이 성장하는 삶도 없습니다. 삶의 깨달음은 고통 없이 쉽게 얻어지는 것이 아니라는 사실에 주목할 필요가 있습니다. 삶은 도망쳐야 하는 무섭고 두려운 곳이 아닙니다. 삶은 호기심과 설레는 마음으로 진정한 자신의 본성을 찾아가는 찬란한 훈련장이 될 수 있습니다.

Q97

좋은 것만 골라 먹는데도 몸이 좋아지지 않는다는 당신에게

A 좋은 것을 먹어도 병은 낫지 않습니다. 잘못된 식생활이 질병을 일으키기도 하지만 질병의 원인이 모두 식생활에만 있는 것도 아닙니다. 식생활을 바꾸어서 병이 나은 사람들도 단순히 음식 한두 가지만 바꾸어서 나았다고 할 수 없습니다. 질병이 치료되는 축복은 질병을 통해 삶을 되돌아보고, 질병을 계기로 자기 자신을 사랑과 정성으로 보살핀 사람에게 주어지는 선물입니다.

> 음식에 대한 관심과 반성은 자신의 삶을 진지하게 되돌아보았을 때 궁극적으로 의미를 갖게 될 뿐, 음식 자체가 가지는 의미는 생각보다 작습니다. ❣

유기농이나 자연식, 채식만 고집한다고 해서 건강과 행복이 주어지는 것은 아닙니다. 음식에 대한 관심과 반성은 자신의 삶을 진지하게 되돌아보았을 때 궁극적으로 의미를 갖게 될 뿐, 음식 자체가 가지는 의미는 생각보다 작습니다. 자연과 사람을 살리는 상생의 방법으로서의 유기농과 고통스러운 사육환경에 놓여 있는 동물들의 권리를 보호하는 채식, 그리고 삶의 안정감과 평안을 찾아 몸과 마음이 건강해지는 것은 각각 별개의 문제라는 이야기입니다.

우리 몸은 이즘^{ism}, 이데올로기에 반응하지 않습니다. 어떤 신념이나 가치관이 그 사람의 건강상태를 반영해 주는 것도 아닙니다. 이념이 되어버린 유기농, 자연식, 채식은 한 개인의 소신에 해당하는 영역입니다. 자신에게 아무리 올바른 소신이라 해도 그것 자체가 건강과 행복을 주는 것은 아닙니다. 신념과 소신을 유지하는 것과 건강을 유지하기 위해 의식의 균형과 조화를 꾀하는 일은 어찌 보면 상반된 일입니다. 우리 몸은 균형과 조화를 이루기를 원하지만 내면의 질서와 체계가 무너지면 질병과 죽음으로 이어집니다. 소신과 신념이 늘 균형과 조화를 이루고, 질서와 체계를 존중하는 것은 아닙니다. 하지만 그 또한 존중되어야 하는 한 개인의 소중한 선택입니다. 자신의 선택과 결정에 만족하고 책임질 수 있으면 그것이 전부입니다.

질병은 자신의 삶을 관조할 수 있는 힘을 만들어줍니다. 끊임없이 출렁이는 감정의 파도 속에서도 삶을 바라볼 수 있다는 것은 큰 축복입니다. ❣

질병을 통해 삶을 되돌아보면 옳다고 믿었던 자신의 신념과 가치관이 무너지는 것처럼 느껴지고 꽤나 큰 '허무감'을 겪을 수 있습니다. 그러나 이 또한 소중한 경험입니다. 자신이 믿는 세계만이 전부가 아니며 모든 것이 자신의 경험과 공부를 위해 주어진 삶의 설정이라는 것을 알게 되기 때문입니다. 질병은 자신의 삶을 관조할 수 있는 힘을 만들어줍니다. 끊임없이 출렁이는 감정의 파도 속에서도 삶을 바라볼 수 있다는 것은 큰 축복입니다.

우리 몸은 신념과 소신, 또는 어떤 선언과 표방으로 건강해지지 않습니다. 몸과 마음에 대한 진지한 관심과 바른 이해가 확장되어 몸과 마음, 육체와 영혼, 현실과 이상의 균형과 조화를 이룰 때 최적의 상태를 유지합니다. 무엇이 좋은 것이냐 하는 판단은 굉장히 주관적입니다. 중요한 것은 우리 몸이 음식을 어떻게 받아들이느냐 하는 문제입니다. 그것은 음식을 대하는 자신의 마음과 자세에 따라 달라지는, 음식과 내 몸의 소통의 결과입니다. '무엇을 먹느냐'의 문제가 아니라 '음식을 어떻게 대하느냐'의 문제입니다.

60조 개의 세포로 되어 있는 인간은 그 60조나 되는 생명체들의 주인으로서 그들을 보살필 의무와 권한이 있습니다. 몸이 원하는 음식은 세포가 원하는 음식입니다. 세포가 원하는 음식과 세포가 원하는 삶의 방식에 귀를 기울이지 않는다면 개별적인 낱낱의 세포의 삶도, 전체 생명의 삶도 유지할 수 없습니다. 좋은 것의 기준은 언론과 매체가 만들어내고 사회적으로 학습된 것들이 많습니다. 하지만 가장 중요한 판단의 기준은 세포가 보내는 메시지에 들어 있습니다. 내 몸, 내 세포 하나하나를 섬기고 사랑할 수 있다면 문제는 사라집니다.

아무리 훌륭한 자연식이나 채식을 해도 몸은 암과 같은 질병에 걸릴 수 있습니다. 몸은 비록 몸의 주인이 먹는 음식으로 이루어진 물질이지만, 그 물질의 성분을 조절하고 배치하는 것은 의식이 하는 일입니다. 내면의 깊은 의식이 맑고 밝게 정화되고 마음이 고요해지면 60조의 세포는 제 역할을 충분히 해내며 전체 생명을 유지하고 돕는 일에 최선을 다하게 됩니다. 세포를 살맛나게 깨우는 일은 유기농과 자연식과 현미식과 채식으로 하는 것이 아니라 밝은 의식과 생명에 대한 깊은 믿음에서 비롯되는 일입니다.

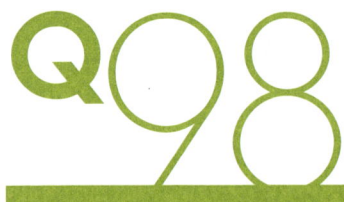

식생활을 바꾸면서
더 나빠지는 것처럼 느끼고 있는 당신에게

A 삶을 변화시키기 위해 노력하고 있는데 상황이 더 안 좋아진다고 느껴지면 당혹스러움을 감출 수 없게 됩니다. 하지만 인생뿐만 아니라 건강도 모두 뿌린 대로 거두는, 철두철미한 인과因果의 법칙을 따르고 있습니다. 때문에 오래 전에 뿌려진 씨앗이라 뿌리가 깊게 내렸다면 그 뿌리까지 드러나는 데 많은 시간이 걸리기도 합니다. 지금 당장 드러난 증상만을 보고 새로운 노력을 기울이며 빠른 회복을 희망한다고 해서 원하는 대로 되지는 않는다는 것입니다. 이미 뿌려진 씨앗의 크기만큼, 또 뿌려진 세월의 기간만큼 좀 더 참고 기다릴 필요가 있습니다.

몸은 시간 개념에 충실한 개체 생명입니다. 원인에 의해서 결과가 나오는 법칙을 충실히 따르기 때문에 새로운 노력의 씨앗이 다시 발아하고 뿌리를 튼튼히 내려 그 전에 내린 뿌리를 대체하기까지 시간이 필요합니다.

몸은 시간 개념에 충실한 개체 생명입니다. 원인에 의해서 결과가 나오는 법칙을 충실히 따르기 때문에 새로운 노력의 씨앗이 다시 발아하고 뿌리를 튼튼히 내려 그 전에 내린 뿌리를 대체하기까지 시간이 필요합니다. 하지만 분명한 것은 지금 내가 뿌리고 있는 씨앗이 튼튼하고 확실한 것이라면 그것을 의심할 필요는 없습니다. 자신이 과거에 어떤 씨앗을 언제 뿌렸는지 정확히 기억할 수는 없습니다. 그렇기 때문에 빨리 좋아질 수도 있고 천천히 좋아질 수도 있습니다. 인간이 할 바를 다하고 하늘의 뜻과 때를 기다린다는 진인사대천명盡人事待天命이라는 말은 이 대목에도 적절합니다.

몸이 치유되고 회복되는 과정에서 더 나빠지는 경험을 하는 것을 '호전반응'이나 '명현현상'이라고도 합니다. 더 좋아지기 위해 나빠지는 것을 경험할 수 있다는 것. 그것을 믿을 필요가 있습니다. 심지어 더 나빠지거나 심해지는 증상을 느끼면서도 스스로 회복되고 있다는 것을 믿어 의심치 않을 때 우리는 스스로를 돕게 됩니다. 그것은 신비의 영역에 대한 기대가 아니라 과학적 진실에 해당합니다. 몸의 기능이 정상으로 회복되기 시작하면 노폐물의 대사 또한 활성화됩니다. 몸 안에 쌓여 있던 노폐물은 일단 혈액으로 흘러나오고 호흡과 피부와 소변으로 배출됩니다. 수은과 같은 중금속은 호흡으로 배출됩니다. 만약 수은이 신장을 통해 소변으로 배출되면 신장 문제를 일으킬 수 있기 때문입니다. 노폐물의 종류에 따라 어떤 것은 호흡을 통해서, 어떤 것은 피부를 통해서, 어떤 것은 소변으로 배설하게 됩니다. 그래서 몸이 정화되고 회복되는 시기에 예전에는 없었던 심한 냄새가 날 수도 있고, 피부에 없었던 발진이 생기거나 증상이 더 심하게 악화될 수도 있고 진하고 냄새 나는 소변을 자주 보기도 합니다. 이 모두가 스스로 치유되고 회복되는 과정에서 일어나는 자연스러운 현상입니다. 다이옥신dioxin 같은 환경 호르몬은 우리 인체에서 지방 조직에 가장 많이 축적되어 있는데, 갑자기 체중이 줄어 혈중 농도가 올라가면 예기치 못한 증상을 호소할 수도 있습니다. 비록 일시적이지만 신체 내 쌓여 있던 독소에 의한 '자가 중독'으로서 누군가는 두통으로, 누군가는 피곤함과 나른함으로, 개인마다 다른 특정한 증상으로 경험하는 경우가 많이 있습니다.

일단 자신이 지금 기울이는 노력이 스스로 판단하기에 적절하고 바람직하다면 그 과정에서 일어나는 다양한 변화가 무엇이든 생명에 대한 깊은 믿음 속에서 그것을 '긍정적'으로 바라보고 '감사의 인사'를 먼저 해야 합니다. 어떤 결과가 나타나지도 않았을 때 이루어진 순수한 감사의 기도는 생명의 힘을 다시 부활시키는 데 엄청난 힘을 발휘합니다. 자기 자신을 믿는 것, 자신의 생명력을 믿는 것은 참으로 중요한 일입니다. 자기 자신을 믿지 못하는 사람에게 변화는 일어나지 않습니다. 그것이 무엇이든, 자신에게 일어나는 일 모두를 감사하게 받아들이는 '긍정과 믿음의 힘'은 실제 상상하는 것보다 훨씬 커다란 삶의 변화를 가져옵니다.

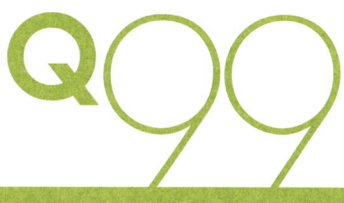

몸이 좋아졌다 나빠졌다 하는 것을 반복하는 당신에게

A 몸은 원래 좋아졌다가 나빠졌다가 합니다. 홀로 떨어져 존재하는 생명이 없고 모두가 깊은 관계 속에 맺어져 있다 보니까 외부의 영향을 받게 됩니다. 관계 속에 있는 생명은 늘 변화합니다. 변화하기 때문에 생명입니다. 생명은 역동적인 변화를 통해 끝없이 안정감을 찾아가고 그 속에서 스스로 얼마나 유연해야 하는지를 배워갑니다. 변화하지 않는 것은 이미 생명이 아닌 것이지요. 옛 성인들의 말씀에 병 없기를 바라지 말라고 했습니다. 이는 질병을 통해 자신의 의식을 점검하고 삶을 되돌아보며 한 걸음 나아갈 수 있기 때문이기도 하지만, 병이 없는 완전한 건강, 최적의 건강상태를 유지하는 것은 불가능한 일이기 때문입니다. 병이라는 것은 있다고 생각하면 있는 것이고, 없다고 생각하면 없는 것입니다. 그러니 병을 친구처럼, 일상처럼 우리 곁에 늘 있는 것이라고 생각하는 것도 맞습니다. 또 사실이 그렇기도 합니다. 병이라는 신호체계가 없다면 우

병을 친구처럼, 일상처럼 우리 곁에 늘 있는 것이라고 생각하는 것도 맞습니다. 또 사실이 그렇기도 합니다. 병이라는 신호체계가 없다면 우리는 몸의 소중함도, 삶의 반성도 없이 살아가게 될 것입니다. ❣

병은 두려움과 공포의 대상도 아니고 정복과 극복의 대상도 아닙니다. 질병은 내 삶을 바르게 인도해 주는 '내비게이션navigation'과 같은 역할을 하고 있습니다. 그렇게 인생의 역정과 질병이라는 것은 뗄래야 뗄 수 없는 하나입니다. 그래서 우리는 늘 아픈 것이고, 늘 아플 수 있는 것입니다. 그래서 또 우리는 늘 건강하고, 늘 건강할 수 있는 것입니다. ❣

리는 몸의 소중함도, 삶의 반성도 없이 살아가게 될 것입니다. 문제가 없다면 태어날 이유도, 삶의 의미도 없게 됩니다.

아파 본 사람이 건강의 소중함을 알고, 없어 본 사람이 있는 것의 소중함을 압니다. 그러니 질병은 친절하고 감사한 것입니다. 병은 두려움과 공포의 대상도 아니고 정복과 극복의 대상도 아닙니다. 질병은 내 삶을 바르게 인도해 주는 '내비게이션navigation'과 같은 역할을 하고 있습니다. 그렇게 인생의 역정과 질병이라는 것은 뗄래야 뗄 수 없는 하나입니다. 그래서 우리는 늘 아픈 것이고, 늘 아플 수 있는 것입니다. 그래서 또 우리는 늘 건강하고, 늘 건강할 수 있는 것입니다.

꽃은 흔들리지 않고 필 수 없습니다. 모든 생명체는 외부와의 무수한 관계 속에 놓여 끝없이 서로 영향을 주고받으며 소통하고 교감할 수 있도록 프로그래밍되어 있습니다. 늘 변화하므로 늘 문제가 생기는 것은 당연합니다. 홀로 살 수 없고 홀로 살지 않기 때문입니다. 문제는 늘 변화하고 늘 문제가 생기는 데 있는 것이 아닙니다. 관계가 단절되어 변화하지 못할 때, 서로 교감하고 소통할 수 없을 때 문제가 생길 수 있다는 것을 알아차리지 못하는 데 있습니다. 관계의 단절과 분리된 의식은 왕성한 생명활동을 방해합니다. 생명활동이 저조해지면 신체의 기능이 차츰 떨어지다 어느 시점을 지나면 증상과 질병으로 나타납니다. 질병은 관계의 단절에서 비롯됩니다. 우리가 인식하든, 인식하지 못하든 늘 질병 상태에 놓여 있다고 해도 말이 되는 것은 관계의 단절과 분리감은 일상 속에서 누구나 크고 작게 느끼는 감정이기 때문입니다. 중요한 것은 어느 시점에서도 그것을 스스로 알아차릴 수 있어야 한다는 것입니다. 우리는 모두 관계 속에 놓인 채 서로 영향을 주고받으며 반응하고 적응하고 순응하며 성장해 가고 있습니다.

병은 잊어야 낫는다는 말은 내가 아프다, 약하다, 힘들다, 병들어 고통스럽다, 불행하다, 죽을지도 모른다는 의식 자체가 자신을 실제 상황보다 더 나쁘게 몰고 갈 수 있다는 것을 말합니다. 우리는 언제나 병들 수도 있고 또 시간이 지나면 당연히 회복할 수도 있다는 가벼운 마음과 생명에 대한 신뢰를 갖는다면 실제로 우리가 원하는 상태에 빠르게 도달할 수 있습니다. 자신이 가진 속성과 외부의 환경요인이 부딪치면서 감정적으로나 육체적으로 많은 문제를 야기하는 것처럼 보이고, 그것이 힘들고 버겁게 느껴질 수 있지만 그것 자체를 피해갈 수 없는 것이 인생입니다. 인생은 '공부'와 '배움'의 현장입니다. 삶의 의미를 영혼의 성장과 의식의 진화에 둘 수 있다면 빠른 변화와 함께 다가오는 불안과 어려움을 오히려 삶의 동력으로 바꿀 수 있습니다. 변화의 수용은 즐거운 적응으로 나타납니다. 자기 자신과 외부 세계 사이에 끝없는 교류와 소통이 이루어지는 가운데 많은 변화가 일어나고, 그 변화 속에서 깨닫고 성장할 수 있다는 것은 인생이라는 여정에 주어진 축복입니다.

Q100

자연식, 자연요법을 하며 자연주의로 살고 싶은 당신에게

A 질병을 영어로 'disease'라고 하는데 'ease'에는 '편안하다, 쉽다, 가볍다' 란 뜻이 있습니다. 결국 질병이라는 것은 편안하지 않고 쉽지 않고 가볍지 않은 상태라고 할 수 있습니다. 세계보건기구가 정의하는 건강도 정신적으로, 육체적으로, 사회적으로, 영적으로 편안한 상태를 의미합니다. 이 네 가지의 편안한 단계에 이르는 것이 궁극적인 건강이라 하겠습니다. 대부분의 사람들에게 질병이란 어느 날 불쑥 찾아온 불행이나 재난 같은 것으로 인식되어 있습니다. 또 세균이나 바이러스, 화학물질이나 중금속 등에 의해 발생했다고 생각하기 때문에 이를 퇴치하거나 제거해서 건강을 지켜야 한다고 생각합니다.

첨단과학을 자랑하는 현대 의학은 살아 있는 생명체 간의 유기적이고 의존적인 연대와 공생에는 관심이 없습니다. 오직 세균과 나, 질병과 나의 관계는 적대적일 뿐입니다. 세균과 질병은 치료와 극복의 대상이고, 우리 몸은 기계의 부품처럼 얼마든지 바꾸고 교체될 수 있는 것이라고 생각합니다. 현대 의학은 이원적이고 분리적인 생명관에서부터 학문을 발달시켜왔고, 오늘날 우리의 의식은 더욱 적대적이며 분리적인 체험만을 확장시켰습니다. 또한 질병이 약이나 수술로 치료되지 않는 것을 알게 되면서 병을 치료하고자 하는 노력들이 자연적인 방법으로 옮겨졌지만, 이 또한 새로운 가능성을 열어 놓았음에도 불구하고 온갖 두려움과 새로운 근심을 다시 만들어 놓은 것도 사실입니다.

질병을 예방하고 치료하기 위해 무엇을 따라하면 절대 해결되지 않습니다. 어떤 사람에게 좋은 것이 나에게 좋은 것일 수 없고, 누군가 어떤 방법으로 질병을 치료했다고 해서 내가 그 방법으로 질병을 치료할 수 있다는 장담을 할 수 없습니다. 치료의 비밀은 자신의 내면에, 자신의 의식세계에 감추어져 있기 때문입니다. 또 예방이나 치료의 '방법'이 문제가 아니라 치료방법을 구사하는 사람의 '마음과 자세'에 따른 문제이기 때문입니다. 환자나 치료자나 모두 의식의 대전환이 일어나지 않으면 근본적인 치유의 역사는 일어나지 않습니다. 'ease'의 상태가 되지 않으면, 마음이 편해지지 않으면, 인생을 살아가는 것이 쉽고 가벼워지지 않으면 생명력은 깨어나지 않습니다. 환자와 치료자 모두가 사랑과 믿음의 에너지를 깨우기 위해 돕지 않으면 치유의 역사는 일어나지 않습니다.

그 무엇으로부터도 자유로울 때 비로소 편안해지고, 비로소 쉴 수 있으며, 평안은 비로소 가벼워지는 그곳에 있습니다. 유기농을 먹고 친환경 제품을 사용하며, 요가를 하고 스파를 즐긴다고 해서 삶이 건강하고 자연스러워지는 것이 아니기 때문입니다.

'자연주의'라는 것을 표방하고 선언하고 추종하는 것은 적절치 않습니다. 주의ism라고 하는 것은 개인이나 집단의 특정 이념, 이데올로기를 선언하는 것입니다. 하지만 물질주의나 자본주의 이념이 아닌 또 다른 바른 선택을 하겠다고 또 다른 이념을 선언해서 또다시 그 이념의 노예가 될 필요는 없습니다. 나 자신의 평안은 특정 이념을 추종하거나 그 룰^{rule}의 노예로 살아가면서 이룰 수 있는 것이 아닙니다. 그 무엇으로부터도 자유로울 때 비로소 편안해지고, 비로소 쉴 수 있으며, 평안은 비로소 가벼워지는 그곳에 있습니다. 유기농을 먹고 친환경 제품을 사용하며, 요가를 하고 스파를 즐긴다고 해서 삶이 건강하고 자연스러워지는 것이 아니기 때문입니다. 세상이 건강하다면 유기농이나 자연식이나 친환경 제품은 당연한 일상이어야 하는 것이고, 그만큼 편안하고 쉽고 나를 가볍게 해주는 것이어야 합니다.

진정한 자연주의로 산다는 것은 내 삶이 자연의 심성을 따라 그렇게 자연스럽고 편안해진다는 것을 의미합니다. 자연은 의도하지 않고 노력하지 않고 애쓰지 않고 힘들지 않습니다. 그저 다만 있는 그대로 살아갈 뿐이고, 그 자연스러움이 편안하고 쉽고 가벼울 뿐입니다. ❦

'자연'은 선언과 표방과 추종으로 이루어질 수 없는, 인위적이고 의도적인 것들 너머 순수한 의식의 세계에 있습니다. 진정한 자연주의로 산다는 것은 내 삶이 자연의 심성을 따라 그렇게 자연스럽고 편안해진다는 것을 의미합니다. 자연은 의도하지 않고 노력하지 않고 애쓰지 않고 힘들지 않습니다. 그저 다만 있는 그대로 살아갈 뿐이고, 그 자연스러움이 편안하고 쉽고 가벼울 뿐입니다. 유기농, 친환경, 웰빙, 자연주의를 표방하면서 삶이 수월하고 마음이 편안하고 한가롭고 가벼워질 수 없다면 우리가 가야 할 길을 잃어버린 셈입니다.

우리가 자연에서 배워야 할 첫째는 모든 생명은 이미 결정되어 태어난다는 것을 인정하는 일입니다. 콩이 될 놈은 콩으로, 팥이 될 놈은 팥으로 결정되어 태어난다는 사실 말입니다. 그것을 바꿀 수는 없습니다. 콩은 콩으로 잘 크기를, 팥은 팥으로 잘 크기를 바라고 도울 수 있을 뿐입니다. 귀한 생명력을 가지고 다양한 모습으로 발현되는 생명의 세계를 있는 그대로 받아들이는 일은 중요합니다. 둘째는 모든 생명은 상호 의존적이고 연관된 관계 속에서 서로에게 커다란 의미로 존재한다는 것입니다. 너라는 존재가 없다면 나라는 존재의 의미는 사라집니다. 너가 있기 때문에 나의 존재와 의미가 주어진다면 너 때문에 못살아! 하는 말은 있을 수 없습니다. 우리는 오직 너라는 상대적 현실 덕분에 자신의 존재를 확인하고, 자신의 의미를 확장시켜 나아갈 수 있습니다. 셋째는 생명은 더 큰 우주 생명 속에 하나이며, 그 개별 생명 자체가 큰 우주 생명과 똑같은 크기의 힘과 능력을 가지고 있다는 것입니다. 큰 것은 작은 것을 통해서 자신을 발현하기 때문에 작은 것은 큰 것의 일부이면서 바로 큰 것 그 자체이기도 합니다.

넷째는 모든 생명이 관계를 맺는 방식은 바람 없이, 기대 없이, 욕심 없이 다만 주는 것이라는 사실입니다. 너와 내가 '하나'라는 인식과 '사랑'으로 깊이 연결되어 있다는 깨달음은 너를 내 몸같이, 나와 같이 느끼기 때문에 주는 것에 아낌이 없고, 바라는 것 없이 소리없이 행하게 됩니다. 부모와 자식, 부부와 친구 등 모든 관계가 일체감 속에서 자신이 할 바를 다할 때 서로 튼튼하게 맺어져서 개인과 사회의 안정감을 회복하고 그 속에서 성장하게 됩니다. 다섯째는 모든 생명은 차별되지 않습니다. '다른' 것은 '틀린' 것이 아닙니다. '다름'은 다양성으로 설명되는 생명 세계의 특질입니다. 자연의 생명은 큰 놈, 작은 놈, 잘난 놈, 못난 놈, 맛있는 놈, 덜한 놈 모두 섞여 있지만 그것 자체가 문제가 된 적이 없습니다. 큰 것은 큰 것대로 먹고, 작은 것은 작은 것대로 먹고, 잘난 것은 잘난 대로, 못난 것은 못난 대로, 맛있는 것은 맛있는 대로, 덜한 것은 덜한 대로 그대로 감사하게 먹을 뿐입니다. 다양하고 신기한 세계 속에 펼쳐진 생명의 가치를 발견하고 존중하는 것은 하늘의 섭리를 발견하는 기쁜 일입니다.

여섯째는 모든 생명은 섬세하고 부드럽고 연하므로 누구와도 함께할 수 있고 물러설 수 있고 너를 위해 나를 내줄 수 있다는 것입니다. 강하고 센 목소리가 울리면 작은 목소리는 들리지 않습니다. 거칠게 헐떡이는 숨소리 속에서는 부드럽게 속삭이는 숨소리가 죽어갑니다. 강하고 세고 거친 속성 속에는 숨죽이는 생명이 생겨납니다. 일곱째는 강아지 똥이 민들레 밥이 되듯 모든 생명은 그렇게 순환하며 우리 모두 누군가의 밥으로 돌아가야 한다는 것입니다. 우리의 생명이 다른 생명에 의존해서 이어지듯 우리의 생명 또한 누군가에게 보탬이 되고 도움이 될 수 있도록 헌신과 봉사의 삶을 살아가는 것은 당연한 보편적 가치입니다.

이밖에도 우리가 자연의 품에서 발견하고 깨닫는 지혜는 많기만 합니다. 자연을 통해서 자연을 벗삼아 자연을 배우고 자연의 심성을 따라 인간의 심성을 닦아가는 것이 필요했던 것인데, 언젠가부터 '자연'이 상품이 되어 우리를 두렵게 하고 걱정하게 하고 불안하게 하고 힘들게 합니다. 자연은 절대 상품이 될 수 없습니다. '자연주의'로 아무리 삶을 포장한들 내 삶이 '자연'만큼 편안할 수는 없습니다. '자연주의'를 표방하고 선언하고 추종하는 것은 상업적 트랜드에 불과합니다. 자연에서 배우고 닮아가는 것이 먼저입니다. 자연은 참 스승이고 참 가르침입니다. 우리들의 삶이 자연의 심성을 따라 배우고 본연의 의식을 회복해 진정으로 맑고 순수할 수 있다면 그것이 전부입니다. 그래서 비로소 온전하게 편안하고 행복해질 수 있어 그 길을 가는 것입니다.